08

新知
文库

XINZHI

Five Quarts:
A Personal and Natural
History of Blood

U0258824

血液的故事

[美] 比尔·海斯 著

郎可华 译 张铁梅 校

生活·讀書·新知 三联书店

图书在版编目（CIP）数据

血液的故事／（美）海斯著；郎可华译. —2 版. —北京：
生活·读书·新知三联书店，2016.5 （2018.12 重印）
（新知文库）
ISBN 978 - 7 - 108 - 05381 - 7

Ⅰ．①血…　Ⅱ．①海…②郎…　Ⅲ．①血液－普及读物　Ⅳ．① R322.2-49

中国版本图书馆 CIP 数据核字（2016）第 020620 号

责任编辑　徐国强
装帧设计　陆智昌　康　健
责任印制　徐　方
出版发行　**生活·讀書·新知** 三联书店
　　　　　（北京市东城区美术馆东街 22 号　100010）
图　　字　01-2005-5985
网　　址　www.sdxjpc.com
经　　销　新华书店
印　　刷　河北鹏润印刷有限公司
版　　次　2007 年 12 月北京第 1 版
　　　　　2016 年 5 月北京第 2 版
　　　　　2018 年 12 月北京第 4 次印刷
开　　本　635 毫米 × 965 毫米　1/16　印张 17
字　　数　209 千字　图 22 幅
印　　数　19,001 – 24,000 册
定　　价　30.00 元
（印装查询：01064002715；邮购查询：01084010542）

新知文库

出版说明

　　在今天三联书店的前身——生活书店、读书出版社和新知书店的出版史上，介绍新知识和新观念的图书曾占有很大比重。熟悉三联的读者也都会记得，80年代后期，我们曾以"新知文库"的名义，出版过一批译介西方现代人文社会科学知识的图书。今年是生活·读书·新知三联书店恢复独立建制20周年，我们再次推出"新知文库"，正是为了接续这一传统。

　　近半个世纪以来，无论在自然科学方面，还是在人文社会科学方面，知识都在以前所未有的速度更新。涉及自然环境、社会文化等领域的新发现、新探索和新成果层出不穷，并以同样前所未有的深度和广度影响人类的社会和生活。了解这种知识成果的内容，思考其与我们生活的关系，固然是明了社会变迁趋势的必需，但更为重要的，乃是通过知识演进的背景和过程，领悟和体会隐藏其中的理性精神和科学规律。

"新知文库"拟选编一些介绍人文社会科学和自然科学新知识及其如何被发现和传播的图书，陆续出版。希望读者能在愉悦的阅读中获取新知，开阔视野，启迪思维，激发好奇心和想象力。

生活·读书·新知三联书店

2006年3月

献给史蒂夫·伯恩

目　录

第一章
怪物之血

伤口周围苍白黏湿的肉被渗出的第一滴血染红了，这似乎不是我削破的手指在淌血，而是一片去了皮的土豆在流血。如果在过去，身上任何地方有了破口我都会用清水或者肥皂水冲洗它们，而今天，我却执意用嘴吮吸不断涌出的鲜血。血是温热的，比唾液的温度还要高，沾在舌头上时感觉大约有 37C°。

无论火辣辣的疼痛感觉会持续多久，当我将流血的手指飞快地凑近嘴唇时，总有那么一瞬间——实际上比一瞬间还要短暂的时间认为血的味道一定不错（一种从未有过的对其他体液的期待，它使我感到惊异）：也许像煮过的甜菜根一样带着土腥味或者像黑醋栗一样甜，但是我又一次错了。

血的味道尝上去既不好也不坏。如果它的味道很糟糕，所有的动物都会嫌恶舔净自己伤口的举动。血的味道也不比少量汗液的滋味更差，但也不能说它很有滋味。如同一些人所认为的，血液有一些金属的味道，这种形容可能是正确的，因为血液中富含铁元素，身体中储存的三分之二的铁都在血液中。还有非常具体地描述血液的人认为它的味道像是满嘴含了硬币的感觉（他们有过嘴里充满硬币的感觉吗？）。假定血液是货币，它当然是，根据美国食品与药品监督局（FDA）的数据，向血库捐赠的1品脱（568毫升）血的价值超过100美金。诚然，这两种比喻都不准确，因为1便士硬币和15便士的味道不一样，对吗？铝制啤酒罐拉环和纯银勺子的味道是绝对不同的。

这使我想起高中时的一位朋友，现在是三个孩子母亲的梅莱恩。她作为一名技术员在医院的手术部门工作了长达二十多年，她深深感到遗憾的是在那样的部门工作养成了对血液气味过分敏感的习惯。她告诉我说，每个人血液的气味就像他们身上散发的气味一样有所不同；有的人血液气味刺鼻并且令人作呕，而有的人血液却散发着水果般的香味。她将血液看做不断烹制着的"炖菜"，"炖菜"是红细胞、白细胞和血小板的混合物，它们都悬浮在血浆中，这种水状的媒介物向体内100万亿个细胞输送营养而且带走其中的垃圾。"炖菜"中除了这些基本内容之外，还要添加上一些"香料"，例如进入人体的药物、酒精、尼古丁或其他成分。梅莱恩认为每个人血液的气味是他们气味的标志，她的说法也令我想到每个人血液的味道也是不相同的。

根据历史学家的记载，古罗马公开表演的格斗者为了使自己更强壮和勇敢而吮吸战败者的鲜血〔据说这种做法在19世纪也被割取人头作为战利品的印度尼西亚野蛮人托拉拉基（Tolalaki）和其他食人生番仿效〕。如果这些传说属实，这些格斗者又是如何吮吸战败者血液的呢？是使用镶嵌珠宝的爱杯①呢？还是直接从颈动脉中吸取？也可能直接舔食被击倒的战败者胸膛上的鲜血吧？无论他们怎样做，这些格斗者为什么不改喝自己的血呢？毕竟他们是胜利者呀！

在如何吮吸战败者的鲜血、谁的血使人更勇敢等枝节问题上浪费时间会使我们偏离主题。古罗马格斗者的行为真正吸引人的地方在

---

① 在宴会上供客人轮流饮用的有两个或数个柄的大酒杯。——译者注

于：他们不但不怕接触鲜血，反而以此为荣。那时甚至偶尔允许观众冲向竞技场随便加入吸血者的行列。令人感到心满意足的是，无论格斗者还是观众都可能带回死者的鲜血卖给他人。格斗者的鲜血是有价值的商品，它不但可以医治某些疾病，而且还是带给新娘好运的护身符。虽然如此，在那个时代，如同人们在希腊神话中的医药神阿斯克勒庇俄斯的故事中所看到的，最有价值的鲜血并非来自某人，而是来自神秘的怪物。

阿斯克勒庇俄斯是太阳神阿波罗与美丽仙女的私生子，古典神话中有许多关于他的故事。阿波罗被阿斯克勒庇俄斯的母亲不忠的事所激怒，在他还没有出生时就杀了他的母亲。阿波罗将婴儿从母亲的子宫中取出，并将其送到希腊神话中半人半马的怪物喀戎那里抚养。阿斯克勒庇俄斯从喀戎那里接受了医学方面的训练：配制万能药、使用咒语以及动手术。他又从战争与智慧女神雅典娜姑姑那里得到了威力最大的一付药：来自墨杜萨①血管里的鲜血。墨杜萨是传说中三个戈耳工中那个生着毒蛇头发的怪物，她会使所有看到她的人变成石头。她的每一滴血都能够置人于死地或者为他们解除疾病的痛苦：如果那一滴血来自墨杜萨身体的左侧，它就会立刻使人毙命；而来自她身体右侧的一滴鲜血则能够使人奇迹般地死而复生。古代编撰这些神话的人很有远见地预知了血液的双重性，如同我们现在细胞水平上所了解到的细节一样，血液一方面传播致命的疾病，另一方面又通过疫苗和输血挽救人的生命。确实，神话中阿斯克勒庇俄斯曾用一种宝贵的液体救治了一位名叫希波里图斯的人，这一方式现在可能被视为最早的输血的例子。

---

① 墨杜萨，希腊神话中福耳库斯与刻托的三个女儿之一，是双翼蛇发女妖，能使见到她面目的人变成石像，后被佩尔修斯所杀。

绝顶精明的阿斯克勒庇俄斯意识到墨杜萨的血液会带来财富：金子就是他使死者复生索要的报酬。这一从伦理上无法接受的做法激怒了主神宙斯，他用雷霆劈死了这位医生。当宙斯冷静下来之后才发觉阿斯克勒庇俄斯对人类所做的善事，他因此将阿斯克勒庇俄斯变成了神。阿斯克勒庇俄斯后来成了五个女儿的父亲，她们都是医疗功效的化身，其中就有那位能治百病的神潘娜茜（Panacea）。她的神灵至今还存在着，至少在我们家的私人领地上。她还是厨房中保佑我们不受轻伤的神，当我切破了手用邦迪创可贴包裹伤口时，我会默诵她的名字。

　　实际上，古代的行医者认为赋予人类生命和能量的"生命精神"存在于血液中，血液好比一条溪流，人的情绪、人性和智慧都在其中畅游，生命的力量受心脏驱动而在周身循环，而心脏则被错误地认为是具有主宰我们躯体功能的器官（如同我们现在了解的大脑功能一样）。罗马诗人维吉尔（Virgil）的超自然观点认为，皮肤下的血管呈紫色，当血液流尽、人死亡之后，血管的颜色就会消失。所以他对血液做出的结论是：人类灵魂的居所——如同他在著名的史诗《埃涅阿斯纪》（*The Aeneid*）中所写，血液是人的"紫色灵魂"。在维吉尔时代，当人们普遍认为血液是人体排出的危险废物时，他的观点甚至可以说几乎超越了我们今天的想象力，令人肃然起敬。

　　说句实话，我发现维吉尔的观点真是了不起，尽管我自己的血管看上去是淡青色而不是紫色的。维吉尔关于血液与灵魂有着错综复杂联系的说法引起了我深深的共鸣，它比我所接受的严格的天主教教义的内容重要并且丰富许多。我发现在人生的每一个转折点和阶段，血液都会留下记忆的标记。当人们回顾生命历程时，你会发现这一点。无论是文学描述的还是比喻，这些标志，一开始可能都不明显，就像指纹上的灰尘被清理之前一样，可是当光线正合适并且进行第二次观察时，你会发现整个生命好像被壮观的红色浸染了。

　　我们是在血泊中降生的，家庭的历史也蕴涵在血液中，我们的躯体日复一日地被血液滋养着。平均有5夸脱（5 680毫升）血液沿着体内总长为6万英里（96 540公里）的动脉、静脉和毛细血管流淌。血液，就像它出现在晚间新闻中一样，浸透了宗教；动作片也沐浴在鲜血之中；爱情的诗与歌证实了鲜血的震撼，现代医学可以使血液变稀或变稠，甚或让血液改道去性器官。当我们第一次刮胡子不慎割破了脸或月经初潮时，血液引领我们步入成年阶段；当我们脸发红、伤口淤血或面色惨白时，是血液在作怪；当女人失去童贞，血液可能还会给她们留下一条痕迹；妇女分娩时会浸在鲜血中。血液还会被用于描写一系列的情绪：血液加速流动、奔腾（Blood runs, races）——某种情绪的高峰；血液沸腾（To make somebody's blood boil）——感到极端愤怒或兴奋；血液凝固（Blood curdle）——过度惊恐；血液逐渐冷却（To make somebody's blood run cold）——处于极端惊恐的状态；血液咝咝地灼烧（To make somebody's blood sizzle）——激动、非常热；热血（Hot-blooded）——难以控制的强烈情绪，例如愤怒或爱。当人们说"我感到我的血了"（I feel my blood）的时候，就是人复活了，重新充满活力，每个细胞又开始跳动了。

　　可是如果单纯地谈到血就会让人感到害怕，读到有关血液的内容就会令有些人感到恶心。甚至在血还没有沾上你的舌头时就好像尝到了它的滋味，那是错觉，我猜想是情绪性的"味道"，而不是某种东西应该具有的味道。当人们进入了一种暂时的、心理学上所说的联觉（synesthete）阶段时，也就是说一个人的各种感觉混合了。联觉可以品尝景象，看见味道，触摸颜色，倾听形状。E平面可以引发视觉的三角形感，比如，疼痛具有蓝色气氛。对于俄国小说家弗拉基米尔·纳博科夫（Vladimir Nabokov）来说，联觉和他的作品均表现得与众不同：所有的字母都会放射出一种准确的颜色，例如，"O"代表"象牙背手镜"的颜色。他的太太薇拉（Vera）同样也存有联觉。薇拉的联觉或许与她丈夫的不同，两种联觉的感知几乎从来不一样。对于另一人而言，象牙色的"O"是黑鞋油色。

具有联觉功能的人并不多见——根据美国最近的研究，每一百万人中才有十个左右，而像弗拉基米尔和薇拉夫妇都有联觉功能的则更罕见了。但是我认为我们中的许多人在看到鲜血时都会有类似的感觉。对有些人而言，鲜血是温暖的，或者是一间过热的房间；但对其他人来说，鲜血是噪声，或者是兔子奔跑时的心跳。但是对我而言，鲜血是沉静的。它慢慢地流淌，数秒之间会有停顿。它给人以清澈刺骨、干燥空气的感觉。

血液又是将我和我的伴侣史蒂夫分隔14年的一道屏障。他是艾滋病病毒（HIV）携带者，这一点在我和他约会的第一天就已经了解了。史蒂夫对血液一直都是极端小心谨慎的——我有几次甚至认为他有些过于谨慎。例如，如果他在刮胡子时割破了自己，他不会允许我接近到能够吻到他脸的距离。每逢这种时刻，我就会装出毫不担忧的样子，我会违背他的意愿，吻他的前额——"瞧，没有什么危害。"我从来都不想让史蒂夫认为我害怕他会感染我。

我以前曾看到史蒂夫流鼻血，但直到不久前才看到他严重淌血的伤口。那天他在家里食品储藏室最低一层货架上码放食品时，电熨斗从距离他头顶大约一米的货架顶层掉了下来，正巧砸在他的头上。我听到他痛苦的叫声后大吃一惊，看见他跌跌撞撞地从储藏室跑出来，洒在地上的血迹就像断了线的珠子。我的第一个冲动是救他，这一冲动持续了瞬间，这个冲动与另一个意识——保护自己恰恰是相反的。注视着血从史蒂夫脸上缓缓地流下，我肯定自己的脸一定变得苍白，我一时不知所措了。

我们站在那里直到两人的目光相遇。我看上去肯定惊慌失措，如果不是感到内疚，我也不会如此。因为我是最后一个使用那只电熨斗并将它放在货架顶端靠边缘处的人。此时对史蒂夫的担忧打破了我的沉思，我奔过去扯纸巾时，只听到史蒂夫冷静并用力地说："戴上……手套。"他伸出的手在我们之间建立了无形的屏障，阻挡我进入那危险的区域。虽然我身上并没有任何明显的伤口可能会造成感染，但我知道最好还是保持谨慎。我扔掉纸巾，匆忙冲进卫生间，从柜橱中取出一双一次性乳胶手套、纱布和消毒药水。

史蒂夫一屁股瘫坐在厨房的地板上，闭着眼睛，小心翼翼地用指尖判断着伤口的严重程度，他的五个指头像蜘蛛一样缓慢地接近伤口，感觉是否有颅骨骨裂发生。他沾上血迹的手离开了伤口，告诉我没有颅骨骨裂，仅是皮肤伤口。我戴着手套用纱布吸伤口周围的血，然后仔细检查他头顶上黏糊糊的伤口；它还没有深到需要缝合的地步。实际上，数分钟后血就止住了，史蒂夫那时甚至可以开玩笑了，他说为了保持发型而喷的发胶肯定起了些保护作用。

描述史蒂夫受伤的经过是不愉快的。清理完史蒂夫的伤口以后，我才意识到眼前的景象是多么令人毛骨悚然，如此多的血从他前额淌下，满地是沾满血的纸巾。鲜血那种明亮的红色就像熔化的火山岩，既令人感到恐惧又十分美丽。直到这次他受伤，史蒂夫的一些事对我都是抽象的。那是些在紧闭的医生办公室里提出和分析的事，那仅仅是检验报告上的数值，或者是透过他的血管可以看到的蓝色液体。当我和史蒂夫性交时，已经习惯看到他的精液，对此并不感到恐惧。但是他那带有艾滋病病毒阳性反应的血液却完全不同，由于很少见到这种血液而似乎感到异常的危险。我太了解这些血液会对我们产生的双重影响了，那是墨杜萨血液的双重性。它使史蒂夫致病，又帮助他与病魔抗争。它保持着他的健康，但又可能夺去他的生命。

回到儿时便熟悉的神话故事，我当然还记得其中的大概内容：为了使被俘的母亲获得自由，英雄佩尔修斯必须交出三个怪物之一墨杜萨的头颅，她丑得没有人敢看她一眼。虽然我已经忘记那些神话故事的细节，但是我当时对她的长相也感到很震惊。女神雅典娜作为佩尔修斯的帮手加入了他的行列，其他罗马万神殿的诸神也伸出了援助之手：仙女们送来了飞行鞋和隐形头盔作为礼物；赫尔墨斯送上坚硬的金刚石铸造的剑。

由雅典娜陪伴的佩尔修斯飞向了墨杜萨的领地，在一个男像怪石林立的园林内降落，这些男像怪石都是被墨杜萨施了魔法变成石头的失败杀手。每一座石像都是满脸惊恐地凝固在那里，告诉佩尔修斯杀死墨杜萨是件绝不可能完成的任务。一股寒气从头到脚传遍了佩尔修斯全身，一瞬间，他也感到快要被冻僵了。但是他坚持着，小心翼翼、无声无息地向墨杜萨的栖身之处走去。一丝幸运的笑容掠过了佩尔修斯的脸，那个怪物竟然正在睡觉！为了防止墨杜萨万一醒来，雅典娜用她的盾牌遮住了墨杜萨的脸。佩尔修斯一剑砍下了墨杜萨那长着蛇发的头。

佩尔修斯脚边顿时出现了深红色的一摊血。雅典娜开始为她的侄子阿斯克勒庇俄斯收集那充满魔力的墨杜萨的血液，血越积越多。放下手中的剑和头盔，佩尔修斯伸手拿起那颗砍掉的头颅，但他小心地避免看它，将它塞入一条有魔力的口袋。佩尔修斯从脚下的血泊中看到了自己的倒影，那是一张男人的脸，他做到了不可能做的

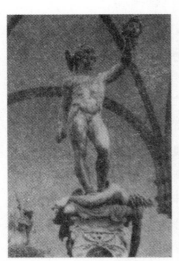

佩尔修斯手持砍掉的墨杜萨的头颅

血液的故事

事情并且还活着。

　　我总是对人征服最恐惧感觉的故事感兴趣，这些故事不但影响广泛，而且结尾还表现了正义。我清楚地记得当被恐怖的故事吓得半死并且感到疑虑的时候，仍然愿意继续探究故事的内容直到结局。如同佩尔修斯所见的一样，这种斗争几乎总会出现意想不到的结局。在佩尔修斯眼睛疲惫不堪时，他面前墨杜萨的鲜血表层开始出现了涟漪，突然，一个完美的、金白颜色相间的纯洁精灵从血泊中跃出，那是飞马帕加索斯。它展开了无与伦比的双翅，向天空中飞去加入了缪斯的行列，在那里，它是启迪诗歌灵感的神灵。墨杜萨的血一直到最后仍令人吃惊：从墨杜萨的血泊中慢慢地又爬出了一个肮脏的、不停地挥舞着剑的巨人，那是勇士克律萨俄耳，他有一个三头的怪物儿子和一个吃人的女儿。佩尔修斯和墨杜萨的故事激发了我的故事灵感，故事是一次个人在血液学历史中的畅游，从古代到现代并且一直延伸到我自己的过去。将血液作为历史的镜子，我从中看到了自己的生命和其他显现出来的东西。

第二章

主宰生命的精神

　　速度定在 7.1，坡度为 5%，我在健身房的跑步机上已跑了 24 分钟，速度达到了 4.8 公里，双脚几乎不能踩到跑步带了。在随身听播放两首歌曲的空隙之间，我的耳朵里几乎没有任何声音，接下来开始播放比约克的《欣赏》。我收肩挺胸，心脏拼命撞击胸膛，一种无法控制的颤抖传遍了全身。整个身体中的 5 夸脱血液开始随着运动的节律跳动和翻腾，曾几何时，我驾驭、超越着内啡肽的浪潮，身体内外的节奏融合。我加大了音量，进入了一种极度快活安宁的极乐世界，在那里，我的灵魂似乎要在胸膛中燃烧。音乐与呼吸，鲜血与汗液……此时是我最接近上帝的时刻。

　　甚至当我走下跑步机时，感觉自己就像大口吸入的空气一样清新而无重量，双脚距离地面还有 6 英寸。如果幸运的话，这种声音与运动的超然结合每月会发生一至两次。它远比"内啡肽麻醉"还要舒服——它是一种你无法再现的、通过锻炼诱发的高度欣快感。当我进入这种状态时，自己都无法肯定地说它来自于何处，我是否正从身体深处汲取这种能量或者是正在回应某种来自体外的力量。

　　虽然现在史蒂夫在体力上很难达到这种状态了，但他清楚地知道这种感觉的滋味。史蒂夫是一个很善于大胆比喻的人，他在两年前告诉我，对这种类似精神能量喷涌的感觉可以在一本漫画书中找到相应的描述。我对此半信半疑，直到史蒂夫告诉我一位被称做"闪现"（Flash）的超级英雄的特点，我才开始认识到这些描述的确很恰当。史蒂夫解释道：这位超级英雄能够以超高速奔跑，因为他接近了一种称为"速度力量"（Speed Force）的能量区域。

我很想知道在那本漫画中速度力量是什么样的，闪现是如何发现这一能量区域的。

"能量区域只是存在，"史蒂夫用不可争辩的语气说，"而闪现能够'感觉'到它。"史蒂夫微笑着耸耸肩，然后接着说："他也可以与他人分享这种速度和力量。"

在过去的10年中，我与史蒂夫相互从对方身上汲取的力量显然帮助我们度过了他与艾滋病斗争的一些艰难时期。当然，爱情和支持也是我们战胜这些困难的武器之一。他的生存在很大程度上依靠出色的医生以及在我们生命中经历的"奇迹"——及时得到批准使用强有力的新药物，那是血液研究方面取得的积极的和完全意想不到的成果。史蒂夫像拉撒路（Lazarus）①一样摆脱灾难性的疾病起死回生——这一切看来更多的是制药工业的作用而不是神灵介入的结果。当一些事情目前不那么重要时，它们也就不那么可怕了。我们始终抱着心急如焚的态度等待而没有绝望。我们相信科学的力量。

但是这种对科学的忠诚并不等于完全相信。在史蒂夫去医院检查时，我总是陪他一起去，而且我们总是将疑问写在单子上向大夫询问。比如症状、药品的副作用、准备服用药物的情况等。为了判断史蒂夫

---

① 指新约全书中伯大尼的拉撒路，他是马大和马利亚的兄弟，死后4天被耶稣救活。
　——译者注

食疗的效果，我们与大夫一起一项一项地研究史蒂夫的检验结果；当史蒂夫的医生向他推荐一种新药时，我们在采用那种药之前要通过临床治疗杂志或互联网了解并研究那种药。仔细调查将要服用的新药物在当今已是习以为常的事了。有个现象令人吃惊，与现代人们仔细调查新药的态度形成对比的是，在长期采用的医疗方法中，在没有对它们的疗效进行结论性的证明前，那些最过分的夸张宣传就已经开始了——放血疗法就是最典型的一例。直到上个世纪 20 年代，放血包治百病的宣传才在美国销声匿迹，它针对的症状从失眠症到出血。这种方法在世界上的多数地区流行了 25 个世纪——25 个世纪呀！在我看来，这可能是一种延续时间最长的临床疗法，也是一种几百万病人尝试过的方法，但它除了为人们留下趣闻逸事之外，可以说是一无是处。

现存最早并且最有影响的一部有关放血治病的教科书是一位名叫盖伦①的希腊医生（Galen，公元 129 — 199 年）撰写的。盖伦的医生生涯是从为希腊公开格斗的角斗士医伤开始的，他后来成为西方世界顶级的医疗权威。盖伦的观点被视为医学界的绝对真理长达 1400 年，我理解其中的原因是：他使混乱的江湖医术变成了完全合理的治疗方法。他写书的口吻不但明确而且能征服读者，他的书几乎就是一种号召。

盖伦最先成名的地方是在帕加马遗迹（Pergamum）中的一座体育场，目前位于土耳其西部的帕加马当时是一个小王国。作为公开格斗角斗士的主治医生，盖伦的工作和现在的急诊室医生相似，他在体育场地下室的外科诊室专门处理由于角斗导致的伤口。如同现在的急

---

① 盖伦，古罗马时期最著名的医生和解剖学家。在罗马人统治的时期，人体解剖是严格禁止的，盖伦通过动物解剖实验和活体动物实验，在解剖学、生理学、病理学及医疗学方面有许多新发现。他除首次明确动脉内含有血液的事实外，还揭示了神经系统的功能，在临床上将脉搏用于诊断。他一生写了一百二十多部著作，许多著作已经散失，仅存少量阿拉伯文译本。——译者注

诊室大夫一样，他们听到救护车的呼叫声便知道伤员就要到医院了。盖伦当时在他的地下诊所中可能通过自己特有的警报系统，从角斗士们和观众急促的喘息声和沉闷的叫声中辨别在他头顶上是否有角斗士受伤。这位28岁的天才医生从14岁便开始学习处理伤口的技巧，在他职业生涯的第一年便给人们留下了难以忘怀的印象：经他治疗过的角斗士无一例死亡。对于那些用凶残的三叉戟和大约半米长的剑刺出的伤口而言，这一纪录是闻所未闻的。终日医治外伤为盖伦提供了其他工作根本无法获得的机会，稀有的直接观察存活人体内状况的机会。

即使是盖伦之前最优秀的科学前辈亚里士多德（Aristotle，公元前384—前322年）①和希腊医生希波克拉底（Hippocrates，公元前460—前375年）②也无缘解剖人体。那些解剖过人体的人认为动脉是空的（如同现代病理学家解释的，其原因是一旦心脏停止跳动，血液会排入静脉）。动脉是空的这一点使很多伟大的思想家做出了动脉中只含有类似空气一样的物质的错误结论。因此"动脉"（artery）这个词源自希腊语"空气管道"。只有盖伦这样实际接触活体伤口的外科医生才有可能修正对动脉的错误认识。很显然，动脉中是充满鲜血的。盖伦进一步精细地观察了血液从心脏右侧出发通过肺和肺动脉回流到心脏左侧的路线。但是直到17世纪60年代人类才有了血液循环系统是动脉、静脉和心脏共同构成的这一关键性的发现。

尽管盖伦有了新的发现，但是他的医学哲学基础并没有因此改变。他同意古代希波克拉底认为人体的健康状态是由四种液体（fluid）

---

① 亚里士多德，古希腊最著名的哲学家、科学家。柏拉图的学生，亚历山大大帝的教师。他首次将哲学和其他科学区分开来，开创了逻辑、伦理学、政治学和生物学等学科的研究。其学术思想对西方文化、科学的发展产生了巨大的影响。——译者注
② 希波克拉底，古希腊医生，被誉为医学之父。他所创立的医学理论奠定了西方医学的理论基础，同时他提出的行医之道和医生法则也是有关西方医学伦理学的最早文献。——译者注

或者是体液（humor）决定的观点，这四种液体或者说体液分别是：血液、黏液、黄色胆汁和黑色胆汁。当这四种液体处于非常平衡的状态时，人才能保持健康。当某一种或几种液体过剩或者缺乏时，体内的平衡就会被打破，疾病也会由此而生。最值得一提的是黑色胆汁，因为依照现代医学史专家的说法，这种黑色胆汁是一种臆想的物质，但是盖伦坚信这种体液的存在。从概念的角度讲，体液必须是四种而不是三种或者是五种，因为人体被视为一个整体的微观世界，它由四种形式的物质组成：基本元素（土、气、火、水），与这些元素相关联的宇宙中的自然形式（地球、天空、太阳、海），四季，还有亚里士多德著名的干、热、寒、潮"四种质"的学说。这四方面在一个精密的系统中不但相互关联，有时也是重叠的。盖伦后来在他的医学著作中应用了这些观点。例如，黏液具有冷、潮、水性和寒的特性，而血像空气和泉水一样具有热、潮的特性。通过微观世界反映宏观世界是盖伦诊断学的定义部分。例如，当盖伦为一名大量失血的角斗士缝合伤口之后，他会建议角斗士大量地吃东西。按照他的观点，身体主热和潮的肝的主要功能是造血，是它将消化的食物转化成血液的。大量进食的伤员可以恢复他体液的平衡。如果另外的角斗士因为高烧不能够再参加角斗，盖伦会诊断他的病是"多血症"，即他的体液过剩。此时，盖伦采用的治疗方法是大量放血。

只要稍微设身处地地想一想，我就能理解盖伦在治疗方法上的这种推理，因为在他那个时代，通过体征判断疾病是他可以采用的为数不多的诊断方法之一。盖伦得出病人正在受血液过剩之煎熬的结论并不完全是荒谬的，他是通过观察病人面色发红并接触他温度过高的面颊而得出此结论的。同样地，面如菜色的表现意味着胆囊——这一人体内主干、热的器官正在生产过多的黄胆汁。那时如果向盖伦解释，漂浮在血液中的物质实际上是导致疾病的原因，就如同告诉他传真机需要纸一样令他感到莫名其妙。在公元2世纪的医学中，血液的数量而不是质量被视为最重要的问题。一个人的好东西不能过多，那样也可能会造成危害。

盖伦时代的医生采用其他方法使人的身体停止产生血液：让病人连续几天不进食或者催吐（经过这种折磨，有谁能不面色惨白呢？）。盖伦则使用双刃手术刀直接切开静脉，即开放血管放血。这种器械那时被称做静脉切开刀（phlebotom），"phlebotom"是希腊语"phlebos"（血管）与"tome"（切开）的合成词，而"phlebotomy"（静脉放血）这一医学术语也正是从"phlebotom"（静脉切开刀）演变而来的。静脉切开刀是为数不多的沿用至今的原始医疗器械。人们在庞培的废墟中发现了一种类似的器械：一只长7.62厘米的细长青铜刀片固定在带有装饰的手柄上。

盖伦用双刃手术刀切开血管的方法至少是从公元前2500年开始沿用的传统方法。在埃及的一座墓穴中发现的壁画正是在那个时期创作的，从那幅壁画上可以看到一个颈部和足部在流血的贵族。那可以说是最早描绘放血情景的作品。当然这并不是说2500年来没有反对这种做法的人，而是说只有少量的这类记载保存了下来。根据目前的了解，从希波克拉底时代开始，对于放血方法的批评就像对它的赞扬一样一直沸沸扬扬。这一点盖伦在公元162年迁入罗马这座大城市时就亲身经历了。这位33岁的医生发现，作为帕加马的明星，他竟然没有施展特长的机会，自己的治疗方式和罗马固有的治疗方式大相径庭。说来也奇怪，他在那里的最大对手竟是已经死了500年的希腊医生埃拉西斯特拉图斯（Erasistratus，公元前300—前260年）[1]。埃拉西斯

---

① 埃拉西斯特拉图斯，希腊解剖学家、医师，被认为是生理学的创始人。他以研究循环系统和神经系统而著名，已经能区别感觉神经和运动神经，但认为神经是充满液体的空心管。认为空气进入肺和心脏，并由动脉带到全身；而静脉则将血液从心脏输往全身各部。——译者注

特拉图斯生前曾在备受瞩目的坐落在亚历山德里亚的医疗中心授课，并且一直激烈地反对静脉切开放血术，他有大批公开反对静脉切开放血术的被称为埃拉西斯特拉图斯派的追随者。

盖伦在罗马的第一年就加入了公开演讲的队伍，在古罗马城广场论坛对面的廊柱大厅中，他凭借着自我激励的精神滔滔不绝地就许多主题进行了讲演。这些主题包括对声名狼藉的放血疗法的狂热鼓吹和对希腊医生埃拉西斯特拉图斯教学观点的攻击。那些出席讲演的埃拉西斯特拉图斯的追随者对此感到不快，但是他们的激烈质问却吸引了更多的听众。盖伦不但试图挑起一场辩论，而且也热衷于招揽生意。与多数罗马医生不同的是，盖伦宣称自己凌驾于各流派之上，是自己思想派系的领袖。他迎合听众的口味，当他傲慢但具有非凡魅力的讲演迅速传播时，他的队伍也越来越庞大。那些厌倦了大竞技场中的战车比赛的贵族们顺便过来观看这位年轻人富有戏剧性的活体动物解剖示范，耳边响着被解剖的猪嚎叫的声音；速记员记录着盖伦的演说……就在盖伦到达罗马后的几个月时间内，他有关放血的观点就发表在《反对埃拉西斯特拉图斯》（*Against Erasistratus*）一书中，这本书的书名本身就富有挑战性。

一名现代读者读了该书及其续集《反对埃拉西斯特拉图斯派居住在罗马》（*Against Erasistratus Dwelling in Rome*），对这位叛逆医生留下了生动的印象。一位 19 世纪的历史学家将他描绘成一个"好辩论的、固执己见的恶意争吵者，满嘴都是攻击对手的言辞"。尽管人们对他的演讲作如此评论，但盖伦在书中的语言还是像出自一位具有绅士派头的参与跨时代辩论的人。他在反击对手们的观点之前，曾反复剖析研究了它们，甚至逐字逐句引用了死去的埃拉西斯特拉图斯的话。他的做法给后人留下了了解埃拉西斯特拉图斯观点的机会，因为埃拉西斯特拉图斯的话只保留在别人的一些著作中。

盖伦在笔记中对埃拉西斯特拉图斯的观点进行分析时，是以调和的口吻这样开始的：他承认，他和埃拉西斯特拉图斯都会同意导致疾病的原因是由于体液不平衡，或者治疗疾病的最终目的是"排出"体内多余的血。当涉及到手段时，他们就分道扬镳了。盖伦声称"最简单和最迅速的途径就是开放血管"。"通过开放血管，我们可以排除那些本身引起炎症的物质，而不是其他东西"，这是"受到古代人尊崇的"疗法。盖伦认为，与之相比，埃拉西斯特拉图斯派的主要方法——饥饿疗法，"除了需要很长时间以外，还会不加区别地排空体内所有的东西"。即使时至今日，我甚至还可以听到盖伦表示反对的啧啧声以及聚集在听众背后的埃拉西斯特拉图斯派们的抱怨声。

此外，盖伦还警告说，实施饥饿疗法的同时还伴随着一系列的不良后果：严重疲劳、恶心、烧心、便秘，甚至还有可能产生更严重的副作用——将其他体液的性质变得"令人作呕和不愉快"。结论是饥饿疗法非但不能减轻原来的症状反而更加剧那种不平衡。为了让听众更了解残酷的现实并且让速记员跟上自己的速度，盖伦停顿了一下然后补充道："显然，埃拉西斯特拉图斯并没有注意到这些问题。"埃拉西斯特拉图斯和他的追随者好像那些"舍弃迅即到达的笔直、平坦的近路而选择另一条坎坷狭窄的远道的盲人，他们踏上的是一条迂回的道路"。

作为一名受过训练并且容易激动的外科医生，盖伦接下来攻击对手像愚勇之人依赖命运一样使用强效的腹泻药物和其他物质来排空肠道："快速停止食物流向胃并不像止血一样简单，止血只需要用手指捏住不同的血管。"说完这句话，盖伦又将话题转回到开始时争论的内容："不能充分地排泄体内的食物或者过分排泄都会使全身产生非常严重的紊乱（或者可能发生伤害）"，昏迷或"感觉不到脉搏的跳动"。实际上（此时停顿了一下以便产生更好的效果），"最终的不幸经常在这种状态下接踵而至"。

令人感到奇妙的是盖伦最后的话也被用到指责他钟爱的放血疗法上了。埃拉西斯特拉图斯曾坚持认为，医生不可能准确地知道人体内有多少多余的血液以及准确的放血量。另一方面，埃拉西斯特拉图斯生前看到的只是那些无能者的工作结果：在寻找病人的血管时碰坏了肌腱、神经和动脉，如果病人活下来也会终身残疾。外科手术操作充满着如此多的风险，以至于埃拉西斯特拉图斯将放血视为和自杀一样严重的行为。但盖伦却认为自己是无可挑剔的。盖伦非常了解一个事实：如果动脉被切断，病人很快就会死亡，这是盖伦很少尝试开放更粗的、血量更大的血管的主要原因（从解剖学的角度讲，这种血管也更难进入）。从为病人健康着想的角度而言，盖伦又一次认为自己比埃拉西斯特拉图斯技高一筹，他认为埃拉西斯特拉图斯"几乎不注意为病人进行检查，他只是待在家中写下仅有的几点意见"。盖伦坚定不移地认为放血应该由有经验的大夫实施——当然他自己应该是最合适的人选，他建议医生们沿纵向切开血管而不要横向切透，而且应该使切口尽量地小。放血听上去很恐怖，但是事实上，盖伦从一个切口放出的血液是适量的——最多大约 1 品脱（568 毫升），它不会比你在血库献的血还要多。但是，盖伦常常建议病人日复一日地重复放血。

盖伦认为静脉切开放血术与"自然"出血之间没有巨大的差异。他将鼻衄和月经现象视为人体恢复自身液体平衡的途径："难道（自然）没有通过每月让妇女排出多余的血液而排泄废物吗？"事实上，现代医学史专家推测月经可能不仅为抽血提供了最初的灵感，而且也增强了想象中放血的好处。毕竟，我的五个姐妹和众多的女性朋友都证明月经来过之后，她们的感觉非常好。

"妇女的例子已经够多了。"盖伦轻蔑地对众人说。为了进一步阐述他的观点，他提出了一个最不沾边的证据：痔疮。"现在再来看男人，了解一下他们是如何通过终生患有痔疮而排放多余的血液但没有引发其他疾病的。"流血的痔疮不仅被视为长处甚至还得到鼓励，我敢说，他的这种说法会使多数痔疮患者感到吃惊。

盖伦这些富于煽动性的观点得到了反对派的回应。埃拉西斯特拉图斯派的人不但反驳了他的观点而且还回以侮辱，在讲演大厅外，反对派们传播着那些恶毒的闲言碎语。盖伦及时感到一种被敌人伤害的恐惧。为了自身的安全，在罗马居住了不到一年，盖伦就停止了公开地与反对派作对。他转而开始写作，通过自己的著作挑战反对派的结论并且将自己的发现公之于众。他同时也以私人的身份辅导学生，在医学临床方面，他的工作也蒸蒸日上。他的病人中包括皇室成员，例如马尔库斯·奥雷柳斯皇帝的女婿。在罗马居住了不到四年，盖伦就可以为皇帝本人提供医疗咨询了。当马尔库斯·奥雷柳斯皇帝的幼子生病时，盖伦不但治好了他的病，而且得到皇帝的完全信任，获得了皇帝私人医生的头衔。他的主要职责之一是为皇帝调制解毒剂以备有人暗杀皇帝时使用。盖伦精于从植物中提取药物治疗多种疾病，这些药品也因此被称为盖伦氏制剂（galenicals），这个词至今还被用于称呼那些纯植物成分的药物。

曾被盖伦挽救过生命的那位皇幼子康茂德（Commodus）19岁刚一继位便出其不意地将盖伦解雇了。康茂德是一位残酷且颓废的暴君（在2000年的影片《角斗士》中，演员菲尼克斯扮演了康茂德），历史学家们都认为此人应该对罗马帝国的衰败负责。盖伦被解雇后默默无闻地留在罗马，静静地从事他的科学研究工作并且一直不间断地写作。他撰写的以脉搏为主题的书就多达18本。其他著作还涉及发热、解剖学、神经系统营养以及哲学。为了手稿的安全，它们多数都被保存在教堂中由牧师看管。不幸的是，公元192年，康茂德被刺杀的同一年，一场大火烧毁了教堂和盖伦一生为之努力的一半著作，现在大约有一百二十部盖伦的著作存世。

康茂德被刺身亡时，盖伦大约六十五岁。他再度复出，为皇室成员治病，除了履行过去的职责之外，盖伦发现新继位的皇帝和皇后对他的工作有新的打算。皇后在得知盖伦用植物制药的才能后，命令他调制有奇效的植物美容药。虽然盖伦对这项工作力不从心，但他除了遵从皇后的旨意之外别无选择。他从植物中提取一些有效成分将人们的头发由黑色变为金黄色，一些用于面部的颜色供人们画眼影和涂脸颊，他还制作香水和头油。在那个时代，除了没有电影明星和贵族作为他的顾客，他简直就是马克斯·法克特（Max Factor）①的美容产品工厂。他对化妆品的研究也做到了极致，将了解到的化妆品收集起来进行药理学研究，并将研究结果写入他的新书。

盖伦 70 岁临终前对人体的所有部位都进行过细致的研究，没有任何人体器官是他没有辨认过的，也没有任何疾病在他那里是无法治疗的。他身后留下了处理所有病例的详细意见和方法：从儿童的静脉切开放血术到眼线膏的调制。盖伦生前完成了如此全面的工作，在他死后的 14 个世纪当中，当他的那些观点逐渐闻名于世时，无人胆敢挑战盖伦主义（Galenism）。他的研究成果甚至流传到了东方，他的著作在 9 世纪时被译成阿拉伯文。盖伦与阿斯克勒庇俄斯不同的是，阿斯克勒庇俄斯是希腊神话中的医药神，而盖伦却是现实世界中的人。事实上，在中世纪初，宗教领袖们就宣称盖伦的观点带有神灵气因而是颠扑不破的，他也被奉为盖伦神。反对盖伦观点的人被认为是亵渎神明，并被绑在树桩上处以焚烧死刑。所有这些听上去都具有讽刺意味，因为盖伦并不是教徒，事实上，他一直崇尚科学的实验方法。

---

① 马克斯·法克特，一些著名化妆品如 SK-Ⅱ 的生产商。——译者注

至今仍令人感到困惑的问题是，为什么盖伦的理论会产生如此久远的影响？为什么只有盖伦而不是其他人能够有如此持久的影响？可以肯定地说，部分原因是运气，另外还有他那些无与伦比的著作。一半的盖伦原著在大火中被焚毁之后，根据计算，幸存的著作仍有约二百五十万字，它们就是盖伦征服对手的武器。最重要的原因是盖伦的影响源自他强烈的自信心。正如医学史家观察到的一样，盖伦与希波克拉底的不同之处在于：希波克拉底在他的著作中承认，存在没有被发现的错误和没有被完全理解的领域，但盖伦在自己的作品中却从未对自己产生过丝毫的怀疑。

　　我却多次察觉出盖伦的自大与焦躁情绪（一种被盖伦的15世纪追随者诊断出的像燃烧过和泄漏的胆囊的状态。那时胆囊被认为是储藏特殊焦躁情绪的器官）。同样作为一个写作者，我不得不为盖伦那种用语言激发他人对其忠诚的能力所折服。鉴于盖伦经常犯不小的失误，我对他仍然能够产生如此长久的影响感到吃惊。

　　坦率地讲，我发现科学上的失误和伟大的发现一样令人感兴趣。这就是我喜欢阅读古老的医学著作的主要原因。在图书馆阅读那些古老文献的乐趣在于它们使我进行了一次真正意义上的时间旅行。不可否认，当我处在一种比盖伦懂得还要多的位置上时会感到很满足，并且会感到头脑清醒。20年后我肯定会回首这段生活，并且对它感到不满，对史蒂夫和我曾经以前沿科学为依据而做过的事感到震惊。但除此以外，使我深有感触的还有盖伦为医治那些致命疾病以及为减轻病人痛苦所作的那些徒劳的努力。最终，盖伦给人留下最深刻印象的并不仅仅在于他回答了大量的问题，而且也在于他提出了许多重大的问题。例如什么是生命的精髓？人类是由什么构成的？盖伦相信生命的成分存在于血液中。在那里有三种无形的"精神"（spirit）随血液流淌〔与那个时代描述宇宙内外的四类物质的学说形成对照——四类物质包括体液、质、元素、精神，精神包含三个部分——自然精神（Natural Spirit）、动物精神（Animal Spirit）和生命精神（Vital Spirit），它反映了柏拉图三重划分理论的灵魂〕。前两种精神在暗紫色的静脉血液中流动：自然精神是在肝脏中孕育的，它组成躯体；而动物精神在大脑中燃烧，产生运动；三合一精神的最后部分是生命精神，它是人与动物的主要区别。在与心脏连接的生命精神通道中，鲜红的动脉血充满了生机，它将热烈的情绪与活力传遍整个身体。根据盖伦的观点，这三种精神并没有混合在一起；静脉与动脉是彼此分开的血液流动系统。

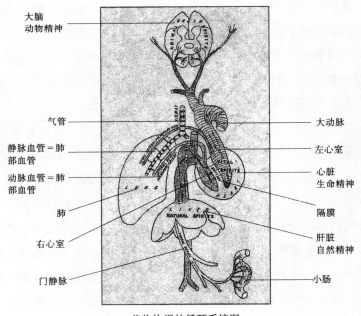

大脑
动物精神

气管

静脉血管＝肺
部血管

动脉血管＝肺
部血管

肺

右心室

门静脉

大动脉

左心室

心脏
生命精神

隔膜

肝脏
自然精神

小肠

盖伦构想的循环系统图

在科学上的失误方面，盖伦有一个好的同伴。天才的达·芬奇（1452—1519年）曾在他的笔记本中绘制了一些引人入胜的人体解剖图，他解剖尸体然后直接为那些器官画素描。他制定的明确目标是忠

　　　　　　　血液的故事

实地表达出自己的亲眼所见。与盖伦不同的是，达·芬奇一生厌恶空话，他相信图才是最好的表达手段。然而达·芬奇一直受着盖伦挥之不去的影响。例如这位富有创新精神的艺术家用绘画准确地表现了心室、子宫中孕育的婴儿，但他仍然为人体添加了假想的"水道"：主航道、分支管和更细的小管，以便能够与体液理论吻合。另外，达·芬奇用夸张的漫画手法将脾脏画得很大，在比例上与想象中的因为分泌黑色胆汁而膨胀的脾脏一样大。另一个先由盖伦后来又由达·芬奇创造的传世已久的谬误是：女性血管（kiveris vein），这一概念被用来解释一种生物学上的困惑，即妇女为什么一怀孕就会停止月经。对这一现象的解释是：月经转换成了母亲的乳汁，而这种乳汁正是从子宫开始到乳房的"乳汁血管"（milk vein）输送的。此外，达·芬奇还独一无二地虚构了男性器官的某些部分。在阴茎的横断面图上，他添加了一条能够产生"生命冲动"的想象中的血管（phantom vein），它使赋予生命的活力（oomph）和精子一起被射出体外。在所有达·芬奇的虚构中，我认为最富于智慧的是他关于哭泣的解释：一条很细的小血管中流淌着眼泪，而这一小血管是从心脏这个掌管情绪的器官出发上达到双眼的。（达·芬奇记录的最后一条想象的血管是"爱情血管"——拉丁文 vena amoris，英文 love vein。它首先是由古埃及人描述的，在4世纪被引入基督教仪式。"爱情血管"中流淌的血被认为是从左手第四指直接运送到心脏的，这就是为什么有将结婚戒指佩戴在这个手指上的习俗的原因。）

　　我认为，过去很多无法看到和无法证明的事会使人们更容易相信猜想，肯定认为宇宙的力量会在人体内产生反应。现代医学技术几乎完全粉碎了这些想法。但我仍然相信盖伦和达·芬奇的观点，认为这一想象是能够被证实的，即使各种核磁共振、CAT扫描以及血液化验都不能证实它的存在。我确实将我的希望寄托在这种无形的东西上，包括从我最简单的期盼到我最炽热的梦想。

这种信念已经得到了验证。史蒂夫每三个月抽一次血。在历史上，抽血曾是为了治疗疾病，而现在，抽血则是为了诊断疾病或者判断某种治疗的效果。没有任何事情能像面对血液检查的坏结果那样促使我和史蒂夫去努力，也没有任何事情能像检验结果上说"未发现艾滋病病毒"那样使我们欢呼雀跃。这就是我们最近一直面临的状态。"未发现"就是一种美好的矛盾的修辞方式。从技术角度讲，它意味着在史蒂夫的血液中几乎没有艾滋病病毒的"复制品"了，也就是说血液中几乎检查不到这种病毒了。艾滋病病毒大体上是中性的，它不会被快速地复制，因此造成危害的能力相对不大，但这同时也证明了现代科学技术的局限性。仪器检测的结果确实证明史蒂夫携带的病毒数量正在减少，但是实际上，未检测到的病毒像盖伦幻想的生命精神一样多，"未发现"这个词依然承载着巨大的压力。现在是我们距离"治愈"最近的时刻。

就一个人能够设法抵御威胁生命的疾病的程度而言，史蒂夫取得了非同寻常的成功。他能够数年坚持执行一项非常困难的服药计划，从未放弃过。"遵守计划或者死亡"是他的座右铭，"行动起来"组织曾打算将这句话印在他们的 T 恤衫上，但我不认为他们会那样做。史蒂夫自从 1995 年底开始服用蛋白酶抑制剂以来，除了由于药品的早期副作用导致他的疼痛神经（被称做周边神经——peripheral neuropathy）损伤，某些后遗症一直存在以外，其他与艾滋病相关的症状没有再出现。坚持服药之外，史蒂夫尽可能保持精神、身体健康，血液指标正常。如果不是因为我也对一种叫山露（Diet Mountain Dew）的饮料非常上瘾，我会责备史蒂夫过于迷恋这种咖啡因饮料。

每次史蒂夫会见他的医生之前两周，他都需要抽一次血，以便在就医时得到检查结果。提前验血与会见医生之间的逻辑关系并不复杂，比起从中世纪开始的用螺旋管取血的办法简单了许多。例如在15世纪，取血之前要考虑很多繁琐的因素，更多的是取决于天象而不是病人的身体状况。大夫要先考虑太阳和月亮的影响，那时的法则是地球的潮汐会反映在体液流中。黄道十二宫依次与身体的各部位相关联。例如白羊座与人的头相对，所以在3月底时，血只能从太阳穴流出。放血的计算方法是特别拜占庭式的，以至于医生必须依靠放血日历和一种查看天象的手持仪器来确定开放血管的正确时刻。

史蒂夫每季度去抽血就像我们的一个联合仪式。每次我都会驾车陪伴着他。虽然已经过了这么多年，我们仍会感到去抽血是件令人精神紧张的事。但是，谢天谢地，从史蒂夫的血液检查结果总是不好，以至于医生完全停止对他进行血液检查那时起到现在，我们已经走过了漫长的道路。在过去10年中，史蒂夫一直在一个被称做免疫诊断化验室的地方化验血液。这个化验室位于城里的一座医疗建筑物内。化验室的门看上去像一间私家侦探办公室，那种在光线非常暗的地方拍摄的、讲述犯罪故事、对人进行道德教育的电影中见过的：厚厚的杂色玻璃上用手写的黑色字体，暗色的橡木门框，陈旧的邮件投递口。除非你一定要进去做什么事，否则你很难猜测门后面是什么。这间化验室里的候诊室像一个狭窄昏暗、温度过高并且到处散乱着旧杂志的洞穴。

美国的旧式理发店里有和它内容相同的杂志，但地点不同：现在美国的小城镇仍然存在着和这间化验室相似的理发店，理发店的大门旁边安装着旋转的标志灯。和免疫诊断化验室相似，理发店也曾是中世纪实施放血术场所的"后裔"。在13世纪的欧洲，静脉切开放血术是由"穿短衫从事外科手术的人"（Surgeons of the Short Robe）实施的，这些人也被称做理发师（Barber）。〔而实施更复杂精细的外科手术的人被称为"穿长衫从事外科手术的人"（Surgeons of the Long Robe）。〕那时的理发师不仅理发，而且缝合小伤口、灌肠和拔牙。在人类文明初建这一阶段，一年内放几次血被认为是排除体内聚积的有毒体液的健康行为。这种放血被认为是为拥挤不堪的房间开扇窗。为了宣传理发师的各种服务，他们在自己的店门口悬挂了带彩条的标志灯。当我还是个孩子时，这盏灯常使我想起如果我听话就能得到的糖果①。但是这盏灯实际代表的却没有那么美好：标志灯上的红条象征鲜血，白条象征绷带，蓝条象征血管。而柱状的灯管则代表病人握在手中、加快血液流出的尖棍。17世纪时，理发师还在继续实施静脉切开术，这一操作方法被早期的殖民者传到了美国。

虽然史蒂夫化验取血从未预约过，但他也几乎从没有在免疫诊断化验室等待过。他需要尽快作这种特定的化验，所以去化验室是我们早上要做的第一件事。摇摇晃晃的史蒂夫像一只大而安静的狗随我进入候诊室。接待员的小窗拉开，传出礼貌而清晰的问候声，史蒂夫递交了他的化验单。通常，当轮到他时，我会坐在候诊室抓紧时间看那些古代的名人逸事。但是今天，在得到实验室主任罗斯玛丽·科佐的允许后，我可以进入那间消过毒的化验室。

免疫诊断化验室内像崭新的冰箱一样明亮，划分成靓丽白色的隔间。当罗斯玛丽核查化验表格时，比她高一头的史蒂夫挤进了狭窄的椅子。化验室内为旁观者留下的空间非常小，很容易就会妨碍到罗斯玛丽的工作。但幸运的是，我可以通过她肩膀上的空当观看操作，因为我的身高是1.73米，而她的只有1.55米。就好像有人喊了一句"齐步走"一样，罗斯玛丽马上取出几只小空瓶：三只紫色的加两只黄色

的，然后准备好她需要用的设备。

罗斯玛丽将近六十岁，完全符合词典上"护士"的定义（也可以参考"效率"这个词）。她身着浆洗过的并印有她名字第一个字母的白色化验室工作服和裙子，脚穿便鞋，唯一与词典上的描述不同的是，在别有发卡的简单发型上缺少一顶旧式护士帽。她的瓜子脸上挂着温暖的微笑，就在她突然戴上乳胶手套时，我的目光被她左太阳穴上突出的血管吸引了。那些血管在她象牙色的皮肤下就像蓝色的花体字母。我忍不住想，如果盖伦在这里，他一定会想从那里放血。盖伦投入了很大的精力精心绘制那些能够放血的血管位置图，从耳背到上腭再到脚踝骨。而现在，几乎总是从前臂肘内侧的血管中取血。如果那里的血管不易操作，比如病人太胖，也会通过腿上的血管取血。对史蒂夫而言，从肘内侧的血管中取血不存在任何困难，因为他很瘦，胳膊上都是肌肉，有着和角斗士一样又粗又富有弹性的血管。罗斯玛丽和史蒂夫一样看上去很高兴，但原因却不一样。当那些刚入行的新手给史蒂夫抽血时，从未顺利过。史蒂夫告诉过我，他甚至可以从打开针头包装的动作上就判断出护士工作的年头。

史蒂夫说："新手总是忧心忡忡地注视着你的胳膊，好像正在考虑许多方案，但实际上，只有两种选择，是从左臂取血呢还是从右臂。""当她们开始寻找血管时，常常会自问自答哪条血管最合适：这条，不，那条可能好些，在那一瞬间我就知道，倒霉的时刻就要来临了。当她们使劲涂抹酒精，就像要抹掉你胳膊上的文身一样时，同样也是一个坏征兆。"

总有一些早晨，我能够通过史蒂夫T恤衫上的血迹判断他碰到的是何等糟糕的取血者。他抽完血到候诊室找我时，可能就会说："三次，扎了三次才找到正确位置。"有时他也会沉默不语，只是很快地伸出两条裹着绷带的胳膊让我看。

至于罗斯玛丽，毫无疑问，她会使针头顺利地扎进血管。"就像剥鸡蛋皮而没有弄碎蛋壳或打碎蛋黄一样，"史蒂夫曾经这样描述她的动作："迅速而果断。"我现在有机会看她操作了。针头和它的保护包装就像一块零售机卖的三明治，罗斯玛丽以极快的速度打开密封，然后在史蒂夫的左臂上扎了止血带，用棉签擦了擦膨胀起来的血管，一眨眼的工夫便将1.9厘米长的针头刺入血管。史蒂夫没有本能地向后缩他的胳膊（但我却会这样做）。在过去的12年中，他重复经历这个过程至少有50次了，他已经习惯面对痛苦和坏消息了。史蒂夫必须学会面对不利的结果，我觉得那是一种难以忍受的痛苦。在这种情况之下，我感激罗斯玛丽亲切温和的举动以及熟练的技能。与有些取血者不同，罗斯玛丽总是用一只"蝴蝶"针取血，即用带有锥形"翅膀"的针头抵住皮肤，针头与一个很细的长20厘米的管子相连，管子的另一端与一个装着一连串小玻璃瓶的筒相连。每个处于真空状态的小玻璃瓶使史蒂夫像法国勃艮第葡萄酒的红色血液进入那根很细的胶管。史蒂夫喜欢那些"蝴蝶"，没有它们，每个小瓶就会被用力地直接推入针头的底部，那样做有可能会伤害血管。由于蝴蝶针的价格高，所以不是所有的化验室都使用它们。

　　罗斯玛丽使用的每一样采血工具都是从基本的放血工具进化而来的。那种带有不同色彩识别盖的密封试管能够与盛鲜血的碗对应，那是一种陶瓷的或由白蜡制成的大盆，放在切口下方收集淌出的血液。这些器皿逐渐具有了量杯的功能，使放血师在取走它们之前能计算出排放的血量。现代使用的注射器是古代数种工具混合以后的产物：注射器的玻璃管是从吸血的小玻璃杯演变而来，那种玻璃杯被用于从皮肤上很细的切口中吸出血液。"杯吸法"（Cupping）的历史和放血术的历史一样长。实际上那些用火焰伸进杯中燃烧后的玻璃杯可以用在身体的不同部位；玻璃杯中的局部真空可以使它们自己被固定在皮肤的某一部位上。医生还用"杯吸法"为病人找到疼痛部位；当病人年龄太小或太虚弱而不能从血管中放血时，医生就会采用"杯吸法"。而在远古时代就有了注射器针头的雏形，实际上人们一直可以追溯到最早期人类用荆棘或动物牙齿刺破皮肤的历史；到18世纪初，人们喜欢使用的刺穿血管的工具是新的带有弹性的柳叶刀，它就像指甲刀一样小，还带有一个收放刀片的机关。有一位巴尔的摩的放血师特别喜欢他那把带弹簧的柳叶刀，为此他情不自禁地在一首诗的开头写道："我爱你，带着血迹的忠实朋友！"

最令人生畏的放血方法是水蛭吸血，感谢上帝，在罗斯玛丽的实验室里没有任何东西可以与这种方法产生联系。如同"杯吸法"一样，从远古时代开始，水蛭吸血就一直被作为静脉切开放血术的辅助方法。水蛭是蚯蚓的近亲，它们是被放置在皮肤上吸血的一种环节动物，它们附在病人身上吸血直到满意为止。大约一小时，它们吃饱就会脱离。医生通常一次用5至10条水蛭，也有过一次用50条水蛭吸血的。水蛭通常可以敏捷地到达身体上不容易接近的部位，例如深入到肛门

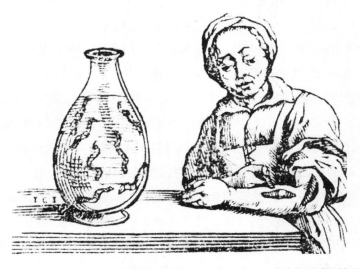

17世纪的木刻版画上一位妇女用水蛭自我治疗的情景

内、咽喉下部或阴道内部。送往这些部位吸血的水蛭要用细线束缚以防丢失。用于治疗的精心挑选的水蛭是欧洲的药用医疗水蛭，它们从瑞典和德国出口到世界各地。仅1833年一年，法国就进口了4 150万条这种吸血的水蛭。根据当时的操作标准，水蛭就保存在附近的盛满水的陶瓷或玻璃罐内。

人们可能会认为，文艺复兴时期以后人类在生物学研究领域取得的巨大进展会使放血疗法不再那么流行。其实不然。事实上，放血疗法在18世纪和19世纪之间达到了顶峰，那些西方世界最有权势的人毫不怀疑地认为放血、杯吸和水蛭吸血是最好的保健方法。例如，根据历史学家的结论，1799年12月逝世的退休总统乔治·华盛顿正是由于过量放血使病情恶化而导致死亡的。那位年仅67岁的华盛顿总统患有严重的咽喉炎，三位医术最高的医生为他进行治疗。如果他们那时能够采用当时还未发明的抗生素和类固醇药物为他治疗，就会挽救这位总统的生命。那时他们所能采取的替代这些药物的方法是放血，在12小时内为华盛顿放血4次，总量达到2 840毫升，而他就是在放血的当天逝世的。对我而言，这种放血听上去就像杀人。但是根据当时的情况看，医生们的做法不但在医学上是适当的，而且是有勇气的。在病情不太严重的情况下，根据一般的估计，一次放血的量是从静脉开始放血到病人昏迷，当时叫做"流血至昏迷"。英国医生马歇尔·霍尔在1830年用和盖伦差不多的泰然态度说道："只要放血是需要的，就能够忍受；只要能够忍受，放血就是需要的。"霍尔医生和他的同事当然还不能完全理解身处现代社会的我们能够理解的事情。事实上，一个健康的人在一小时之内能够补充失去的568毫升血液，但他携带氧气的红血球在数周之后才能恢复到正常水平。因此经常和大量放血只能使病人形成周期性慢性贫血。现在采血师从病人身上抽取用于化验的血液是很少量的，一小瓶血大约只有14克，很少超过7小瓶。如果病人确实晕倒，那很可能是因为恐血症，害怕见到血或针头。

罗斯玛丽是在1965年成为有资格的采血师，她认为自己是这个领域中的老手。"我是从大厅对面的一间小家庭化验室开始干的，"她歪头示意了一下方向回忆说。"那时我又取血又负责作些基本的化验。所有的工作都要靠人工来完成：检验胆固醇、血糖、酶以及怀孕诊断。"她眼里闪过一丝怀念的目光。当然啦，她解释道，这一领域几乎所有的工作在一夜之间都因为艾滋病而改变了。实施安全程序更严格了。同时引进了新的检验方法替代了旧方法，现在这一地区几乎所有的工作都是靠设在一个建筑物中的电脑来完成了。病人也变化了。在过去的15年中，罗斯玛丽的病人一直都是和史蒂夫一样的同性恋者。

"你一定失掉了许多病人。"我轻轻地说。

她的目光并没有离开手头的工作，沉思了一下："哦，是的，"她开始改变了话题说道，"我必须了解许多病人。"她向史蒂夫送去微笑。

"好吧，今天该做的就是这些。"她又接了一句，注视着最后一瓶血灌满。

罗斯玛丽在拔出针头的同时用一块棉花压住了针眼，那块棉花大得简直就像一个枕头。"压一会儿好吗？"她将"蝴蝶"和管子放进一个存放使用过的针头的夏普牌容器中，然后用一条长度为15厘米左右的胶带将大棉花块固定在史蒂夫的胳膊上。完成整个程序用了不到5分钟。我走出了工作间，史蒂夫也站了起来，当我们三个礼貌地交谈时，我被眼前的场面所打动：罗斯玛丽站在我和史蒂夫之间，很小心地拿着史蒂夫的那几小瓶血。我想，这是史蒂夫身体的一部分。这些血曾经流过他的心脏。这五只手指大小的瓶子肯定还带着史蒂夫身体的余温，就像罗斯玛丽握着史蒂夫的手一样。我们向她道别时，看到她正将这些瓶子顺序地放入带有生物危险标志的运输箱内。

第三章
生物危险

在转到免疫诊断化验室作检查之前，史蒂夫定期在史密斯·克兰·比彻姆化验室抽血，这间化验室离他的医生原来的办公室不远。从1994年开始他就不在那里抽血了，我们从此也没有再想到它。直到5年前的一天，我带给史蒂夫一封来自这个化验室的邮件，里面有一个特快专递的小包裹。

"挂号信通常没什么好消息。"史蒂夫一边拆着蕉麻纸的信封，一边皱着眉头嘟囔着。他从信封中取出一封来自史密斯·克兰·比彻姆化验室主管的信，信上的日期是1999年5月27日，内容是通报一名在化验室工作的采血师的情况。那位采血师经常重复使用同一针头为患者采血（后来证明这种重复使用的针头是蝴蝶针头）。她承认那样做只是"偶尔为之"，但这种做法可能会使未感染的患者感染艾滋病、肝炎以及其他疾病。（那时不清楚她是有意犯罪还是莫名其妙地忽视了。一年以后，她被官方起诉犯有多起用污染的致命武器——针头谋杀的罪行。）主管的信暗示，根据化验室的记录，史蒂夫可能一直都是她的病人。因为信中没有提及采血师的姓名，所以史蒂夫自己也不能肯定他是否在受害者之列。信中还表示那些希望确定自己是否被感染的病人可以进行检查和咨询，费用由史密斯·克兰·比彻姆化验室支付。

我注意到，给史蒂夫寄信的同时，并未寄信给那些与他情况类似的病人。信上也从未提及那位采血师重复使用针头并不只是传播艾滋病病毒，还可能使这些艾滋病病毒携带者感染变异的病毒，感染患者的全部抗药性也会传染。由于再感染，患者本来已经很有限的治疗选择可能变为零。史蒂夫把信扔在一旁，开始翻阅他在史密斯·克兰·比彻姆化验室的化验记录，最后确定在不同时间里，他一共在那里化验了18次。

对该采血师案件的调查曾成为本地一件轰动的新闻。那些文章的焦点集中在没有患病的人是否会有感染艾滋病和肝炎的可能性，他们如果被感染也是情理之中的事。被告在史密斯·克兰·比彻姆化验室多年的工作中曾经接触过一万两千多人，所以潜在的受害群体规模很大。即便这些人没有发生感染，他们情绪上的困扰也会成为诉讼的证据。史蒂夫启发我认识到了一个媒体报道从未提及的事实——一个被感染的人可能成为另一人或更多人的感染源。这个事实使史蒂夫感觉他好像成了一名罪犯的帮凶，而且对终止犯罪无能为力。

史蒂夫对我说："别人处理我血液时的态度竟然如此轻率……"他停顿了一下，稳定着情绪，眯着双眼继续说，"我能使其他人发生感染的事简直太恐怖了。"

在此之前，我只看到过一次史蒂夫眼中流露出这样的目光，那是一个周六的近中午时分，几分钟前，我让他坐在厨房的餐桌旁，"亲爱的，我必须告诉你一件事情，"我的声音有些颤抖，"这件事情真的非常重要。"

我一生都被失眠症困扰着。就像史蒂夫了解的一样，我整个一周都在和失眠作斗争。我那天清晨匆忙起了床，再一次感到筋疲力尽。我在卫生间照了照镜子，我原本发红的眼睛中布满血丝，我猜想所有血管中的血一定都涌到了这里，我缺铁，还有点贫血。我迷迷糊糊地想着，我该去看病：我该给自己注射一针史蒂夫的 B$_{12}$。

除了史蒂夫的安眠药，我从来也没想过服用他的药物——有一两种很有诱惑力，包括治疗神经疼痛的止痛药（Vicodin），史蒂夫用这种药治疗神经疼。但这次不同：一种立刻就能见效的力量。不过就是打一针维生素，当我从厨房的柜橱中摸到药瓶时，这样告诉自己。

对史蒂夫而言，注射 B$_{12}$ 是一种新的治疗方法。根据他的医生的建议，他一直口服大剂量的维生素 B$_{12}$ 同时还用维生素 B$_{12}$ 鼻用凝胶剂，这是为了缓解由于服用其他药物引起的疲劳症状。后来他觉得鼻用凝胶剂既不卫生，也没有作用。可以理解，他的身体到底能吸收多少维生素。医生随后又开了另一个处方：每周注射一次 1 毫升全效维生素 B$_{12}$。我们在医生开药的当天就买了针剂和能够使用一年的注射器，一盒多袋的那种，包装袋中的针管看起来就像万圣节的糖棒。史蒂夫的医生曾教我如何注射，我已经为史蒂夫注射过几次了，最后一次正是昨天。我天生擅长做这种事，甚至还为此有些沾沾自喜呢！我对注射器没有恐惧感，从来没有过，在所有事情面前都能保持冷静的史蒂夫却害怕打针，我为他注射时，他甚至都不敢看，这反倒增强了我的勇气。

半昏暗中，我拿起一只注射器，去掉针头上的保护帽，将针头扎进药瓶上的灰色橡胶塞，并莫名其妙地对自己的所作所为而感到骄傲；我已经为解决失眠问题设想出了一个绝妙的办法，它将使得我感觉好得多！我拉动针管开始向外抽药液，满怀欣喜地注视着针管中充满表面浮动着泡沫的鲜红色液体，就像一杯草莓汁。我轻轻地推出气泡，哎呀，忘记了消毒的酒精。将注射器放在厨房的工作台上，从卫生间取酒精回来时，我决定不在胳膊上注射，在臀部注射史蒂夫就不会发现，我不想让他知道。

我拉下了运动裤，在臀部右侧用酒精棉球消了毒，将针头扎进肌肉，推动针管，然后以最快的速度将针头拔出。针眼处留有一滴暗红色的血珠，它证明我已经将药液注射进白色的皮肤，我几乎能够看见咝咝作响的维生素 B_{12} 液体流进我的心脏，我的眼睛，我的肢体，使我恢复生机。我向想象中的活力爆发微笑着，这活力将引领我开始漫长的一天。我匆忙用一小块纱布抹了一下，将保护帽重新套在针头上，打开头顶上的灯，拉开了厨房的柜橱。

就在这时我才仔细查看装注射器的盒子。盒子里面有两个打开的小袋子，一只装着新的，一只装着使用过的注射器。我用的是摸到手边的第一个注射器，我现在敢肯定当时用的是史蒂夫用过的注射器。

我开始想象一滴史蒂夫的血已经进入了我的血液循环系统。我浑身颤抖就像病毒在我血管中奔流，进入心脏，然后缓慢地进入我的肺部，冲入我的动脉。那些病毒一直都在拼命地复制自己，感染每一个细胞，像洪水一样将艾滋病病毒带入我的躯体。此时从胸口涌上一股又稠又酸的东西直达咽喉，那不是胆汁而是血液，那就是恐惧的味道。

我屏住呼吸以控制住情绪。可就在我开始喘口气的一瞬间，那种恐怖的感觉又充满了房间。如果此时史蒂夫进来，揉着睡眼看到这一情景时，他也会被吓坏的。我正经历着一场惊恐，不仅心咚咚地跳个不停，而且耳朵嗡嗡作响。我用尽全力挣扎着瘫坐在一把椅子上。

肾上腺素的作用可以说是名不副实。它并不像我期待的那样产生超人的爆发力——那种汹涌而至的力量，能使一位母亲举起压在她受伤孩子身上的撞瘪了的小汽车或者突发一种非常清晰的思路，使人摆布世界就像在棋盘上准确地移动每一只棋子。但现实与幻想相距甚远，很多幻想来自我 20 世纪 70 年代末看过的一部名叫《绿巨人》（*Incredible Hulk*）的电视片，它使我在大学读书时有一种带有罪恶感的快乐。影片描述的是一个名叫戴维·班纳的弱不禁风的科学家因为情绪受刺激而变成一个绿色巨人的故事。("别让我生气,"演员比尔·比克斯比会这样说,语气中的警告多于威胁,"我生气时,你可能就不喜欢我了。")戴维·班纳变成绿巨人时,会因为肌肉膨胀撑开裤缝或将衬衫变为碎片,但这还不足以使他完全转变,他必须冲破一两堵墙之后才会成为完全的巨人。

就我而言,我的能量是向内爆发的。思绪会漫无边际地驰骋。我有了一个又一个想法,但又很不理性。我应该用嘴从针眼处吸出所有的艾滋病病毒,但我又如何将嘴唇贴到臀部上呢?我还可以大口吞下史蒂夫所有治疗艾滋病的药品,但是难道那样做就可以阻止感染吗?既然所有想到的都没有什么用,我觉得我的心跳唤醒我又回到了现实中。

我想通过每天的日常生活或许能恢复平静——我一次次让自己吸气,吸气,淋浴,吃早餐,穿衣服。处在那种内疚感觉的怪异朦胧状态下,我看着史蒂夫起床,重复着和我一样的活动,但无论如何不可能再装得若无其事。我最终还是决定将这件事告诉他,我先请他坐下来。

当我一口气讲出事情的经过之后,史蒂夫马上推开桌子站起来,转身走向厨房。他没说一个字,至少我没听见他说什么。我看着他从柜橱中拿出那只装注射器的盒子,急速地将它放到了餐桌上,默默地数着,最后抬起头。

"注射器每10个分装在一个袋子里,"他冷静而清楚地说,"我是昨天才打开这个袋子的,我们用了1个给我注射。如果你用了那只我使用过的注射器,这只盒子中应该还剩9只注射器。"

我一下子有些不知所措。

史蒂夫在和我说话。我听到了"吃(ate)"这个字,吃?

"袋子里还剩下8(eight)只注射器,比尔,你明白吗?"

我逐渐地回到了现实中,开始理解他说的话了。

"你用的是一只新注射器——你做的没错。感谢上帝。除了你用过的那一只，所有的都在这里。你那只用过的注射器放在哪儿了？"

现在恐惧让位于惭愧了，我顿时感到脸上火辣辣的，"我把它放在垃圾袋中了。"

"垃圾袋？"史蒂夫坐回原来的椅子，看着我问，"哦，垃圾工人会喜欢它的。"

史蒂夫沉默了，显然是在期待着我说点儿什么。

"太抱歉了，"我说道，"我，我是白痴，我没睡觉，我……"

"瞧，我很高兴你没事。但是……我非得把它藏起来吗？"史蒂夫边说边轻轻拍着盒子。

我没有回答，一直在想史蒂夫是如何清点计算那些注射器的。

"你肯定袋子里是8只注射器吗？你肯定你是正确的吗？"

他离开了桌子，"你自己算吧！"

我先算了一遍，当史蒂夫去沃尔格林（Walgreens，美国最大的医药连锁店之一）取夏普容器时，我又算了一遍。在接下来的几天中，我仍然想方设法使自己摆脱使用了污染的注射器、可能会感染艾滋病的念头；史蒂夫也用了同样的时间才理解我为什么会一直有恐惧的反应。我终于能够向史蒂夫表述我的感觉，我的感觉就像眼看要遭遇撞车事故的人一样。即使现在我知道自己是非常安全的，但我仍然可以听到撞车以后那种轮胎急速撒气的声音，仍然可以体验到血液从伤口中涌出以及脉搏急促跳动的感觉。

当宣布病人处于临床死亡状态时，在场的医生或急诊室大夫必须注明病人已经没有脉搏这个事实。两侧下颌与颈部连接处下方的颈动脉通常是判断有无脉搏的地方。两侧颈动脉通常是最经常触摸的位置，同时也是确定有无生命迹象的第一个也是最终的检查位置。颈动脉的搏动就是心跳，每一次跳动都是心脏有力的收缩，将携带着氧气的血液送入动脉。从心脏涌出的血液带着来自心脏的力量，而血管扩张容纳着它们；这种跳动是可以触摸得到并且看得见的，有时甚至是可以听得到的。人的体表总共分布着7对触摸脉搏跳动的位置，它们分别在双侧的颈部、肘部与手腕内侧、腹股沟、膝盖内窝、脚踝骨内侧和足背。通常，动脉都埋在体内的深层部位，但是在这7个位置上，动脉却正好在皮下与骨骼面之间。通过触摸这些位置正好可以感到脉搏的跳动。

在美国手语中，"医生"的意思就是用手指组成字母d并轻拍手腕内侧表示的。这个简单的手语表示了医学上最基本的一项检查，它象征摸脉。在各种文化中，这种诊断检查方法都像治疗操作本身一样古老。将两三个手指仔细地放在纤细的动脉上为病人作检查曾经被认为是一种巧妙的方式。它现在已经湮没在当代医学近乎疯狂的混乱之中了。人们至少要追溯到一百多年前才能重新认识摸脉这种重要方式保留着它的全部的生死攸关的内涵。提到关于脉搏知识的广博性，我认为没有人能比得过它的鼓吹者伊丽莎白女王的私人医生威廉·亨利·布罗德本特爵士（Sir William Henry Broadbent），他还是唯一关于此术的专著《脉搏》（*The Pulse*，1890年）的作者。在这部书中，威廉勋爵是被他称做"受过教育的手指"的热情捍卫者。他在书的一开始就像描述一位病人奇异的病史那样认为触摸腕部脉搏是一种神奇的诊断分析方法。书中娓娓道来："乍一看，位于腕部的桡动脉只向手的一部分供血很奇怪，那部分手上只有几块很小的骨头和连接它们的关节、很少的几块肌肉、肌腱、皮肤和分布的神经。桡动脉应该告诉了我们各种深奥的、我们正在探索的关于脉搏的知识。手对于人的生命并非至关重要，它也不是任何重要的器官。根据以往的经验，可能会假设在身体如此微小的一部分中血液循环的变化可能不具备什么重要性。"我喜欢他这几句话表达的意思：从鲜活清楚的解剖到他无视专业的热情而提出的有趣讽刺。如果不提及手的内容，他甚至就不能写脉搏，还是由他去吧。我有些跑题了。在这位出色的医生的作品问世时，他已经行医三十余年了。他在书中明确地指出腕部的脉搏是一个"可信赖的依据"，是检查整个血液循环系统的可靠标尺。

威廉·亨利·布罗德本特爵士的论文集卷首上的肖像使我对他有了更多的想象：他坐在那里，神情看上去非常像正在"为病人诊病"——既富同情还有耐心——就好像刚刚问过病人："你哪里不舒服呀？"他是一位六十多岁身体结实的绅士，我想象着他身着深色正装，戴着宽的丝绸领带。手里舒舒服服地握着一只怀表，或许还可以感觉到手中的怀表滴答滴答地走动。

在威廉·亨利·布罗德本特爵士的时代，脉搏提供了了解人体的途径。经验丰富的医生通过它收集了大量人体内的信息，远比通过检查脉搏来计数每分钟心跳要多得多。威廉·亨利·布罗德本特爵士声称他只凭手指尖就能判断病人的动脉是否正常，就能计算血压，详细了解病人的情绪是否快乐或者有无疾病。一个长期失眠的病人的脉搏也可以反映出这一问题。威廉·亨利·布罗德本特爵士写道，失眠者的动脉"在每次心跳之间充盈"并且"可以在指尖下滚动"，同时脉搏的波动会突然终止，似乎它工作得太疲惫了。

促使威廉·亨利·布罗德本特爵士写这本书的动力是他非常担忧有些医生（或者是有些年轻的不完全成熟的医生）的摸脉能力正在逐步退化，他们越来越多地依赖技术检查。回顾 19 世纪 50 年代末期，当他在伦敦圣玛丽医院开始漫长的职业生涯时，一种新研制的仪器吸引了他的注意。那种独创的、起初看上去很笨重的装置"脉搏计"（sphygmograph）可以根据病人的脉搏跳动画出曲线图。它的工作原理是：让病人的手腕向上，前臂不动，在脉搏跳动的位置固定一个小的传感板，实际上，它随着很轻柔的脉搏跳动；这种跳动同时被转变成曲线记录在纸带上，成为起伏的稳定序列。就当时的医学界而言，有一台能够客观提供脉搏记录的仪器实在是一个不小的进步（现在使用的血压计的膨胀袖带就是脉搏计的直接延伸物）。在威廉·亨利·布罗德本特爵士的职业生涯中，他使用过各种形式的脉搏计，但从未完全依赖于这种设备。在他的《脉搏》一书中，他称赞这种仪器能够模仿有经验的医生检查脉搏的能力，但是他也强调这种仪器"不是绝对可靠的"。它因其复杂的结构而难以操作——不似在舌头下放一枚温度计那样简单。事实上，正如布罗德本特所指出的，许多"准确的信息"是无法用该仪器收集到的；没有任何设备能够替代人类触摸的能力。

为了掌握各种脉象，人们将布罗德本特的脉搏理论与跨越文化和医学理念的永恒传统相联系。正如大约公元前两千年的墓碑所证实的，忠于狮子女神赛克麦特的祭司医生（physician-priest）依靠摸脉来诊断疾病。这个时代的医学文献中包含了许多有关脉搏的记载。"心脏通过四肢上的每条血管来表达自己。"这是一句特别有趣的译文。在医学的历史上，中国古代文献中对于人体节奏规律所倾注的描述也是无与伦比的。

有一本名为《黄帝内经素问》的中文书是世界上最古老和最知名的医学指南。虽然这部著作出自于传说中的中华民族最早的祖先，但是历史学家们认为它并非个人在一段时期所写，可能是几百年间许多医学教义的编辑本。这部著作中最早的部分可以追溯到公元前5世纪。对我而言，这部《黄帝内经素问》不仅在生理学的准确性上，而且在观点的丰富程度上都堪称是最伟大的。所有传统的中国医学都建立在它的理论基础之上。

所有威廉·亨利·布罗德本特爵士从摸脉上获得的信息也正是《黄帝内经素问》提到的基本内容。一位熟练的医生通过将手指压在腕部动脉上各部位的轻重来了解各个内脏的情况和最精细的阴阳状态。健康状态下，阴阳的宇宙力是平衡的。医生通过将脉象与其他直接观察到的一系列使人眼花缭乱的外部因素相结合来诊断病人的疾病，外部因素包括：气候、风向、颜色、气味、味道、声音、自然元素、星座和其他内容。对于一位像我这样的西方人来说，这种诊断疾病的能力几乎是超自然的并且有些牵强的。那部经典中的特性描述使我产生强烈的共鸣：例如，描述健康心脏休息时的脉搏就像"一块木头漂浮在水上"一样，而健康充满活力的心脏跳动应该像"连续的锤击声"。即使是对不健康的人脉搏的描述也是富有诗意的。一个病人的脉搏像"弦乐器奏出的音符"或者像"在波涛中穿行的水中之鱼"——这些描述不管怎么说都带着生命轻轻的和连续敲击的声音。

布罗德本特医生可是从未写过如此有诗意的内容。正相反，他鼓励医生们在任何描述病人脉搏的时候都不要掺杂个人的主观想法，这样可以避免含混不清的结论。布罗德本特医生坚持认为脉搏跳动的速率可以描述成规律或者是不规律两种，并无居于两者之间的类型。动脉有粗有细，其内的"张力"（tension）或者说血压有高有低。让人感到有趣的是这种毫不生动的词汇无法反映出布罗德本特医生对于脉搏的好奇，他认为："在能够感觉脉搏的频率、粗细、特性、压力和力量的前提下，才能大量检查脉搏。"当然，布罗德本特医生对他的研究领域的贡献超过了他使用专业词汇的技艺。在伦敦圣玛丽医院行医近四十年间，他能够确定血压高与疾病之间的联系，并且对肾病晚期的高血压现象给予了特别的关注；他还是第一批阐述低血压现象危险性的几个研究者之一。威廉·亨利·布罗德本特六十五岁左右时被认为是英国最优秀的临床医生之一。

在《脉搏》一书出版数年后，白金汉宫的官员和布罗德本特取得了联系。女王的孙子威尔士的乔治王子患了伤寒症，这位医生发挥了他的特长。他在王子的住宅内连续照料了一个月，直至26岁的王子完全康复。在乔治王子康复以后不到一周，他又被皇宫召唤，那次是因为乔治的一个兄弟患了流行性感冒，但在几天后死去。此后布罗德本特奉命觐见至高无上的伊丽莎白女王。我猜想他那次可能希望得到晋升。

"女王召见了我三次，我不得不告诉她所有关于疾病的事情。"这是威廉·亨利·布罗德本特医生1892年1月17日在写给他姐妹的信中谈到的，"女王坐在写字台旁一把普通的椅子上，而我当然必须站着了。我在她那里停留了大约1小时15分钟。"虽然他在重述这些经过时一点也掩饰不住他的情绪，但那次王室的调查结果确实不错，他在不久后被指定为伊丽莎白女王的专职医生。

威廉·亨利·布罗德本特医生在给女王摸脉，现在另一个"女王"，我的医生办公室的助手欧内斯托〔Ernesto〕又在给我摸脉：直到我最近一次去看病都没有发生什么特别的事情。那天我已到办公室40分钟了，欧内斯托唱着"威——廉——！"猛地推开办公室的内门，然后在走廊中给我称了体重，将我带到一个狭小的房间，询问我的病情——就在我正要懊恼为什么来看病，开口要谈抗焦虑药物的时候，让人有些高兴的事发生了：那间小屋静了下来，欧内斯托正在检查我的脉搏。

此时好像一个小布罗德本特医生附在欧内斯托的耳环上，在他的耳边轻声下达着指示："按照老式方法作检查保证不会错的，三个手指要放在动脉上，触诊的手指必须总是距离心脏最近的；找到不同的脉搏触诊点，要注意每一个点上不同的、相对独立的感觉。"

欧内斯托的技术是无懈可击的：他按住我手腕的那只手轻盈而有力，手上充满着温暖。他紧贴着我站着，全神贯注地注视着手腕上的表，我的胳膊可以感觉到他枕头般柔软的肚子。当他用手指"听"我的心脏时，我感到我和这个大块头的男人有了某种联系。我不再想为什么跟他到这间小屋以及诺克斯医生可能会说些什么了。在那 30 秒钟内，我的注意力完全集中在他触摸我脉搏的感觉上了。

欧内斯托的目光此时离开了他的手表，同时也不再摸脉了。"68 次。你的心跳是每分钟 68 次。"他说，"很正常。"

想恭维他的话到嘴边又缩回来了，比如对他说：你穿着白色的木底拖鞋是多么时髦之类的话。但是我不可能绷着脸说那样的话。无论如何，那种感觉瞬间就消失了。欧内斯托已经把一只套上塑料套的温度计放在了我的舌下。我的脉搏记录在病历上，字迹潦草。诺克斯医生是难得看它一眼的。而布罗德本特医生一定会感到失望。

在我们这个时代，摸脉仅仅是在检查某些严重心血管疾病时的一种主要手段。更有甚者，在一些医院和医生办公室，检查心率已经不是依靠摸脉而是靠安装在血压计袖带上的监测装置或者夹在手指上的如同晾衣服夹子一样的传感器来测试了。这种数字式的脉搏计数装置非常敏感，通过测量皮下毛细血管的搏动便足以检测心率了。它的工作原理就像安装在运动手表内的或健身用的自行车以及其他一些装置上的脉搏计数器。这种计数装置在使用时不但速度快、准确而且方便，还有人告诉我，它使病人感觉很舒服。因为有些人不喜欢被人触摸。在诺克斯医生的办公室还未采用这种高技术革命的产物，而史蒂夫的医生办公室的情景就不同了。在那间已经数字化的办公室里，医生很快就能获取史蒂夫身体的秘密——体重、体温、心率等参数。当然在检查上节省的每一秒钟都会为健康保健组织（HMO）节约资金。现在每当我得知鼓励病人登录"医疗网站"（WebMD）寻求那些他们的家庭医生没时间解答的问题的答案时，我都会被深深地触动，那就是用手指触摸脉搏所保留的植根于古典时代的不朽的传统。

在古希腊，摸脉的技艺〔sphygmopalpation（触摸脉搏）这个词的前缀 sphygmos 源于希腊语，意思是"脉搏跳动"〕是由最早的一位西方医学之父，希波克拉底同时代的普拉克萨哥拉斯（Praxagoras）医生首次讲授的。普拉克萨哥拉斯的得意门生希罗菲卢斯（Herophilus，公元前335—前280年）是第一个以时间为单位计数脉搏的医生。他使用的计时装置滴漏是用来为讲演者计时的原始工具。埃拉西斯特拉图斯（Erasistratus）——盖伦放血疗法的竞争者，被认为是在临床实践中采用脉搏计数的人。他诊断的第一个病例是一位年轻男子的相思病：无论他所爱的人何时走近他，他的脉搏都会狂跳。考虑到古人对血液循环之谜的大量内容缺乏了解，他们对脉搏所给予的关注就更让人觉得不寻常了。虽然那时的医者知道通过手指触摸的是人体内最深层的活动，但是他们当时对心脏在血液循环系统中的实际作用，以及对动脉和静脉的区别都缺少了解。

　　一直到文艺复兴这个文化发展的分水岭时代，对脉搏的认识才有了改变。首先需要系统地摆脱已被神化的盖伦教义，才能彻底改变对人体的看法。解构盖伦理论的一个关键性人物是比利时的解剖学家安德列亚斯·维萨柳斯（Andreas Vesalius），他在1543年撰写的长达七卷并带有插图的名著中，有事实依据地明确指出了盖伦两百多个错误。他否认了盖伦的下述观点：肝脏是人体将血液送往全身各处的器官；血液像"出汗"一样从心脏的右侧到心脏的左侧；动物的器官能够与人类的互换等等。维萨柳斯和其他科学家一起为伟大的英国人威廉·哈维（William Harvey）的研究铺平了道路。哈维于1628年公布了他举世瞩目的发现：血液循环，他在其历史性的著作《动物心血运动的解剖研究》（*An Anatomical Essay on the Movement of the Heart and Blood in Animals*）一书中提出了血液循环的原理。鉴于这部著作在开辟现代医学新纪元的过程中所起到的作用，当代史学家认为它是17世纪初以来最伟大的三部英文著作之一，这三部书，按时间从1600年起依次为：英格兰国王詹姆斯一世（King James）完成的钦定版《圣经》（1611年），莎士比亚戏剧集第一版对开本（First Folio Edition of Shakespeare's Play，1623年），哈维的《动物心血运动的解剖研究》（1628年）。与其他两部著作相比，哈维的惊世之作在规格上要小，只有12.7厘米×17.8厘米；也不如其他两部长，只有72页，它采用的语言表面上看也非常朴素。

威廉·哈维在著作中用一句话概括了他关于循环系统的理论："血液的循环流动是由心脏跳动导致的。"接着，似乎是为了回击那些不信任这一理论的人提出的"心脏是如何使血液循环的？"等问题，哈维又补充写道："这是心脏运动和跳动的唯一原因。"

通过对动物的活体解剖、人的尸体解剖以及对病人的观察，哈维发现了盖伦理论中更多的漏洞：血液并不是像那位希腊医生所讲授的一样，在同一根血管中消退或流动，它是从心脏出发沿着动脉流动，然后通过静脉返回心脏。静脉中瓣膜的作用是帮助"筋疲力尽"的血液返回心脏。虽然无法解释原因，但哈维的理论认为血液是通过一种未知的机理从动脉到静脉的。哈维时代简陋的显微镜还不足以显示那些细小的起着桥梁作用的、我们现在称之为毛细血管的血管。哈维对盖伦最后一个打击是他同时证明了动脉本身并不像铁匠们使用的风箱那样收缩、膨胀从而产生脉动。他在书中写道："动脉有节奏的跳动只不过是在它中间流动的血液所产生的。"

论成就，哈维不一定是比盖伦更"杰出"的科学家，但正像当代医生作家乔纳森·米勒（Jonathan Miller）所言："他们两人之间的差异不在于创造性和技能方面的事实上。如果盖伦时

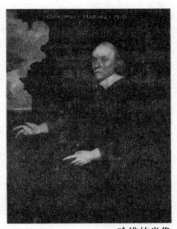

哈维的肖像

代有科学发展的充分条件，那么发现血液循环的人或许就是盖伦而不是哈维。"米勒在他1978年出版的《身体的疑问》（*The Body in Question*）一书中提到，盖伦与哈维的一个不同之处在于"将某一器官比喻成用具或设备的描述"。盖伦将心脏比喻成他那个时代家庭中普遍使用的用具——油灯：心脏将血液加热，然后使血液从微暗的燃料变成灼热而猩红的流体，被"生命精神"照亮。按照盖伦的想法，"油灯"所代表的是心脏作用最大的含义了。米勒认为："盖伦无法将心脏比喻成水泵，其原因是这种设备是在盖伦去世很长时间之后才被人们作为文化的重要内容用文字来描述的。"直至16世纪末期，机械水泵才开始被广泛用于采矿、消防、建筑工程领域，例如用于装饰性公共喷泉。因此，当哈维从事他的实验时（这些实验包括对动物进行活体解剖，观察心脏逐渐停止跳动的情景），他能够观察到任何类似水泵和其他机械设备功能的器官，因为这些机械设备已经在他周围被人们广泛使用了。

整个医学界都为哈维的发现感到振奋，随之萌发了能够直接向血液中注射物质的想法。但当时并不存在用于静脉注射的简单器械。英国建筑师克里斯托弗·雷恩（Christopher Wren）首开先河。1656年，雷恩制成了原始的静脉注射器：用捆绑在动物膀胱上的羽毛空茎直接将鸦片注射到狗的静脉中，从而不但开创了静脉注射的方法（IV therapy），而且也使一只狗恢复了活力。雷恩的成功还鼓舞其他人不仅为动物注射药物，还注射酒、啤酒、牛奶、小便等一切液体的东西，这些液体通常导致毙命的结果。他们最终尝试了注射血液。1665年，英国解剖学家理查德·洛厄（Richard Lower）第一次成功地为动物输了血，他将输血狗的动脉与受血狗的静脉用羽毛茎相连，接受输血的狗先被放血到几乎要死的地步，输血后它戏剧性地恢复了活力，简直令人震惊。此后的实验越来越多。

下一步就是完成从动物到人类的输血。在理查德·洛厄为狗输血以后的数年中，又出现了一系列的尝试。但所有的尝试并非出自我们现在认为的关于输血的逻辑性或适当的医学理由——治疗出血，或者说提高急性贫血病人的红细胞水平。在那个时代，对生理学一无所知，人类不仅不知道血液的成分，而且更不知道血液携带氧气、营养物质、激素和病源物质的作用。但有趣的是，那时居然考虑过血液的配型问题，当然这一配型并非现代意义上的血液配型（直至20世纪初才提出血型问题）：输血者在输血时必须十分注意，因为血液中包含着一些特性。如同香水是花的精华一样，无论是人类还是野兽，血液中都凝聚着他们／它们的特点，例如勇敢无畏的士兵血液中流淌着勇敢；而一只疯狂的公牛血液内循环着愤怒。根据这一理论，输血的潜在功效在于使虚弱者恢复本来的强壮，使疯狂的心智变得平静等等。于是1667年，法国科学家让—巴蒂斯特·德尼（Jean-Baptiste Denis）将一只温顺的小牛的血液输到一个精神病人的循环系统内。但这能够起作用吗？是的，德尼认为他成功了，因为患者不但大量呕吐，而且排出酱黑色的小便——他的精神病被从

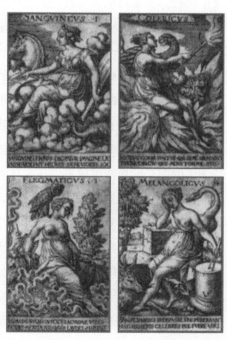

人类具有代表性的与性格相关的四种体液。当每一种体液稍多时，都会使人的性格有所不同：满怀希望的（血液过多），易怒的（黄色胆汁过多），冷静的（黏液质过多）或者忧郁的（黑色胆汁过多）。这四幅雕刻是16世纪德国艺术家弗吉尔·索利斯（Virgil Solis）创作的。

体内清除了！然而从现代医学的观点看，这位患者经历了严重的输血反应，而侥幸活了下来。但我们的故事讲到这里还没有结束。就在医生准备继续为这位精神病患者输血时，他的悲剧结束了。患者饱受折磨的妻子最终得到了足以使他们毙命的砒霜，从而结束了他们的婚姻和输血实验。

德尼医生"成功"的消息鼓舞了其他科学家考虑人与人之间输血的可能性。对于包括威廉·哈维在内的17世纪的著名科学家们来说，人与人的输血研究在科学上似乎是正确的，因为对体液理论的信仰一直在流行。一位健康状况良好的人体内的一种体液总是比其他三种体液稍多一些，而这一稍多的体液就决定了你是何种类型的人：黄色胆汁过多使人易怒——属于令人厌恶的一种类型；血液过多的人会满怀希望——欢快、乐观；如同众所周知的，体液与性格学说中流传至今的相关词汇有忧郁的（melancholic）和冷静的（phlegmatic）。根据这些推断，德国外科医生约翰·埃尔斯霍尔茨（Johann Elsholtz）1667年曾提出利用输血的方法弥补夫妻间的不和。性格忧郁的丈夫输入热情洋溢的妻子的血液难道不能改变他的性格吗？另外，通过输血难道不能使妻子变得更温和吗？通过夫妻之间交换血液可能增强他们之间相互理解的程度，这毫无疑问是17世纪的改善夫妻关系的方法。

但是，埃尔斯霍尔茨并没有机会实践他的假设。无论如何，全欧洲的官员不能无视输血导致死亡的事实，于1668年颁布了不允许输血的禁令。（事实上，250年之后才开始人与人之间安全有效的输血。）虽然埃尔斯霍尔茨的想法只能作为一个不重要的历史注脚，但我宁愿相信，他考虑到了一些东西，即便那只是一些荒诞的闪念。

由于疾病的潜在威胁被排除了，早年灌输进史蒂夫思想中的对连环画读物的爱好和在他血液中流淌的天生乐观的品质又复活了。他对连环画的兴趣是从他的成长地新泽西州东汉诺威莱福蒂的一家街角商店开始的。1975年夏季，史蒂夫第一次拿起一期《神奇四侠》（*Fantastic Four*）时只有12岁。他记得神奇四侠属于一个非传统家庭，有三个男孩子和一个女孩子，其中两个有血缘关系。他们联合起来为了正义斗争。史蒂夫自己来自一个四个孩子的家庭，他发现这部漫画非常有趣，而"奇迹漫画世界"出版的另一个故事使他真正对漫画产生了兴趣，那个故事名叫《X—战警》（*X-Men*）。随着史蒂夫将首册期刊《新版X—战警》第一期收入囊中，他沉迷于此，一发而不可收拾。史蒂夫像他家里的其他人一样是一位收藏爱好者，从瓦克·帕克的口香糖画片到弗林特斯通的果冻杯都是他最喜欢的。他后来又开始收藏新品种了，那就是多年以来几千期关于X—战警的出版物，这些出版物目前就存放在我们储藏室里的长箱子中。

X—战警与其他动漫人物有所不同，它从一开始就将突变的想法引进了超级英雄的圣殿。这一突变的特点并不是异想天开的科学实验所产生的错误牺牲品，也不是突然接触神奇危险生物的结果，X—战警天生如此，在他们的脱氧核糖核酸（DNA）中携带了这种突变基因，一种X—因子。他们的力量通常在十几岁时才表现出来。一个人在早晨醒来时才发现自己的身体开始变化了。类似的变化像青春期开始，但任何感觉到自己身体中某些部位有变化的人都会羞于提起这些事。虽然这些战警是安良除暴的英雄，但突变的他们却被完全误解了，他们不但遭到社会的普遍蔑视，而且被政府穷追猛打。在超级英雄们被赞扬的充满阳光的日子里，X—战警们却不得不存在于阴影中。

连环漫画中每月刊登的有关偏见与坚忍的故事渐渐给史蒂夫灌输了不动摇的信念，这使他比我对苦难的承受力要强。不是家庭中唯一的儿子和没有被教养成虔诚的天主教徒也使得他更容易化解痛苦。对史蒂夫而言，保守他"身份"的秘密以及同时将这种"身份"视为自然似乎是一件非常平常的事，就像将突变看做是自然发生的事一样，史蒂夫也用同样的态度看待同性恋的问题。他同时也知道总有可以安全地表现自己面貌的场所与时机。高中时代当然不是恰当的时机。他也一直相信与 X—战警们有关的真实世界的存在，一个存在于某地可以接纳他的小组。

在孩提时代，我也偶尔读过这些漫画书，但在我的一生中从未连续地阅读过它们。在我能够说出主要超级英雄名字的同时，我的兴趣就更多地转向了《财神当家》（*Richie Rich*）和《阿奇的伙伴们》（*Archie's Pals & Gals*）。现在用史蒂夫的眼光看这些动漫超级英雄，通过那些神仙似的英雄和宏大的戏剧场面，我不仅看到他们的进化程度，而且看到他们与我此生钟爱的古希腊故事的相似之处，那些故事是我终生都感兴趣的。超级英雄漫画是现代神话的传播媒介。

据我的观察，这类动漫书所具有的那种独一无二的活力取决于这种艺术形式中极为重要的一种手段：就是那种两幅漫画间的空白处。很多情节是在这些没有任何内容的、狭窄的空白里发生的。在那里，你的头脑中有两个场景，要借助想象把它们连接起来，去填补那些没有画出或写出的东西。在一幅漫画中有一个拳头伸出，在另一幅漫画中坏人向后仰倒，你可以在想象中看到一记痛击。那瞬间的冲击和软骨的脆响是你所创造的，就如同整个漫画中的情绪是你自己制造的一样。这种奇异的宁静感你想让它延续多久就能有多久，这种参与的感觉会使你从一个漫画故事的读者转变成漫画中人物的合作者，成为参与漫画故事创作小组的一名成员。

在漫画故事的世界中，时间过得要比我们现实世界慢。从史蒂夫开始收集他的第一本超级英雄的漫画书开始已经过去了将近三十年的时间了，而漫画中被称为"奇迹时代"的时期仅仅过了几年。所以当史蒂夫阅读最新一期《离奇的 X—战警》（*Uncanny X-Men*）时，他说他见到了那些从他孩提时代就存在的几乎不会变老的老朋友。直到现在我都会认为这些漫画对一位与艾滋病抗争的 40 岁的人有着永不衰退的吸引力，那种甜蜜的怀旧之旅能够帮助他逃避现实。但是还有一点使人更加清楚，那就是存在于一摞漫画书中的强大吸引力。在漫画中，那种无法抵抗的力量被战胜了，好人取得了胜利。死亡并不意味着永远的终结。"接下来会怎样呢？"这个问题不再可怕，它令人感到兴奋。

我注意到史蒂夫永远都是在上床以后看他的漫画书，也就是在晚上吃完一大把药不久之后开始看书。那时他的胃开始翻腾，药物被分类送入血液中。由于神经病变产生的疼痛使他的双脚快速地抖动，踢着被单；他的手指因为麻木而几乎无法翻动薄薄的书页；虽然镇静剂已开始发挥作用，但他仍然挣扎着保持清醒，一页页地读下去。我总是先撑不住，关掉床头灯准备睡觉了。入睡前，再看一眼史蒂夫，他在微笑。此时他已经沉醉于漫画的世界里，正在参与一场发生在画幅空白间的正义斗争。

第四章
亲姐妹

　　我是一个 20 世纪 60 年代在斯波坎长大的男孩，与嬉笑打斗的男孩世界有着血肉的联系。虽然我是家庭中唯一的男孩子，但我总能去最好的朋友克里斯·波特家里和一些男孩子玩在一起。相反，他常常来我家混在女孩子堆中，他只有一个姐姐，而我家却绰绰有余——有五个姐妹。我在自己的家中几乎从未看到过血，姐妹们只玩室内的棋类游戏而不是玩球类游戏，旋转玩具就算是最激烈的活动了。当然我家的药品柜里也会备有红药水和邦迪胶布，以应付膝盖擦伤和蚊子叮咬后抓挠处的出血。而波特家则备有真正意义上的急救箱，其中装有像三明治面包片一样大的纱布垫，外科用的夹板和止血带。一条止血带！它该有多酷啊！从我家骑车到波特家只需两分钟。直到现在我才意识到波特家可真是男孩消耗他们能量的好去处，那里具备一切满足这一目的的设施：室外有为克里斯和他的三个兄弟准备的、由灌满水泥的轮胎压住的篮球架，搭在树上的堡垒，一个车库里装满了各种能够想象得到的体育用品：草地标枪、棒球棒、有裂纹的曲棍球杆，但至今它还能把山楂子打进邻居的院子里；在楼下的娱乐室里，除了有六个落袋的台球桌和一个练习拳击用的吊袋之外，地板上通常堆积着各种玩具：热轮牌（Hot Wheels）电动火车和轨道系统，无数火柴盒粘的模型车、塑料士兵、拼装建筑物的模型、林肯圆木牌路障。波特夫人为了去餐具室，经常要用一把看门人使用的宽大扫帚才能清除散落在地上的玩具，有时还必须无情地推倒挡路的建筑物模型。波特夫人比我妈妈严厉，有个性，常说"别打扰我"，"我没有时间收拾这些"。波特夫人和周围邻居的那些妇女不一样，她和我妈妈的根本区别在于她出外工作。波特夫人在她丈夫波特医生的诊所担任一名半职护士。波特医生是一名社区医生，他的办公室就在家的附近。波特太太总是在学校放学时回到家中，而波特护士则从不下班。比如，她知道我患有一种现在叫做"白大褂综合征"的病：看到大夫时，我的血压会升高并伴有焦躁的情绪。我喜欢波特先生，但却害怕波特大夫。波特夫人知道这一点，当我在她家里玩或者玩累了休息时，她会马上在我的胳膊上裹上量血压的袖带，在我的心跳加快之前，她已经打足了气，量完了我的血压。"看到了吗？"她会对我说，"你的血压非常正常。"哦，她很有办法，也很镇静。记得有一次我和波特兄弟一起从车库出来，看到梅利莎·帕克哭喊着跑来，声音大得将搭在树上的堡垒都震动了，"安迪的头打破了！"这时她满头是血的兄弟被其他两个朋友用手推车推进了院子。我和波特家的男孩子注视着他们，感到既恐怖又好奇，看着男孩的母亲镇静而敏捷地处理着伤口。天啊！真难以想象，那么严重的出血缝合了几针就止住了！后来我又有几次旁观或者自己受伤的经历，这些经历给我同样的感受：流血是男孩子的事，与女孩子无关。我那时真的一点也不知道，在我自己家中有一种几乎不停止的女性流血。

作为爱尔兰天主教家庭中的唯一男孩，我深切地感到父母对男孩和女孩的态度是多么的不同。家里六个孩子中我排行第五，从幼年时便体会到父母对我的宠爱，我在家中是以一人当多人，是"比尔和女孩子们"。就像一个流行乐队一样，在我还远不会说话时，就已被视为队里的领衔主唱歌手了。海斯家养育女孩子们是期望她们最终结婚生子。而我则被家庭引导着相信自己将来会像父亲一样进入西点军校，继承家族的姓氏；有一天接管家族的生意——可口可乐的罐装厂。家中的独子还意味着不用捡其他孩子剩下的东西，衣服、书籍、自行车什么的；还有和父亲在一起的特权：单独和父亲一起去不用下车即可洗车的地方或者去看片名叫做《大地惊雷》(True Grit) 的"男人电影"。因为父亲的公司为斯波坎所有的重要体育赛事提供饮料，所以他可以免费观看曲棍球、拳击比赛、年度牛仔竞技表演。好像成为刚毅的男人是父亲已经为我安排好的目标。几乎所有的星期日下午，父亲和儿子都坐在露天看台上分享同一袋烤花生，那时候被他称为离开"女人们"的时间，他说的女人们指的是我的姐妹和母亲。但我们必须及时赶回家吃晚饭。周日的晚饭也像每天的晚饭一样，餐桌周围简直就如同在玩抢座位的游戏，姐妹们取这拿那，不停地出入，而我和父亲则坐在那里不动，连个手指也不伸。

　　我应该是在过了 7 岁生日的那个夏天有了自己单独的卧室，在那之前一直是和姐姐莎诺恩同居一室的。此后她就搬去与 4 岁的"小宝贝"，我的妹妹朱莉娅住在一起。莎诺恩长我两岁，是姐妹中与我最亲近的一个。我们的友情并未因不住在一起而结束。她最要好的朋友玛丽·凯是克里斯的姐姐，所以我们也经常在波特家、学校和自习教室碰面。我们儿时的那种关系是一种性格上的互补：在她的情绪激动时，我则能控制。我们至今还常打趣的事是：莎诺恩爱哭，她一个人流的眼泪如果不相当于我们全家人的，至少也相当于我们两个人的。作为家里第四个女儿，她的地位有点尴尬，和三个姐姐玩不到一起，也难得像我和朱莉娅一样得到父母的特殊照顾。虽然我比莎诺恩年幼，但我还是尽量充当保护她的大哥哥的角色。

对于家中其他的女孩科利恩、埃伦和马吉来说，我是她们悉心照料的小弟弟，但我也是每天妨碍她们进入小卫生间的人。我们称那间共同使用的卫生间为"黄色卫生间"，因为里面贴的是带有柠檬色斑点的土黄色瓷砖。我们从不在一起洗澡或者当着另一个人的面上厕所；为了保护隐私，我们上厕所时总是锁上门。但是在我们出发去学校或教堂的最后时刻，所有的人总是不由自主地马上聚集在那里，洗手盆上方的大镜子中显出女孩儿男孩儿挤在一起的景象，就像挤在拍快像的小隔间中一样。有一件事我记得尤为清楚：1969年一个去学校之前的早上，那时我是康斯托克小学二年级的学生，我们几个人必须在15分钟后出家门。

我是第一个到卫生间的，因为我的房间就在卫生间旁，我在房间里已经穿好了衣服，头一天晚上就准备好了棕色的灯芯绒裤子、白衬衫和皮带；早上我已经没有什么可做的了。在洗手盆两侧各有三个抽屉，抽屉上写着我们每个人的名字：科利恩、埃伦和马吉占有左侧的三个抽屉，莎诺恩、我和朱莉娅拥有右边的三个抽屉。根据实际需要，我可以在牙刷盒后面的小架子上放一些应该放在抽屉中的东西。当我猛地拉开我的抽屉时，梳子和领带夹会使空荡荡的抽屉发出哗啦哗啦的声音。而姐姐们的那些抽屉则因为装了太多做头发用的发卷而几乎关不上了。

当我最大的姐姐科利恩走进卫生间时，我正在挤牙膏。她永远是我们家第一个做某事的人：第一个被圣奥古斯丁教接纳的人，第一个节食的人，第一个将头发从中间分开的人，第一个进入高中的人，第一个成为刘易斯—克拉克学院新生的人。她的年龄是我的两倍，在我看来，她应该被划入很老的或我父母的年龄段。科利恩想成为一名时装模特，她是我们那里最有希望的人选。她从不干净的金发上取下睡前卷上的粉色泡沫塑料发卷，把它们一个个地扔进抽屉。

埃伦和马吉随后进入了卫生间，我们四个人都自动重新站位。科利恩占据中间位置，埃伦和马吉占用了洗手盆，我则坐在了马桶座上继续刷牙。虽然她们同居一室，年龄相近而且又都在萨卡嘉维初级中学上学，但是她们是那样的不同：埃伦是最像父亲的那种专横的、非常喜欢读书的好学生，严重的视力问题是她明显的缺陷之一。当她取下眼镜洗脸时，甚至找不到毛巾。事实上，她从各方面都使我想起《史努比》（Scooby-Doo）漫画系列中的人物维玛（Velma）。马吉则像母亲一样是追求美感的人。她手腕上戴着叮当乱响的宝石色手镯，那是她用除去毛后熔化了的牙刷自己做的。她染指甲用的猩红色里特染料也是她最近的设计，蜡染床罩使用的织物染料。马吉无视父母的禁令，将凡士林涂在睫毛上，用一种看上去非常残酷的睫毛夹子卷睫毛。她还将宝尼·贝尔光亮唇膏藏在钱包里以便在学校里化妆。

　　莎诺恩进来时，卫生间已经满了，很显然没有她的立足之地。那时她在康斯托克小学的四年级。莎诺恩犹豫了好大一阵子，好像下一步该做什么是一个很困难的选择。她从自己的抽屉中取出发刷，开始梳理深巧克力色的长发。埃伦整理好衣服站在莎诺恩背后，从她手里接过了发刷，"是编一条辫子还是两条？"她问道。

　　"一条"，莎诺恩回答，"我可不想再像长袜子皮皮那样。"

　　只有5岁的朱莉娅走路还不稳，像我那时一样，对大家扎堆的兴趣要大于挤来挤去所做的事情。在我漱口和吐水时，朱莉娅的目光像期待什么似的跟随着我。为了故意炫耀，我拿起一只干净的塑料杯，挤进去一些佳洁士牙膏，然后在水龙头下猛地放水，牙膏中的氟泡沫马上就溢出了杯子。我把满是牙膏泡沫的塑料杯子递给朱莉娅时，她笑得非常开心，立刻将鼻子伸进杯子里。那些大女孩听到校车鸣笛时马上飞奔出去，我和莎诺恩则穿过街区去康斯托克小学，卫生间成了朱莉娅一个人的天下。

尽管我非常喜欢和姐妹们在一起，我们之间好像没有什么不同，但有时我也发觉她们很神秘，特别是我的三个大姐姐。例如，有些早上，她们会把我关在"黄色卫生间"门外，插上门，开始姑娘们之间的秘密谈话，有些内容我并不理解。在我的房间里透过墙壁从来就无法听清楚她们嗡嗡的谈话内容。当然，海斯家的女孩们真的有一套她们自己的私密语言，在我10岁那年的一个下午，我终于掌握了解开她们"密码"的密钥。

　　那天下午莎诺恩突然惊慌失措地把我拉进了卫生间。她看上去就像犯了什么大错误，随时等着父亲的训斥。平常，无论我们俩谁犯了大错误，我们都会先向对方坦白，并从对方那里得到安慰。所以我当时问她："你做错什么事了？"

　　"肚子痛，"她说，"我开始痛经了。"

　　如果我能和莎诺恩一样进入青春期，我会更快地了解她说的意思。

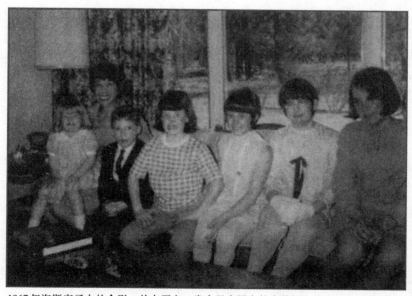

1967年海斯家子女的合影。从左至右：坐在母亲腿上的朱莉娅、作者本人、莎诺恩、马吉、戴着白手套的埃伦和科利恩。

可我那时只是一名四年级的小学生，嘴边刚刚长出几根毛，只能和父亲谈论性或者看五年级小学生该看的那些没人要看的健康教育影片。

痛经，那时是一个不熟悉的字眼儿。但那却是埃伦可以不得到父亲的允许就提前离开餐桌的理由，也是马吉不去教堂的借口，这个借口是从来不会被拒绝的。我也会找到肚子痛或胃肠感冒这种类似痛经的借口，但男孩子的"痛经"却不像女孩子们的有如此大的威力。当一个女孩子刚开始感觉好一点，另一个马上嘟嘟囔囔地说："肚子痛了。"然后就消失在"黄色卫生间"的门后了。当莎诺恩拉着我与她并排坐在冰凉的瓷砖地上时，她显得比其他姐妹更心烦意乱。小心翼翼地靠着马桶，她的模样就像马上要吐出来。

"这么说你是病了吗？"

她过了很长时间才回答"不"，但她的声音给我的感觉像是回答"是"。"我开始来月经了。"莎诺恩气急败坏地说。

后来我才知道母亲已经预料到这件事。她在数月前曾给莎诺恩一本封面上印有雏菊的名为《你现在是妇女》(*Now You're a Woman*)的破旧不堪的小册子，并把她送进"黄色卫生间"，让她锁上门阅读这本小册子。莎诺恩读完以后把书还给了一直在卫生间陪她的母亲。母亲肯定认为这本小册子已经说得足够了。她们并没有在现今的概念下进一步讨论成为妇女的意味，而只是讨论了如何隐藏这个事实。母亲为莎诺恩作示范，告诉她如何使用月经带，还给了她一罐女用的除味喷雾剂。母亲还告诉莎诺恩将沾有血迹的内裤和床单直接放入洗衣机而不要放入卫生间的脏衣服筐中。

她们也应该将这本带有雏菊封面的小册子给男孩子们看看，这样他们就能够了解如何帮助吓坏了的姐妹。当莎诺恩敞开她的秘密时，我感觉自己好像在玩一份没有说明的智力拼图游戏，不知东南西北。很显然，莎诺恩正在流血，而且这种流血要持续整整一星期，无论她

　　　　　　　　血液的故事

看上去有多害怕，都无法停止流血。我当然也很害怕，我向莎诺恩发誓为她保守秘密。如果我去找父母，肯定会使莎诺恩遇到麻烦。母亲已经告诉莎诺恩"不许告诉父亲，也不许告诉比尔"。

按照某种标准，我必须相信母亲了解她为莎诺恩所做的一切，但是在那个时候，母亲所做的似乎也很一般。如果那时告诉她们我现在了解的知识，会使我更加窘迫不安。从人类学的观点考虑，母亲要求莎诺恩承诺的只是一种古老传统在现代社会的表现，那种古老传统将月经中的女孩或妇女隔离于世。实际上，沉默才能保守秘密，保守女孩月经初潮的秘密，这个传统在某种程度上保留在世界范围的一些家庭中延续至今。从更广的背景上看，与一百年来几乎所有的方面相比，1971年我在斯波坎所经历的只是一小点儿启迪。

19世纪末，英国社会人类学家詹姆斯·弗雷泽（James Frazer）记录了各种令人震惊的对经期妇女所作的仪式性的身体和社会隔离的实例。在他那本名为《金枝》（*The Golden Bough*，1890年）的书中写道，在阿拉斯加印第安人的克罗士（Kolosh Indian）部落中，首次行经的女孩被囚禁在一间单人棚屋中，只留有一个很狭窄的洞供空气流通和传递食物。被隔离的女孩只能用"白头鹰的翅膀骨"饮水，这乍一听像是一种特权——用部落酋长所用的一种器皿喝水，但其实不然。女孩行经时被认为是肮脏的，不能让她的嘴唇玷污水源。她要在那间棚屋中被关上整整一年，如同弗雷泽所讲述的，她无法见阳光，无法活动，不能生火取暖，只能见到她的母亲。女孩被隔离的时间如此之长足以证明部落中的人对她的恐惧程度。他们认为要尽量避免月经初潮的女孩对其他人造成严重的毁灭性的影响。因为女孩子无法脱离血液，所以她和血液必须与社会隔离。她的力量是巨大的，一个眼神就能够破坏狩猎或者置人于死地。

根据詹姆斯·弗雷泽的记载，在太平洋西南部俾斯麦群岛（Bismarck

Archipelago）的一个岛上，为了防止行经的女孩子玷污土地，她们被囚禁在悬挂着的笼子中5年；在巴西南部，月经初潮的女孩会被缝进吊床里，吊床上只留一个钮扣大的出气孔，好像她是一只蝴蝶飞回了茧中。将这样的年轻妇女拘禁在黑暗中是最要紧的。因为甚至她看一眼太阳都会将其毒害。同样的事情也发生在玻利维亚的东南部地区和英属圭亚那（现在称做圭亚那）的土著民中，他们将处于青春期的女孩子包裹起来放入挂在黑暗茅屋椽子上的狭窄容器中。她们要在那里待上几个月，"悬于天地之间"，弗雷泽用诗一般的语言写道。

所有这些都令人毛骨悚然，以致令人不能相信。确实，人们不禁要问，弗雷泽是否添油加醋了或者纯属编造。无论如何，好奇的女孩偶然毫无恶意地看一眼天空或者看一眼她的小弟弟，会证明部落中的信仰是错误的。可以肯定，历史学家小乔治·W·斯托金（George W. Stocking Jr.）在为新版《金枝》所写的导言中认为产生怀疑是情理之中的事。弗雷泽是那种对文学的兴趣大于对科学的兴趣并且足不出户的人类学家，他收集到的调查材料即使不是第三、四手的，也是第二手的。尽管弗雷泽在他的作品中大量地使用了诸如"残忍的"和"野蛮人"这类词汇，但上述事实有助于解释为什么他的描述带有吸引人的童话色彩，就连作品的题目也好像来自于格林兄弟的童话。装在笼子中或悬挂起来的女孩的故事让人回忆起从12岁青春期起被关在密不透风的森林高塔中数年的长发姑娘莴苣（Rapunzel）。

与弗雷泽远距离地观察生活的方法相比，法国历史学家朱尔·米舍莱（Jules Michelet，1798—1874年）则花费了很大气力调查月经，他的全面调查方法几乎就像妇科检查。米舍莱至今仍以一本全景方式的《法国历史》（*Histoire de France*）而闻名，他在私人日记中（作者死后才公开）用图解的方式详细记载了他的妻子阿泰纳伊斯的月经周期，阿泰纳伊斯比丈夫年轻30岁。米舍莱的记录包含对月经情况极为细致的观察，内容包括每日出血的颜色、血量、黏稠度、气味以及米舍莱本人对出血感觉的分析。除了这些特殊的内容以外，他对妇女的看法，一般而言并不比他那个时代的典型观点更有启发性。他在散文《爱情》（*L'Amour*，1859）中不断重申他的观点：月经是妇女"精神与身体虚弱"（débilité mentale et physique）的自然现象，这种说法在法语中也是诬蔑性的。

米舍莱的观点是对亚里士多德观点的响应。亚里士多德在距离米舍莱两千多年前的作品中宣称月经证明了女人地位的低下。亚里士多德还在妇女的出血中看到了几乎完全是超自然的因素。他在《梦幻》（*De Insomniis*）中写道，行经妇女的映像会用血腥的云玷污任意一面镜子。类似的带有迷信色彩的观点还可以成十倍地在公元1世纪的罗马作者老普林尼（Pliny the Elder）的书中找到。在普林尼长达三十七卷、在整个中世纪都提供给读者确实可信的科学资料的《博物志》（*Natural History*）中，他警告说接触经期中的妇女会使酒变酸、庄稼枯萎致死、剃须刀变钝、铁生锈、蜜蜂被杀死，并且会有一种弥漫在空气中的恶臭。他在书中写道："只有用浸泡过妇女月经血这种有毒液体的绳子才能将死海中沉积着的厚厚盐层分离"，另外，"使用沾染细菌的衣服中抽出的绳子也非常有效"。老普林尼还确信月经血会对自然事件产生巨大影响：例如，如果它能阻止闪电，就会终止冰雹或旋风，但悲哀的是它却不能阻止火山的爆发。老普林尼于公元前79年在研究维苏威火山爆发时死于庞培。

对我而言，理解地球是宇宙平面中心的观点比理解经期妇女忍受了多少屈辱要容易许多。我不能不怀疑活到五十多岁的老普林尼曾在家中与妻女们度过了漫长的岁月，他生活中的女人们与他的观点一致吗？最近一些有关女性观点的报道却更加可信。这些文章将妇女的月经置于更大的社会背景之下讨论。居住在太平洋西北地区的斯波坎印第安人（Spokane Indians）是那个地区的土著民族，斯波坎地区也是我成长的地方。按照当地的习俗，进入青春期的斯波坎印第安女孩子可以临时搬入家庭内的"月经棚屋"，那里非常舒适，她们会得到母亲、姨妈或祖母们的照料。这当然不是弗雷泽想象的用于囚禁经期妇女的笼子。这些印第安女孩因为即将成为成年妇女而受到良好的礼遇，她们会接受一些包括性、健康、部落禁忌和社会责任方面的基本教育。尽管这种传统在 19 世纪末已经渐渐消失，但是相似的或者更进步的风俗今天还可以在包括内华达州的肖肖尼（Shoshoni）印第安人这样的美国原居住民族中看到。妇女们每月一次居住到分离开的住处，将全部家务如照看子女、洗衣、做饭、打扫房间和其他琐事留给丈夫。妇女们为此感激丈夫，使得她们有了一个星期暂时脱离家务劳动的休息机会。社会人类学家指出，这种方式孕育了部落内部和谐健康的关系。

在家庭内部也有一些独一无二代代相传的惯例。我的朋友莫里斯是在 20 世纪 30 年代布鲁克林的公寓中长大的。他至今仍不无敬畏地回忆起姐姐在经期时所享有的一种特权。在这个组织严密的犹太人家庭中，她通常与莫里斯还有他们的弟弟杰克共用一间卧室，许多夜晚，他们三个人甚至偎依在一张床上。但是，当年长 9 岁的姐姐纳塔利来月经时，那间卧室就变成她自己的了，她将卧室的门锁上，与外界的任何人隔绝，而杰克和莫里斯只能穿着鞋躺在沙发上。纳塔利在经期的那一周除了拥有单独的卧室之外还能得到更奢侈的享受：吸烟一周，这种放纵甚至连男孩子都不被允许。莫里斯至今还记着从纳塔利卧室的锁眼中飘出的那种切斯特菲尔德香烟的芳香味道，他还能想象出卧室中到处弥漫着她喷出的烟圈的情景。

这种人们想象的情景出现在《利未记》（Leviticus）第十五章中。《旧约全书》是这样描写经期的妇女的："她将在不洁中度过 7 天，任何接触过她的人都会染上不洁。任何在她不清洁的日子里躺过的地方都会不干净。"《旧约全书》上的这种观点也通过多种途径进入了我们在斯波坎的家中的5间卧室。有一件事是从超市开始的。我们去罗索斯尔杂货店买东西时，莎诺恩就像我所有的姐姐一样逐渐熟悉了货区的"过道"，那里有一个蜡笔在纸箱板上画的地峡标志，那个地方是不允许男孩子进入的。当母亲和莎诺恩进入女性区时，母亲会让我去取燕麦片或者去看看动漫书。女性用品的包装颜色平淡，字体模糊，这种特别的设计似乎就是为了不引人注意。

我们再一次在出口集合时，我抱着大盒的麦片，同时注意到手推车中熟悉的带有淡紫色包装的高洁丝盒子以及其他标注着"女性保护"字样的用品，"女性保护"伴随的是一种模糊不清的承诺。"保护"来自何处的伤害？（我想是禁止偷看的意思，尽管我在卫生间打开垃圾桶中干瘪的卫生巾的举动肯定会使我打消第二次干这种事的念头。）如果让我列出男性保护用品，我认为是橄榄球头盔、棒球接球手的手套、运动保护装置——它保护人们免受来自外界的伤害。但是女孩子们必须保护她们免受来自自身的伤害。

这些观点或许也是从教堂带入家中的，是反复听到过的来自《旧约全书》关于原罪内容的结果。上帝惩罚夏娃用苹果引诱亚当，他告诉夏娃将"让她承受巨大的痛苦"。虽然这个痛苦是指分娩时的痛苦，但《圣经》学者们却认为这句话的意思被早期那些有地位的传教士故意曲解了，他们将月经也包括在痛苦之中。每月的痛苦是全体妇女因为夏娃的罪过而接受惩罚的一部分，这是在人们共同的委婉说法中普遍存在的一种观念。因此，英语中表示月经（the curse）所采用的就是对夏娃的诅咒（curse of Eve）的简化形式"诅咒"（curse）一词。

现在，我43岁了，无论何时我听到"curse"这个词时，都会想到莎诺恩。她在少女时代一直由于月经血量多和痛经而备受困扰，而近几年又被一系列妇女病缠身。想到她的处境时会想到亨利·富塞利（Henry Fuseli）那幅忧郁的哥特式绘画《噩梦》（*The Nightmare*，1782年）。在那幅画中，身着睡衣的妇女张开双臂无助地躺在床上，在我的版本中，那不是在白天，莎诺恩没有睡意，魔鬼栖息在她的腹部，就好像在密谋一个计划：下一个又该制造什么痛苦呢？我似乎在那幅画中看到不同年龄阶段的莎诺恩——一个受了惊吓的女孩子，一名孤独的少女和一位脆弱不堪的少妇。

　　自从两年前莎诺恩听从医生的劝告，进行了子宫部分切除手术，摘除了她子宫内罕见的纤维瘤之后，她经期的那种痛苦状况缓解了许多。为了庆祝这一生命中的转折，她兴奋得一改以往的文雅仪态，在子宫切除手术之前一周，在西雅图的家中举行了一次"告别子宫"的聚会。虽然她在聚会结束的当天就通过电话向我详细描述了聚会的情景，但我仍然很遗憾未能从旧金山飞到那里去参加。聚会上的情景真是滑稽之极：莎诺恩和她的10个女朋友为她的子宫举杯，她们举起了喝香槟专用的细长玻璃杯庆贺她从此摆脱了止血棉栓、卫生巾、子宫帽和出血。一位一年前也接受过相同手术的朋友带去了乳蛋饼、芥末鸡蛋，祝愿莎诺恩的卵巢在手术中不被损坏。她们还组织了游戏，其中包括几圈手术游戏，棋盘游戏上的男病人被用碳素笔变成了女人。

　　莎诺恩打电话时的声音既洪亮又快乐，同时情绪高涨。但我这个爱担忧的弟弟仍有些怀疑她是否对手术有充分的准备。

　　"不，我已经作好了准备，充分的准备，"她说，"每年的巴氏早期癌变检查总是有点问题。这个纤维瘤造成了很多麻烦。我连续几周一直在出血。"她停顿了一下接着说，"同时，我还有失落的感觉。"

　　"是的，这些都是可以理解的，"我回答说，"那是你身体的一部分，我的意思是，我甚至对脱发都有些伤感。"——我说到此，莎诺恩开始窃笑了："我无论何时看到头顶几乎都会流泪。"

"是呀，如果这样想，我认为你为失掉子宫感到伤心就是一件正常的事。"

莎诺恩承认，举行那次聚会的灵感，是对母亲所说过的一些话的反应。"母亲就是母亲，当我第一次告诉她我要切除子宫时，她马上就说：'那么，莎诺恩，别太把它当回事。'"

我们大笑起来，如果我们的家庭不和的根源可以归结为一句话，那或许就是："别太把它当回事。"我们已经说不清年近八十岁的父母给予我或者莎诺恩多少次类似的警告，而我们又有多少次是和他们对着干的。

根据家中的说法，莎诺恩的出生就具有戏剧性。当母亲开始分娩时，莎诺恩在子宫内蠕动，她转动的方向正好相反，好像不情愿离开子宫似的。最后不得已实施了紧急剖腹产手术，使得母婴免于遭受具有危险的臀位生产方式。从此，莎诺恩就被叫做倒着出生的孩子，这一永久化的特征很不幸地被大家铭记着。她在童年时从来没有被感到非常优秀、聪明异常或被平等地对待，她既不像马吉天生就具有运动员的素质，也不像科利恩那样能沉着冷静地成为美丽花车表演的优胜者；莎诺恩的身体总是有问题。而这一不和谐在她来月经时表现得更为明显。

印象最深刻的一件事发生在我们去商业街购物的汽车上，当时车上有我、母亲和13岁的莎诺恩。而我已经忘记去那里的目的了，存留在脑海中的印象只是我们驱车回家时在客货两用车中那种紧张的气氛。采购之旅完全被莎诺恩的歇斯底里破坏了。母亲几乎还未踏进彭尼连锁商场，莎诺恩就开始哭泣，因为痛经几乎无法行走。我母亲那时只有非常短暂的宝贵时间逛商场。她既不能拖着尖叫的女儿进商场，也无法将她留在车上，莎诺恩像母体中的婴儿那样蜷着身子。母亲握着方向盘时脸上混杂着各种表情：恼怒、担忧、气愤，我认为还有尴尬。莎诺恩在公共场所的表现异乎寻常。我永远也不会忘记当我们回到家时，母亲是如何向父亲解释提前结束采购的原因的："她有点问题。"母亲说，就好像莎诺恩的痛苦是她自找的。

我认为，从某种程度上说，母亲是对的。莎诺恩真的有些问题。父母多次带她去波特大夫处看病，但大夫也无法发现病因。我母亲和其他姐妹每月平静度过的生物学过程对莎诺恩而言则是每月必逢的特殊战斗，好像她从初次月经以来从未摆脱过这一噩梦。过去这些年来对她的同情已经使我习惯了这种困惑。从少年男孩子的观点看，我已经完全了解伤口结痂的含义。但是为什么我姐姐的伤口就不能长好呢？

如果莎诺恩每月不是用眼泪宣告她的月经开始了，她所穿的衣服也会告诉我们。从学校一回到家，她就会把自己装入过分肥大的淡黄色"奶奶服"里，她穿的那件衣服像一面战败的旗子。她的这个习惯与斯波坎印第安部落的女孩子们真是巧合，那些女孩子按照历史习惯在经期穿最老式的服装，但这种习俗可能已经过时了。来月经时，莎诺恩会带着一个加热垫和一瓶阿司匹林待在床上，靠着枕头开始做她的刺绣。那时她是一位维多利亚时代的未嫁妇女，整洁而令人怜悯。我猜想造成她不适的更深层原因来自于对自己的形象和性功能的焦虑，而表现在身体上的则是由于月经导致的乳房发胀。莎诺恩是个漂亮姑娘，身高超过 1.6 米，肤色洁白无瑕，总是带着甜美的微笑……但是即便在感觉好的日子里，她也总是束缚着自己的身体，弯着腰，低着头，双臂抱在胸前。我敢断定，这样并不能阻止其他姐姐嘲笑她的丰满，她们送她一个"皮球"的绰号。生活在这样一个女人多的家庭中，莎诺恩会感到孤独，她在经期会把自己与家人分离开。我过去对她的行为感到恐惧，同时也有点害怕她。

莎诺恩去年秋天进行的子宫切除手术引起了我们家人对她过去行为的议论。"为什么莎诺恩总是受折磨？"我问马吉姐姐，她12岁的女儿刚刚经历了月经初潮，马吉正在为她的成长而兴奋。"莎诺恩事多，"马吉简短地回答，"她总是事多。"

莎诺恩的回答则不同。"是我们的房子在作怪。那间房子使我形成了一种紧张的条件反射，"她告诉我，并且又补充了一句，好像在提出证据，"我离开家上大学时情况就好多了。"她也承认在青春期时一直表现得很幼稚。虽然只是通过电话交谈，但我们仿佛又回到了在"黄色卫生间"里手拉手、面对面的环境中。莎诺恩重复着30年前在她心里萦绕的一个想法："人们都认为月经对妇女来说是件自然的事，但是你想，为什么血每月都要从我的身体中流出来？体内的某些部分一定受了伤。我的意思是说一次用两个卫生栓和一个卫生巾，流那么多血岂不很危险吗？"

成功地做完手术以后，莎诺恩又得到了新的解释。医生告诉她，她的子宫以一种不寻常的角度倾斜，压迫了脊椎神经，这种情况在成长阶段和经期更明显，这也是她每月行经时疼痛加剧的原因。"现在他们才告诉我，"她笑着大声叫道，"多不是时候呀！上帝，如果我30年前知道就好了……"

我后来想，如果她30年前就知道了那些情况，又会有什么用吗？仅仅是安慰而已。那些情况可能只是简单地增加她那种认为自己有病的感觉，而不是没有病的感觉。然而我感到高兴的是她不必再重复过去了，因为她已经埋葬了童年时代的不安全感和过度的负担。一些真正值得注意的事正在焕发出来：那就是信仰。长期与自己身体抗争的莎诺恩已经平静地并且满怀信心地信奉她的神灵了，她是我家姐妹中唯一一个像父亲和我一样经常参加弥撒的人。

我在三年级时就成了祭台助手，一共干了五年。除了每周日常规的服务之外，每隔一个月，我就被分配到圣奥古斯丁教堂为上午六点的白天礼拜服务一周。父亲总是开车带我和莎诺恩去教堂，他通常是教堂的读经员。我们从来不能提前起床，因此没有时间吃早饭，直到圣餐礼前总是饿着肚子。于是在匆忙赶往教堂的路上总是处于麻木的缄默状态。一个又一个清晨，我们穿过黑暗空旷的街道直奔山下的教堂，如同每天重复同一个梦，那个梦直到现在还常常呈现在我的脑海里。

那时我12岁，跟在父亲后面三步远进入圣奥古斯丁教堂昏暗的圣器储藏室，我们把手指浸入圣水器中。我脱掉外衣后，将不整洁的黑白相间的宗教制服套在身上；父亲则一边浏览《圣经》一边与奥斯汀神父交谈，父亲轻声地用敬重的语气闲谈着，而奥斯汀神父的声音却粗重而沙哑。我点燃了神坛上的蜡烛，在玻璃圣器中倒入水和酒，一会儿我还要拿着这个圣器排在神父、父亲和我三人组成的队列中从圣器储藏室出发进入大厅。我不能将酒和水溅出，不能让它们发出声音，不能绊倒，也不能将圣器掉到地上。我们通过侧面的通道走到教堂的前面，再经过主要通道到达圣坛。因为参加仪式的只有二十多个忠诚的旁观者——一群修女、零星的几个老年人以及坐在第三排椅子上的莎诺恩，所以我们的仪式就显得太奢华了。

我之所以去教堂服务是由于父亲的要求。虽然也不能说我就不信，但我是持怀疑态度的。我看到的天鹅绒幕后发生的事太多了。与我不同的是，莎诺恩参加礼拜则是由于着迷。我们两人对圣餐的不同态度最能说明这点了。圣餐是弥撒的核心内容，面饼和酒代表着基督的肉与血，是圣餐变体的奇迹。我跪在圣坛右侧奥斯汀神父的脚边，很容易就能看到莎诺恩的面部表情。她的脸上永远是一成不变的虔诚。当奥斯汀神父高举圣饼祝圣辞时，莎诺恩对关于最后晚餐的复述充满了激情，全神贯注，就好像第一次听说这个故事一样。而我则忍不住想起那个包有上百块圣饼的玻璃纸纸包，那些圣饼就像土豆片。我通过自动装置摇了三次圣坛的铃，当奥斯汀神父举起装有琥珀色酒的圣餐杯时，我只是盯着平时放在圣器室的水槽下边，此时刚倒过酒的加仑壶，已经能闻到一会儿就会从奥斯汀神父的口中飘过来酒酸味。在圣坛的铃再度摇响之后的寂静时刻，我注视着莎诺恩，她低着头双手合十祈祷，看上去就好像她在手中抓了一只萤火虫，从手缝中偷偷地看着它的荧光。

　　我想为了简化，圣酒并不倒给教民们喝，但也可能是因为圣餐中已经有了耶稣的血液，就如同血液已经存在于人类的躯体中一样。奥斯汀神父自己拿了一块圣饼，又将另一块放在我的舌头上，圣饼是含在嘴里让它融化而不能将它嚼碎的。我随后跟着神父去圣坛的围栏处。我的工作是拿着装有圣餐的篮子和长柄金圣餐碟，把圣餐碟接在每个接受圣餐的人嘴下边，防止圣饼从嘴中滑落。其实根本不用去担心这个！圣饼是绝不可能掉到地上的。这个工作使我的眼睛紧紧盯着接受者的舌头——灰红色的，布满味蕾，多数伸出来时都会带着清晨口中那种难闻的气味——对于我这样一个空着肚子的人来说，这是一个让人感到恶心的工作。对我而言，宗教圣餐一开始就意味着弥撒快要结束了。而对排在引座员彼得后两位的莎诺恩而言，圣餐却意味着更多的东西。莎诺恩的舌头在她的金属牙齿校正器下滑动，我有一瞬间与她的目光相遇。

　　"这是耶稣躯体的一部分。"奥斯汀神父宣布说。

　　"阿门。"莎诺恩回答。我从她晕红和渴望的脸上看到了当她与上帝之子联合为一体时的喜悦。

　　虽然那时我不能完全理解她的感受，但我还是禁不住对她的喜悦投以微笑。莎诺恩被一种我也曾有过的发自内心深处的情感所吸引。在这方面，莎诺恩远远超过了我。这个臀位出生的女孩子已经超前了，但我一直不能为她感到更愉快。

除了参加每天的和周六的仪式，莎诺恩还为周六举行的民间弥撒弹奏吉他并歌唱。她房间的书架上保留着收集的一些修女娃娃，每个娃娃大约有15厘米高，身着各个历史时期的不同宗教服装。我总是觉得这些有着丘比特娃娃脸和穿着奇形怪状衣服的娃娃让人感到不舒服。但是对于莎诺恩，她们每一个都代表着一个圣徒，例如身着宽大白色长裙和黑色坎肩的娃娃是多明我会的修女，锡耶纳的圣凯瑟琳（Catherine of Siena）；有女性弗里埃尔·塔克（Friar Tuck）之称的身着棕色加尔默罗会修女长袍的圣德肋撒（Thérèsa of Lisieux）。莎诺恩还阅读《圣徒传记》（*The Lives of the Saints*），对16世纪西班牙修女和神秘主义者阿维拉的圣特雷萨（Teresa of Avila）充满深深的敬意。莎诺恩在八年级被施天主教的坚信礼时就采用了圣特雷萨的名字，她还努力寻找那时已经罕见的圣特雷萨的著作。与埃伦和我不同的是，莎诺恩并不是一个喜欢读书的人。在关于圣特雷萨的生平故事中，莎诺恩或许看到了自己的影子。圣特雷萨在她的自传中写道："我有一个和我年龄相差无几的兄弟，他是我的最爱，"接着她写道：

> 我们曾在一起阅读圣徒的传记，当我们阅读到圣洁的妇女为了上帝殉教而饱受折磨时，我也曾产生过像她们那样去死的强烈愿望……我也曾和我的这个兄弟一起讨论我们如何成为这样的殉教者。我们都同意去摩尔人的国家，让他们在那里砍掉我们的头颅。即使我们当初非常年轻，但我仍然相信我们的上帝已经给了我们足够的勇气来殉教，但是，我们面临的最大障碍似乎是我们有父母……
>
> 当发现我不可能去任何地方为上帝殉死时，我们决定成为

隐士，我们曾尽力在家中的果园里修建一座偏僻的修道院……

　　按理说，莎诺恩应该替代我代表我们家成为神父的助手，但是天主教教堂禁止女孩子从事这项工作。这条禁令直到1983年才被更改，但是仍然取决于主教本人是否愿意接受。除了在唱诗班唱歌以外，我们去的教堂不会为像莎诺恩那样的女孩子提供任何服务的机会。根据教规，女孩子在唱诗班唱歌也仅仅是上个世纪90年代初期才第一次得到批准的新特权。在那之前的7个世纪中，除了极少数的例外情况，没有任何妇女可以穿唱诗班的长袍。她们可以在自己的座位上唱歌，因为在唱诗班要唱那些庄严的和礼拜相关的歌，所以只有男人才被允许演唱。传承《利未记》第十五章，教规《天主教教会法典大全》（*Corpus Iuris Canonici*，1234—1916年）中列入了许多歧视妇女的禁令作为教会的正式法律。

　　一代一代的罗马教皇反复强调妇女因为行经造成的不清洁和不纯洁威胁着教堂的神圣。毋庸置疑，如果妇女不能以官方的身份唱歌，她们就不能成为为人们提供圣餐或者读经的神职人员，也不能触摸圣餐杯、神圣的祭坛布或者放有圣餐面饼和酒的圣坛亚麻布。我甚至设想她们也不能去清理这些东西。至于处在月经期的女孩子或妇女能否接受圣餐这件事，解释也是各异的。按照最严格的规定，她不得不丧失领取圣餐的权利，她的弃权行为也向教区内全体教徒宣布她正处在月经期。

　　由于处在受敌视的环境中，一些妇女，例如锡耶纳的圣凯瑟琳（1347—1380年）和阿维拉的圣特雷萨（1515—1582年）都试图通过斗争为自己在教堂争得一席之地。我现在可以理解莎诺恩被她们的故事所吸引的原因了。这些妇女除了有着圣徒般的美德之外，她们还是智慧、有口才并充满信心的女性，她们凭借超人的意志力历经各种折磨。1970 年当莎诺恩 12 岁时，她们成为了最早两位因为非凡著作而获得基督教神学家（Doctors of the Church）美称的妇女。那时一个十多岁的男孩子可能还正被漫画书中的形象吸引着呢，而莎诺恩却从这些女圣徒的故事中获得了鼓舞。

圣凯瑟琳是一位有勇气的妇女。她能够说出自己心里的想法，她的生命充满了冒险与传奇。她那充满激情的声音至今还回荡在她发表的那些书信和《与圣凯瑟琳的对话》（*The Dialogue of Saint Catherine*）中，那是一本充满神奇色彩的描写五天激情的手抄本。这本书最引起我兴趣的地方和我想象最让我姐姐感到慰藉的是圣凯瑟琳对血液坚定不移的信仰。这种信念贯串了她的著作。她将血液视为光荣，视为上帝通过牺牲唯一的儿子而献给人类的最伟大的礼物。她看到信徒的灵魂幸福地沾满鲜血，甚至浸泡在血液中："男人可以拥有整个世界，但并不满足，只有鲜血才能让他们感到称心如意。"圣凯瑟琳的这种想象或许给人以美感和丝毫不加掩饰的感觉。圣凯瑟琳后来向她的忏悔牧师和传记作者描述说，在她的想象中，救世主给她的酬劳是允许她直接从他受刑的伤口中吮吸血液：她将自己的嘴唇"贴在最神圣的伤口上，长时间地、急切地饱饮着难以描述的和无尽的鲜血。在上帝示意后，她的嘴唇才离开那涌血的伤口，在感到心满意足的同时期待着下一次机会"。

尽管家中信仰天主教，但父母还是给了每一个子女选择上公立中学还是私立中学的机会。莎诺恩像二姐埃伦一样选择了一所规模不大的私立学校，天主教玛丽克利夫女子学校。1975 年当那所学校因缺少学生而关闭时，莎诺恩作为低年级学生转入我刚刚入学的冈萨伽预备学校，一所男女兼收的天主教学校。虽然新生和低年级学生住在同一所楼内，但就像住在彼此分开的两个地方。我感到兴奋的是终于进入了高中学习，对周末的保龄球比赛、舞会和橄榄球比赛充满了兴趣。而大多数星期五的晚上，莎诺恩都待在家中自己的房间里弹吉他或做缝纫。我记得曾看到她轻轻走过冈萨伽学校拥挤的走廊，她来自内心深处的灵性给了她一个理想世界，那似乎不幸地使她与现实世界相脱离，就像一个悬在天地之间的女孩子。

人类生物学的一个简单事实是人体中的血液流淌到身体最末端后最终返回心脏。血缘关系也是这样，不可分离。1983年对于莎诺恩和我而言是生命中关键的一年，我们俩的生活轨迹汇集到一点。在加利福尼亚的圣克拉拉大学度过漫长的四年之后，我刚刚迁入西雅图。而莎诺恩从蒙大拿州的一所小型私立大学毕业后一直居住在西雅图。她在那所大学选择的专业只有一个，就是宗教，而她在那方面永远都是最优秀的。我们都居住在安妮皇后山，住地只相隔一条街。我们常常相互走访，一起吃饭，看电影，好像没有可能朝不同的方向发展。莎诺恩或我们家任何其他成员都不知道，我在那里第一次和男人约会。那时莎诺恩以圣德肋撒为榜样，迈出了成为赤脚的加尔默罗会（Discalced Carmelite）见习修女的第一步。过着隐居生活的赤脚的加尔默罗会是圣德肋撒于16世纪中期创建的〔Discalced与Barefoot（赤脚）同义，此词定义了她们的苦行生活〕。莎诺恩在25岁时准备出世，我那时23岁，最终还是融入了社会。

我们各自的居室也反映了我们追求的逐渐分化：莎诺恩的小屋像斯巴达勇士或僧人的居室，那里只有一张床和一张桌子，除此而外再没有空间容纳其他家具了。作为她的小弟弟，我有特权可以开她的玩笑："耶稣，玛利亚，约瑟夫，你是宣过誓要永远贫穷吗？"与莎诺恩比较，我居住的地方则布置得像长满植物的温室：草绿色的粗毛地毯上点缀着花朵的图案，墙上挂着姐姐马吉画的色彩鲜亮的大幅油画，居室内放满了从慈善捐助家具店买来的家具，屋里总是飘着浓浓的霍尔顿香水味。当莎诺恩来时，我一定要把最新的《克里斯多佛街》（*Christopher Street*）杂志先藏好，圣母像总是放在转盘上。她来我家的次数越来越少。我发现了夜生活的召唤，我冒险去酒吧、夜总会，偶尔带其他人回家过夜。莎诺恩的精神生活则始于每天清晨的拂晓祈祷仪式。我了解到她在加尔默罗会受训的一点点其他情况，但并未使我激动。我不得不一直提醒自己这是她的选择，这样做会使她感到快乐。但是，当莎诺恩开始居住在修道院时，有一个要求似乎使她感到特别困难：那就是五年内不得与家人和朋友联系。

虽然莎诺恩已经了解赤脚的加尔默罗会对贫困的人应该进行帮助和在医院与学校工作的规定，她能够想象自己至高无上的使命是投身于为世界变得美好而祈祷，这是她以前向我解释的。这些修女与修道院外的唯一联系就是往修道院外墙的小孔里放上她们亲笔写的祈祷请愿书。

如果莎诺恩认为她那样做可以赢得父亲的祝福，那她就错了。我的父母都认为，莎诺恩决定进入修道院是糟糕的选择，但是她仍然坚持自己的决定。莎诺恩像我一样，正在找寻接受自己的团体。她渴望一种可信赖的姐妹关系，一种她在我们家中从未有过的女性之间的关系。她也祈求远离尘世压力的隐居生活，这种生活可以使她体内的正常秩序和平静得以恢复，但行经对她而言仍是每月的痛苦经历。虽然她在行经时的腹痛有所缓解，但月经周期却出现了令人烦恼的不规律。莎诺恩希望修女的禁欲戒律能够从精神和肉体上成为她的支柱。

在奉行那些戒律的第一阶段，她必须在六个月的期限内定期会见修道院院长。会见时，她们两人之间隔着一个小格子窗，莎诺恩告诉我，她有时觉得就像身处一间忏悔室，她发现那个院长是一位具有智慧又不乏快乐幽默感的极好的女性。"我们谈过我成为赤脚的加尔默罗会祈祷者和忠于教会的信念以及家庭，她有点儿像一位临床医生。"

当莎诺恩最近重讲这段经历时，我发现这些在她生活中投下的阴影远比我从前了解的还要多。"成为修女只有一件事令我感到恐惧。"她试图使自己说话的腔调听上去很严肃，但又忍不住大笑起来。

我试图猜想她要说什么。"她们不允许你用吉他演奏约尼·米切尔的曲目？不允许做刺绣？"

"不，不，不。我对一件事真的感到精神紧张——别笑话我——赤脚会使我感到很冷。我必须光脚穿凉鞋。另外，"莎诺恩的语气好像要捞到最后一根稻草，"修道院没有暖气。"

"所以，这些是你没有成为修女的原因，对吗？"我也忍不住大笑起来。"不满意鞋子？"

"是的，噢，不……"

她陷入了沉思。"实际上，是你帮助我了结了这个问题。"她接着说。

"是我？"

"是的……"又是一阵沉默，"……当你告诉我你是同性恋时。"

我无言以对。

然后她继续解释说，这件事使她更深入地研究了宗教关于同性恋者的观点，此后她打消了加入赤脚的加尔默罗会的念头。"事实上，那也是我离开教堂的时刻。"

我不知道该说些什么。我的感觉就像打开了一个存放了18年的礼物，那是一件表达如此深切的情感的礼物，那也是一件我在23岁时还不能意识到它的全部含义的礼物。我一直视它为莎诺恩为我所作的巨大牺牲，同时也是我需要偿还的债务。我现在认为莎诺恩的做法不但是放弃了宗教，而且也表达了她发自内心的愿望，这是真正来自于内心的表达。

"好了，现在没有问题了，"莎诺恩又加了一句，"我仅仅是完全改变了一下人生的方向，踏上了另外一条路。"

第五章
起源的故事

嘿，听着，朋友！

他很强壮吧？

他的血液有放射性……

——《蜘蛛侠》主题歌，1968 年

我对动漫连环画里的世界最有价值的信息都来自史蒂夫，他会在半夜里半药物状态下偶尔谈到一些这方面的内容。最近他在床上大声朗读过一份过期的《神奇四侠》杂志上的读者来信："听这段，这是一个连环漫画发烧友写的：'亲爱的女士们和先生们……这些人物在闪光，它们活生生的并且在呼吸。人类真实的鲜红的血液进入了他们的血管。我会很容易相信他们的世界，虽然那里五颜六色并且充满神奇，但它同我们的一样真实……'"

史蒂夫吃吃地笑着，"喔，他理解得不怎么样。"

我放下手中的《纽约人》杂志，"《神奇四侠》？就是玛丽·哈特要扮演其中一个角色的那个故事吗？"

"是的。"

当然，我完全能理解这些。年轻的玛丽·哈特（来自电视节目"娱乐今宵"）可能是史蒂夫心目中最适合扮演高额预算电影《神奇四侠》中"隐身人"的演员。

　　接着史蒂夫开始评论那个漫画迷形容一部有一个会隐身的女性的连环漫画时使用"真实"一词，在漫画中，她的弟弟能够喷火并控制火力，她丈夫的躯体变成了橡皮泥，她的朋友实际上是一堆活的岩石。我仍然无法确定史蒂夫是在拿那位写信的发烧友开玩笑还是认真地这么说。

　　"很酷，对吗？"史蒂夫问。以下是我的回答。

　　"是的。"的确很酷。我觉得那些痴迷的发烧友诚心诚意的相信之心是很了不起的。尽管我更喜欢那些非虚构的作品，但仍很羡慕那种毫无顾忌地投入纯粹想象的世界的状态。我所钟爱的琼·迪迪恩（Joan Didion）的散文从未让人产生过如此强烈的情绪。连环漫画的读者被引入幻境的程度依赖于创作者遵守20世纪30年代（那是这种美国本土的艺术形式初创的时期）以来的一套约定习俗的程度。这套习俗即是：英雄必须具有超强的力量与能力。他们不但有鲜亮的服装而且有双重身份。好人与坏人之间的斗争界线分明。动漫构思的传统做法是编撰一个包括所有情节在内的脉络清晰的起源故事，其中有某个角色转变的关键时刻的故事。超级英雄的动漫通常是一种永无结尾的传奇故事，而古典神话则总有一种非常明确的结尾，包括探索过程的终结、神的化身、订婚等等。动漫故事中不管何种冒险出现，人物总是万变不离其宗。无论现在的创作人员怎样塑造超人，他永远是毁灭的克里顿行星的幸存者，然后被堪萨斯州的斯默尔威理小镇的肯特夫妇抚养。

　　在动漫读物的历史中，原始故事可能会被重复十几次。通常采用倒叙的形式表现，被少量人熟练地翻新，通常还会成功地开始一个新故事情节。"奇迹漫画世界"注意到它们每一期都可能有新读者，所以在每一期的醒目页面上都将人物最早的名称放在方框内作一个简介。我喜欢这种旧式的内容简单的传记。以下我将以"蜘蛛女"为例介绍这一故事的起源：

> 当杰西卡·德鲁的父亲为她注射蜘蛛的血清之后，他治好了女儿致命的疾病……但是却完全改变了她的生活！看哪，她现在是面对责任、问题并且具有难以置信的力量！

那种英雄人物经常被输入高能量血液的想法反映了现实世界的人相信超人的品质可以在我们的血液中流动。人们并不因为缺乏科学依据而消除这样的想法。当夜间新闻的主持人用"勇敢无畏的精神注入他们的血液"这句话称赞消防队员时，我们无不赞成。那些英雄，不管是现实中的还是虚拟的，似乎都有我们这些常人所没有的一种血型。在动漫读物中，这种概念又被放大了无数倍。例如，美国船长有"超级战士的血"（Super-Soldier Blood）；他的勇敢不止表现在一个人身上，而是体现在整个团队中。这是超级英雄血液的能量，这种血液是从最初的"火炬大侠"（Human Torch）身上输入的（顺便提一下，"火炬大侠"甚至不属于人类）。在"火炬大侠"的帮助下，将一个喷火式战斗机（Spitfire）变成了超音速女孩（superspeedstress）。然后还有女绿巨人（She--Hulk），她在输入绿巨人的血之前是一个身材瘦小的律师，当遇到车祸濒临死亡之际，被她的表兄所救。她的表兄布鲁斯（Bruce）是众所周知的绿巨人（Hulk），他为自己的表妹施行了紧急输血，在不经意中将其变成了他自己的女性翻版，野蛮的女绿巨人。

制作小组在某些时候确实有些违规：例如，有些超级英雄穿的是普通的衣服而非特定的服装。同样，有些超级英雄的超人力量并非天生就存在于他们的血液中，他们的能量是来自外部的，例如护身符和防身的外壳；还有些超级英雄甚至没有原始形象和故事，说得更准确一点就是，他们的原始状态被神话掩盖了。在这些原始状态被掩盖的故事中，超级强壮的猛龙（Savage Dragon）就是奇思异想的一个。猛龙具有自愈功能，他能医治自身遭受的任何伤害，但是他不知道是如何获得这种功能的。他最初的记忆就是在一片燃烧的土地上被唤醒，那时已经是一个赤身裸体的发育完全的成年人了。他浑身闪耀着鲜艳的绿色光芒，头上生长着一个鳍状物。不管他的起源是如何一无所知，猛龙从一开始就做好事，就如同与生俱来的英雄主义已经嵌入了他的DNA中。不管他是否意识到了这一点，命运已经为他安排好了计划。这就是一个特殊的故事——一个无名而且神奇的英雄的崛起——也是我被那些读物吸引的原因。在那些有关个人的真实故事中，这些人只是被自己的激情左右，然后以创造历史终结。列文虎克（Antoni van Leeuwenhoek）可谓其中之一。

就在荷兰艺术家弗美尔（Jan Vermeer）结束他最后一幅伟大的作品《信仰的寓言》（Allegory of Faith）时，他终生的朋友、博物学家列文虎克（1632—1723年）正在附近的实验室中静静地探索一个新的世界，一个过去从未想象过的奇妙的世界——那些用显微镜才能观察到的生命。借助自己设计的显微镜，他成了第一个观察、勾画和描述那些被他称为"非常微小的动物"的人（这些动物就是现在我们知道的微生物），这些微生物包括在人类唾液中游泳的细菌，池水中的原生动物，精液中的精子。列文虎克还用同样的方法发现了红血球，这一发现改变了当时的科学家对血液的看法，从将血液看成是一种简单的蕴涵着看不见的精神和人性的液体变为血液是快速生长的复杂物质。另外，列文虎克（其通常的发音是LAY-when-hook）的

另一项贡献是发现了毛细血管，那是
一种沟通动脉与静脉的如同桥梁一样
的血管，他将血管系统描绘成包括许
多复杂、精细部分的结构，好比一棵包
括根、树干和树叶的植物一样。他是被
我们当今社会誉为多种学科之父的人，
这些学科是：显微方法、微生物学、植
物学和血液学。

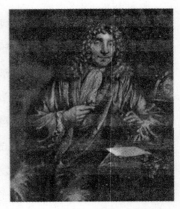

列文虎克的肖像

　　全面了解列文虎克的成就需要了
解他是如何从不起眼的事开始开创自己的事业的。设想，你的邻居是
一位开干洗店的小店主，他对人恭敬，但沉默寡言，整洁狭小的店铺
是你不时光顾的地方。他是一位一本正经又显得生硬的人——肚子向
外鼓，大眼皮，肥硕的圆鼻头。你还听说他是一个鳏夫，几个孩子因
为疾病身亡，这些经历恐怕就是他表面看上去很悲伤忧郁的原因。他
的一个幸存下来的女儿帮助他打理生意平平的干洗店。为了糊口，他
不得不再做一份看门人一类的工作。你几乎没有看到过他在附近漫
步。他和他的女儿住在干洗店楼上的房间，人们说他在那里修修弄弄
度过了所有的业余时间，他总是不停地修这弄那。深夜，你可能还会
看到他映在窗帘上的身影。这是列文虎克17世纪70年代早期生活的
真实写照：一个充满好奇心、孜孜不倦地工作、由于偶然的机会成为
科学家的人。

　　列文虎克1632年出生于代尔夫特（Delft），比弗美尔早出生一周，
他是一位编筐匠的儿子。虎克5岁丧父，11岁丧母，16岁时去阿姆斯
特丹学徒做布匹生意。他没有受过什么教育，除了母语荷兰语以外不
会讲也听不懂其他语言，但他确实在数学方面具有很高的天分，这一
点使他获益匪浅。列文虎克于1654年返回代尔夫特并开了一家纺织品

店，当年与第一个妻子巴巴拉结婚。在接下来的 12 年中他经历了很大的感情挫折：他的五个孩子中，只有一个女儿玛丽亚活过了两岁。他的妻子巴巴拉也在 1666 年过世。那以后不久，他便开始研制显微镜。他肯定是出于好奇而进行此项研究的，也有可能，我觉得，是为了排遣深夜的孤独。保持忙碌可以缓解寂寞的感觉。列文虎克还从事其他工作：担任土地勘测员和酒品检验员，而且长期担任地方治安办公室的看门人（一名受人尊重的看门人）。

从我们现在的观点看，列文虎克所缺乏的正规教育、专业圈子和个人机遇这些因素恰恰为他成为科学家带来了益处：当他想通过显微镜观察时，他因为买不起所以必须自己造。他甚至学习了如何吹玻璃，因此成为了研磨镜片的行家。正如他的合作伙伴后来所写的，由于他缺乏表达复杂事物的词汇并且"非常不擅长摆弄字母"，列文虎克被迫发明一些词汇来描述他怪异和不同寻常的观察。因此，他的"微小的动物"这个词有效地代表了细菌、原生动物和精子这些真正活着的生物。因为他在绘图方面缺乏才能，他首先将观察到的东西用粗略的草图勾画出来，这一方式对于记忆所观察到的细节非常有帮助，而且对于比较数不清的生物样本也非常有益。由于不受以往观念的约束，不用对任何人负有责任，列文虎克以平和的心态发现了一个新的世界，正如托马斯·莫利纽克斯医生 1685 年所写的："……无视其他人的想法，他完全专注于自己的世界中。"

根据我最喜欢的科学幻想故事之一，第一台显微镜是 16 世纪中叶一个不知名的蠢人因为错误地倒着使用望远镜而"发明的"。第一台新仪器传说是这样开始使用的。但是，真实的故事要复杂得多。显微镜的起源可以追溯到最早描述光学现象的历史记载。曲面透明物体的放大作用最先是被公元 1 世纪的罗马哲学家塞内加（Seneca）发现的，他当时写道："无论是多么小和多么模糊的字母，透过盛满水的球状玻璃看都会变得更大、更清楚。"抛光的宝石也可以产生同样的效果。同样在公元 1 世纪，老普林尼提到眼睛近视的罗马皇帝尼禄在观看斗剑比赛时利用绿宝石来增进他的视力。在我看来，绿宝石制作的单片镜片对矫正他的视力肯定是又有效又时尚，但是没有证据说明他的这种做法开创了新的潮流。这也是在情理之中的。人们不是对近视麻木不仁，而是不可能对他们不能看到东西感兴趣。又过了 12 个世纪，有意识地用凹透镜增强视力的目标才被提出来，这件事的成功应该归功于英国修道士罗杰·培根（Roger Bacon），他在 1267 年撰写的百科全书式的《大著作》（*Opus Majus*）中预言了显微镜的发明。回想起来，他在显微镜领域中的贡献仅在于承认要发生的事。这位修道士曾作为异教徒被处以监禁，他的著作一直到 18 世纪才被发现。

我们今天意义上的眼镜大约是在 1285 年发明的，是由佛罗伦萨一名叫萨尔维诺·德哥利·阿马提（Salvino degli Armati）的人独立制作的。说来奇怪，这项发明在他去世 30 年以后才被公之于世。就像受到周密保护的家族配方，这位眼镜的发明者只在经过挑选的朋友中分享了他的发明。随后，手持眼镜片的应用在欧洲流行。对于某些人来说，将镜片上下顺序排列而不是水平排列组成一个组合式的放大装置也只是时间问题。官方承认的第一架显微镜的发明权属于荷兰的眼镜制作人扎卡里亚斯·扬森（Zacharias Jansen）。他于 1590 年将两片曲面透镜装入一个小管子作为研究微小物体的工具；75 年之后，英国人罗伯特·胡克（Robert Hook）通过他令人吃惊的关于显微镜的著作《显微镜使用术》（1665 年）激发了公众对显微镜的想象。在这本书中，胡克通过他画的草图告诉人们他使用组合显微镜观察到的东西，例如跳蚤身上的毛、雪花的晶体。当解释软木塞漂浮的原因时，胡克还在不经意间使用了日后广为流传的一个新的科学名词——细胞（cell）。通过放大，他看到软木塞上的气孔就像修道院的单人小室（cell）一样，而当他真的发现植物细胞时，却不知道该如何称呼它们了。

　　列文虎克是阅读《显微镜使用术》的名人之一。诚然人们怀疑这位荷兰人是否能够读懂英文原文，但可以想象这个将物体由小变大的方法深深地印在了他的脑海中，使他有了发明的欲望。他开始修改而不只是照搬胡克画在书上的那架六十多厘米高的复杂精制的显微镜。列文虎克采用的方法与胡克有极大的不同：他借用自己店里观察纺织品纤维织法的放大镜的基本原理设计出了一种轻型的手持显微镜，在这部显微镜中只安装了一片透镜。对某些人来说，这种似乎是倒退的做法实际上是前进了一大步。因为那时普遍使用的显微镜中的透镜镜片是用熔化的质量低劣的玻璃制作的，其放大倍数也就有 20 倍或 30 倍。进行观察时，被观察物体周围好像带有数条彩色镶边，每增加一片镜片，观测的光学缺陷也会随之放大数倍。列文虎克设计的显微镜使用的是一片球面透镜，它是用一片圆形的纯度更高的玻璃经过研磨和抛光制成的。列文虎克发现这架显微镜的清晰度提高了许多倍，放大倍数达到了二百多倍。

　　当我最近拿起列文虎克的显微镜的仿制品时，我对它的第一印象是，它肯定不完美，比我想象的还要小，还要不起眼，它的透镜片实在是——我并非开双关语的玩笑——太微小了。但是我没有说那些褒贬这只显微镜的话，因为我不想冒犯仿制这架显微镜的人阿尔·希恩（Al Shinn），他坐在加利福尼亚伯克利我对面的一所年久失修的破房子里，事实上，阿尔·希恩为了重现这架 17 世纪的显微镜而完成了崇高的工作。这只显微镜是根据收藏在荷兰乌德勒支博物馆的列文虎克原作仿制的。作为一位设计高技术光学仪器的专家，阿尔·希恩花费了数年时间研究这位荷兰人的笔记、设计并且使用不同的金属进行试验，他甚至仿制了那只显微镜上的小螺丝，用手工方法制作了螺纹。

　　对于这架在那个时代产生所有激动人心的时刻的显微镜而言，它的结构实在是太简单了。一个直径两毫米的小透镜夹在两块用铆钉固定的薄铜板之间。当你抓着显微镜一头的长螺丝将它举起来凑近你的眼睛时，就好像举着一个长方形的棒棒糖。观测物被固定在镜片背面的一个尖金属物上，利用另一只螺栓，这个尖金属物可以旋转和定位。列文虎克生前制作了五百多个原理相同但形式不同的手持显微镜，他将其中的大部分传给了他钟爱的女儿玛丽亚。玛丽亚终生未嫁，一直辅助列文虎克到他去世的那一天。1745 年玛丽亚去世以后，根据她生前的要求，所有这些显微镜被拍卖，人们得知只有其中的 9 只被保存至今。这种做法虽然令人感到悲哀但并不令人吃惊。不了解显微镜历史的人是不会想到这些东西的用途的。现在我拿在手中的仿制品看上去就像过时的木工工具，是你从废品抽屉里毫不犹豫地扔出去的垃圾。

我与阿尔·希恩第一次见面时，他在住宅的前门迎接了我。我对他的第一印象是：他很像多克（Doc）——由克里斯托弗·劳埃德（Christopher Lloyd）在《回到未来》（*Back to the Future*）中扮演的科学家、"时间旅行"的发明者德洛雷安。头发花白的 60 岁的阿尔·希恩和多克一样有着爆炸式的发式，活泼的眼神，亲切的微笑以及和他类似的细高身材。身着 T 恤衫，冒着汗噼里啪啦地收拾出一条通往厨房的路，为我做了一杯上好的浓咖啡。阿尔的房间是他活跃心态的一种有形的表现，那里堆满了各种材料，就好像一个项目刚刚开始，或者完成了一半，或者放弃了很长时间。我在这些杂乱的东西中甚至看到了盒装的化学材料和业余无线电爱好者的工具袋，那些可能是他从 50 年代儿童时代起一直在使用的东西。他与妻子和唯一的十多岁的女儿居住在两室一套的房子中，看不到他们有什么财产，不难想象，阿尔多种多样的兴趣把它们都挤没了。在挤满旧电脑、一摞摞书和脏衣服的狭小空间中，灯罩展开作为一块记事板，上面贴满了备忘纸条。我将堆在长沙发上的报纸推开，一屁股坐了下来。

阿尔像是在解释周围凌乱的原因，他说："我永远都是个走街串巷的工匠，甚至从儿童时代就是了。我一直对收音机、望远镜和显微镜这类科学仪器感兴趣。"他是 10 年前开始对仿制列文虎克的显微镜产生兴趣的，那时他一边为湾区（Bay Area）的眼科设备公司——汉弗莱仪器公司工作，一边仿制那些显微镜。那时，阿尔是那家公司的主要研究科学家，他依靠天生的巧手而不是来自学校的教育在那家公司身居高位。他是 20 世纪 60 年代初从大学辍学的，以后的头几年里他是依靠做"嬉皮式珠宝——各种管子、耳环和艺术手工艺品"生活的，因为职业和很难说得清的原因，他从马里兰州来到了伯克利地区。结婚之后，他的妻弟通知他汉弗莱仪器公司在招聘人员，他得到了一份在流水线上干活的工作，并且很快被提升。这一成功得益于他在设计和制作复杂光学器材方面的才能。

阿尔在这家公司工作数年后离开成为自由职业者，因为他发现他在高技术领域积累的经验根本无法泯灭他对手工制造这种低技术的热爱。他终于有了大量的时间来使他的仿制工作尽善尽美，并且致力于崇拜小英雄的事了。"在列文虎克那个时代，其他人也都在想把小东西放大，"阿尔解释说，"但是列文虎克是第一位寻找那些用肉眼无法看到的东西的人——人们用肉眼看不到的东西是什么呢？他从池塘上浮游的东西开始。"

"还有血液，对吗？"我突然打断他说，"红血球难道不是他最早发现的物质之一吗？"

"是的。"阿尔表示同意。

"噢，嗯，那我可以用你仿制的显微镜观看我自己的血液吗？"我突然感到让自己的血成为检验标本很尴尬，所以我补充说道，"看看我的"——我现在觉得那时最好选择一个科学名词——"看看血球可以吗？"

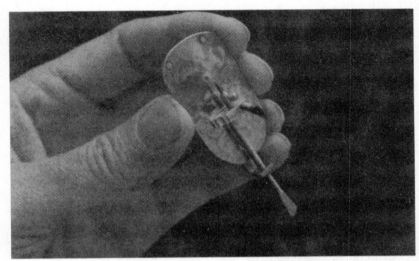

阿尔·希恩仿制的列文虎克的显微镜

　　阿尔的表情一下子变得非常激动。"我以前从未试过。但是只有一种办法可以找到红血球，"他说，"那就是进行实验！"

　　"我带来了针。"我马上接着说道。

　　"真的吗？你带来了针吗？"

　　"是的，是缝衣针。用它可以刺破我的手指吗？"

　　他沉默了几秒钟，然后脸上突然布满了笑容，"太棒了！"

　　"好，"他继续说，"让我们现在看看，我有几个带有载玻片的显微镜……"阿尔离开了，就好像他听到了在很远的凌乱拥挤的某个地方有个探测设备发出了报告位置的信号。就在阿尔寻找显微镜时，我得到了一段仔细观看列文虎克的显微镜上镜片的机会。

　　1668年，就在列文虎克开始研制显微镜的同时，他也开始出席每周在代尔夫特举行的医生们出席的公众会议。他在那里观看了尸体解剖并聆听了科学和医学研究领域的新发现，最后他提出了对自己最初发现的一些想法。他的报告引起了一位参加会议的医生的兴趣，这位医生的名字叫赖尼尔·德格拉夫（Reinier de Graaf），是英国皇家协会（Royal Society of London）的成员，英国皇家协会是帮助和支持欧洲科学家发明创造的协会，那些被支持者中也包括像牛顿这样的享誉世界的科学家。英国皇家协会还有一个永久性的职责就是敦促它的会员撰写有关他们重要发现的新闻。1673年，德格拉夫医生高兴地宣布，他的伟大发现不是一个新见解，一项新技术或新发明，而是一个人："……在我们这里有一个最善于发明创造的人叫列文虎克。"

通过德格拉夫医生的介绍，列文虎克应邀与英国皇家协会直接通信，那种联系沟通的方式持续了50年。他的许多用通俗的荷兰语写就的信件被译成英文并发表在英国皇家协会最权威的杂志上。虽然他的报告显得凌乱，但是其中却不存在业余研究者在独创性方面犯的那些错误。从报告披露的信息中可以清楚地看到列文虎克是何等无畏地观察那些前人没有看到过的东西，我确实认为他是无所畏惧的。例如，他希望通过自己制作的显微镜去观察黑色火药爆炸时的情景。为此他设计了一个近距离观察焰火的装置，为此差一点使自己失明，但是却成功了。另一项异想天开的实验是为了寻找胡椒辛辣的原因，列文虎克将胡椒粒研磨成粉末浸泡在融化的雪水（认为雪水是百分之百的纯水）中，数天之后制作了一个便于显微镜观察的标本。正如他在1676年春天所写的，他满怀希望地准备发现膨胀的如同"尖锐的小针尖"般的胡椒粒子，这样可以认为是这些东西刺伤了舌头。但事实却恰恰相反，列文虎克通过显微镜看到的是完全不相干的东西——四种在标本中游动的不同种类的"小动物"。前三种是原生动物，是他以前在池水中看到过的微生物。但是第四种"在四周疾速游荡"的"小动物群"是一种新出现的不同于原生动物的体形小了许多的生物。通过他的观察可以看到，它们有些像条状小鱼，"蜷缩在一起并扭动着身体"，或者"成团地游动"。列文虎克发现了细菌，就如同我们现在了解到的那样（顺便说一下，胡椒的辣味是无法观察到的）。

列文虎克在他后来提交给英国皇家协会的信件中说他在人类的唾液和其他物质中也发现了同样的"小鱼"。不久，科学家、牧师和普通人赶赴代尔夫特亲眼目睹这位做布匹生意的人的"动物展览"。今天我们很容易理解那些围绕着、覆盖着我们或充斥到我们生活每个角落的无穷无尽的、悚然活动的微生物，但在列文虎克时代——三百多年前，人们会觉得他的发现是何等的不可思议，他的信件又是何等令人振奋的提示。"我在自己的家中接待了几个绅士，他们对观察醋中的'小鱼'存在浓厚的兴趣，"列文虎克于1683年写道，"但是他们中的一些人对所看到的东西是如此的嫌恶，以至于发誓再也不吃醋了。但是，如果有人（将来）告诉这些人，一个人牙秽上生存的'小动物'比整个国家的人还要多，又如何呢？"

虽然，列文虎克尽最大的努力接待来访者，但是蜂拥而来的访问者还是扰乱了他宝贵的工作时间。他曾抱怨说，在4天之内接待了不同时间来访的26人。但并不是所有的访客都不受欢迎。列文虎克的临时实验室成为来访的皇室成员和国家首脑指定的参观地点。访问过那里的人包括普鲁士国王弗雷德里克一世。一天下午，英国女王玛丽在未事先通知的情况下突然造访，但是代尔夫特这位纺织品店主没在家。这令列文虎克感到非常震惊。关于错失与女王的见面机会的事，列文虎克写道："失去这次见面机会必然会成为我终生遗憾的事。"从那以后，事先约定见面时间就成了必不可少的程序。另外一次难忘的见面是和俄国沙皇彼得大帝。列文虎克在与沙皇见面时，向他详尽展示了"显微镜观察"的所有方法，其中作为终场的最激动人心的内容，他向沙皇展示了他最新发现的血液在毛细血管中流动的情况。所有这些发现无疑会使见到这些内容的人永远感到震惊。列文虎克设计了一种能够固定不大的活鱼以便于进行观察的特殊显微镜。由于这种鱼的

　　　　　　　　　血液的故事

鱼尾是透明的，人们在观察时可以看到血液在连接小动脉与小静脉的微小的"管子"（tube）中流动的情景。那位会说几句荷兰语的俄国沙皇是"那样的兴奋"，一位地方的历史学家如此描写道，"以至于他花费了两个多小时凝视着那些物体。在道别时，沙皇握着列文虎克的手，对让他观看这种极端微小的物体表示了衷心的感谢。"为了回报沙皇的赞誉，列文虎克送给沙皇一只显微镜作为礼物，这在他来说是非常罕见的举动。列文虎克从来没有出卖过自己做的显微镜，也没有向任何人传授过制作方法。任何想要参观列文虎克显微镜的人都要亲自去拜访他。

"噢，我找到了，"阿尔·希恩在走廊中大声说，他手里拿了一个小盒子，回到他的座位上，开始用两片干净的薄塑料制作标本片。"好了，我们首先要做的是将这些东西用一点蜂蜡固定在那个尖的金属物上。噢，你看哪！"他高兴地说，边说边停下了手中的工作。"牛顿环。"

"嗯？"

阿尔·希恩手里拿着塑料片站在我面前。"你看到彩虹色的环了吗？就像油滴在水里一样。"

"是的。"我回答说。

他微笑着说："那是由于两个表面之间的光干涉导致的。这个现象是牛顿发现的。"

就在他努力固定标本片时，阿尔·希恩也没有忘记对我说："我们现在采用的方法比列文虎克简单多了。真难以想象他得怎样做才能得到又薄又平的玻璃呀！窗户上用的那种玻璃实在太厚了，所以他必须自己研磨！"阿尔·希恩遇到的困难使我意识到为什么列文虎克会宁愿制作一只新显微镜，而不设法解决固定标本的问题。

阿尔·希恩终于成功地将那个非常小的标本片安装在复制的列文虎克的显微镜上了，这个过程足足持续了20分钟。但他仍然不能肯定这只标本片是否能正常工作。如果标本片太厚或者如同现在一样不能平衡，标本就会距离小放大镜太远而无法聚焦。"我可不想让你白白刺破手指，"他说，"先让我们用脏水作个试验。"他甚至不用离开椅子就可以在他的屋里找到脏水——咖啡桌上那只花瓶中的花至少枯萎一个月了。"那里的水看上去不错，黏糊糊的。"他说着提起一枝花带出一滴水。

那滴水和想象的不一样，因为阿尔·希恩不能发现用做标本的水中有"小动物"在游泳。他用那些散发着臭味的水试了一滴又一滴，但是，唉！标本的表面还是没有什么东西。讨厌，我应该想到世界上真有那么肮脏的连细菌都不愿在那里生存的水。他看上去不准备放弃，所以我对他说："噢，让我们用血试试吧。"

当他撩起衬衫前襟擦拭标本片时，我拿出了一包缝衣针，选了一根中号的并在我的食指上刺了一下。尽管我用劲地挤血，但还是没有渗出血。我又换了一个距离更远的位置刺了一下，这瞬间使我回忆起高中时代的生物课，我们用掷硬币的方式来决定观察使用的血液来自我还是我的同伴，我得到了幸运的一面。

"可以了，"阿尔·希恩点头示意，因为他在我之前已经注意到我刺了两次的手指已经渗出了血珠。"现在的血比我们需要的多了。"

"好，"他告诉我该如何继续。"现在用针尖沾上一点血，不要太多，一点儿就可以了。"我将针尖沾了一点儿血递给阿尔，他将血涂在标本片上，然后小心翼翼地举起显微镜凑近眼睛。

列文虎克在早期给英国皇家协会的一封信中写道："我不能错过向你们报告有关血液组成的机会，我花费了很长时间用显微镜观察从自己手指上取出的血液样本，通过观察，我发现和了解到血液是由含有非常小的圆形球状物的水晶体般雾状的水组成。"（他在信中提到的"水"现在被称为血浆，是一种无色的液体，血细胞就悬浮在这种液体上。）这封信注明的日期为 1674 年 4 月 7 日。两个月后，列文虎克不但详尽描述了"血液中的红色球状物"，而且测量了它们的大小。对列文虎克而言，测定被观察物体的大小是他的一种常规研究方式——他用精细的方法测量过所有自己研究过的以及其他人新发现的物体，他因此成为显微测量科学的奠基人。列文虎克那种测量的冲动和欲望好像是伴随他一生的美好天性，同时也因为他是数字奇才，早年从事纺织品生意和布匹检验的缘故。为了测量那些体积非常小的颗粒，列文虎克必须发明一种新的对比方法，例如利用一根头发或者一粒沙子作为参照物。他认为红细胞的直径大约为 0.007 937 5 毫米，体积是一颗细沙粒的两万五千分之一。现代测量学显示列文虎克对红细胞直径的测量达到了很高的精确度。

列文虎克一次又一次地研究血液样本，不断地更新着他对血液的了解。他曾将人类的血液与不同的动物血液样本进行对比，并得出了正确的结论：对所有体内流淌着红色血液的生物而言，不管其体内的血液量有多少——从鲤鱼科小鱼极其微量的血液到鲸鱼大量的血液，它们血液中"球状物"体积的大小是一致的。除了发现红血球，列文虎克还描述了血液的凝固性质，对血液中的无色物体——我们现在称做白血球或是白细胞进行了初步的观察。有时，当你在林中行走时，难免会碰到横生的枝条。列文虎克也有过失误。例如，列文虎克在他的余生坚持认为红血球的形状呈球形，而实际上红血球的形状像充气不足的皮球，或者是像中央部分凹陷的果冻面包圈。在进一步解释体内的红血球如何形成时，列文虎克认为它们是通过食物中的微小粒子组成的，它们不断地聚集，然后在血流持续不断的冲刷下旋转，就像鹅卵石在波浪中翻滚被抛光一样。

列文虎克总是毫不犹豫地与众人分享他的每一发现的详尽内容。他在那时写给英国皇家协会的近四百封信中，表现了自己极为乐于助人和分享信息的态度，有时甚至过分了。1716年，列文虎克写道："我认为，无论我在何时发现任何有价值的东西，将它们公之于众是我的责任，这种做法会使所有具有独创才能的人从我的发现中受到启发。"这是列文虎克的高尚信条，但是他也曾有过例外。例如，从未公开过他研磨和抛光那些奇迹般的放大镜镜片的详细过程以及如何成功地为观察标本照明的方法。他甚至承认制作出了两只放大倍数超大的显微镜，但那只作为私人藏品，从未向任何人展示过。上述最后一点隐瞒我认为是可以原谅的。我更愿意认为，在下一代显微镜带着自己的创新特点面世之前的一段时间内，列文虎克的显微镜是世界上最好的"眼睛"。

"你看到什么了？"我问阿尔。"看到红色了吗？"

当阿尔调整聚焦时，出现了几分钟的沉默，然后他带着喜悦的神态将显微镜递给我。

我对看到的东西不但感到吃惊而且兴奋到了极点。我的第一印象并不像期望的那样看到颜色，而是半透明的一些形状：在我认为能够看到鲜艳的猩红色珠子的地方我看到的是无数清晰的微粒。看到它们像雪泥般的表面就仿佛我正在看结了霜的玻璃；在它们细胞堆积的边缘，呈明显的玫瑰色。

我完全满意通过显微镜观察到的血液，但是阿尔却不然。"你能再贡献一滴血吗？"阿尔问我。

阿尔随即拿着涂了我微量新鲜血液的涂片消失了。几分钟后便听到他在后门廊大声喊叫："快来看哪！我们又得到了一只更好的显微镜！"阿尔在他的洗衣机上找到了一台现代的组合式显微镜。那台洗衣机整日沐浴着阳光。"这里的光线简直棒极了。"阿尔尖声叫道。

阿尔将这台显微镜的放大倍数定在500倍，放大倍数是列文虎克的显微镜的双倍——我现在可以看到我的红血球了，它们不但颜色鲜明而且边缘清晰。大多数红血球聚集在一起，互相拥挤着好像要逃避我窥探它们的超强无比的目光。只有几个红血球平躺着，多好的一块标本。如果我没有判断错，我在涂片的顶端也看到了少数几个异样的轮廓——白血球。

"很酷，对吗？"阿尔说。

"太酷了。"

"有一点太不如人意的是不能观察一滴水里四处蠕动的东西。但是我们可以再试——争取用这只'观察仪器'得到更好的效果。"阿尔透过后门的纱门观察着他的那些乱七八糟的植物。"在院子的某个地方一定有肮脏的积水，"阿尔说，"让我们现在看一下……"他立刻奔向后院，在他的伯克利的后院中如同一道穿过植物的闪光，去寻找他自己的"小动物"了。

在列文虎克的时代，人类首次证实血液通过肺部吸收新鲜空气，然后在体内循环。但是在列文虎克去世以后的两个世纪中，血液到底如何完成这一运送以及释放氧气的使命始终是个谜。在19世纪60年代中期进行的一项研究中，德国病理学家发现红血球的主要成分是一种合成蛋白质，他将这种蛋白质命名为血色素（hemoglobin），正是血色素赋予了血液独特的红颜色。你读到这里如果停下来并且思考一下，就会感到这一概念是与直觉相悖的：血液是鲜红的，因为它是被充分氧化过的，但是，氧气的定义又是无色的。这位德国病理学家证明血色素实际上是功能性色泽，它的准确色度取决于——可以这么说吧——细胞所吸入的氧气量。要想描述它的工作过程，可以将它们设想成一只还没有充气的颜色为深勃艮第葡萄酒色的气球。充气时，它的颜色因为气球体积扩大而变浅，勃艮第色由于更明亮而变为樱桃红色。血色素的原理正是如此。

在已经过去的百年中，许多科学家在对红细胞进行研究时发现了它更进一步的性质〔红细胞又是众所周知的红血球（erythrocyte, i-RITH-row-site），源自希腊语的"红色"（erythrós）〕。由于红细胞呈柔软的碟形，它能够停留在遍布全身的组织中的其他细胞旁边，对这些细胞起嘴对嘴人工呼吸的作用。它们不仅将氧气吹入这些细胞，而且吸出二氧化碳并将它们带入肺部。带有张力并且紧密的肺叶让红血球拥挤着通过最为狭窄的毛细血管，然后又让它们依靠弹性恢复原来的体积。〔当红细胞的形状变异时，例如当人们患上遗传疾病镰状细胞血症（hereditary disease sickle-cell anemia）时，变长的和弯曲的镰刀状细胞就无法通过毛细血管，它导致的毛细血管的阻塞会产生剧烈的疼痛和严重的组织缺氧。〕

健康的红血球会在人体内持续不间断地循环，一圈又一圈，大约在体内转120天，直到它们疲劳至极无法再继续工作为止，此时红血球会脱离循环。脾脏中的巨噬细胞会将脱落的红血球吞噬，然后将其分解成铁和其他元素。这些元素会被送回到血液的培养器——骨髓内再循环利用。在高温的、海绵状的并且血管—脂肪丰富的骨髓腔内，居住着造血细胞的原始细胞：干细胞、红细胞和躯体内的其他始祖细胞都源于此。这些被特别安排成为红细胞的细胞会以每秒300万个的速度分化和产生。但是这些主要的红细胞（proto-red-cell）专业上又称为成红细胞（erythroblast）那时还没有准备好进入血液。它们首先需要成熟并获得丰富的血色素。当它们最终准备好以后便拥挤着进入小血管，继而进入循环系统时会出现标志性的转变——失掉自己的细胞核（nuclei）即细胞的"大脑"，那正是包裹脱氧核糖核酸（DNA）的地方。就结构而言，这正是红血球有别于大多数其他细胞的地方。失去细胞核以后，细胞内就增加了更多储存血色素也就是更多氧气的空间。由于没有细胞核，红细胞无法复制，所以保证了单一红细胞的死亡。进一步而言，剥离了 DNA 这个生物信号，红细胞就失去了特征。关于红细胞的形成，还有一个与古典原始故事对立的故事。

在连环漫画的定义中，起源故事概括了一个角色转换变形的关键时刻，用一连串有序的画面和简洁的文字讲述他／她是如何转变的。普通人类也有这样的故事，但我们不称它们为起源故事，而称之为痛苦的经历——那些改变生命的被我们事后组合起来的插曲告诉我们，我们是谁。我的这个时刻发生在二十多岁意识到自己是同性恋的年代；但对于我的姐姐莎诺恩而言，1984 年脱离教堂和赤脚的加尔默罗会修女的训练只是她变形的开始，真正改变她生活的大事则发生在数年之后。

那时她 29 岁，只身住在西雅图，在一家百货商场做售鞋的工作。我则在三年前移居到旧金山，住在卡斯特罗区。我和莎诺恩的经历在许多方面有共同之处——我们两个人都背离了天主教；在我们生命的转折点，又都逃避了父母希望我们做的事；我们两个人都试图弄清楚什么对我们最重要——尽管我们的方向和速度有所不同。我急切地追逐我渴望了数年的生活，莎诺恩却因为某些原因，其中一部分是为了忠实于我而放弃了她的信仰。当我找到了我的归属以后，莎诺恩却失去了她的。她距离天主教越远，对天主教的教理就越失望和不相信。一方面，远距离可以使她更清楚地认识天主教——她虽然失去了对宗教的信仰但没有失去她的忠诚，她只是脱离了长时间以来的特征，没有了新的信仰，我感到她有些没有目标。

在我们日常的电话交谈中，我总是将主题集中在我的朋友和工作上——我最初在一个小的歌剧院公司工作，后来在现代艺术博物馆——以及我第一次与恋人严肃的关系。谈话的主题在 1988 年春季发生了很大变化，那天莎诺恩对我说："我怀孕了。"

我想赶紧找个坚实的东西依靠一下，所以靠在了冰箱上，脱口而出的不是"祝贺你！"也不是"简直太好了！"而是"你肯定吗？"

她不但肯定而且知道已经怀孕六个多月了。

这件事使我猛然认识到，除了那个和她一同去看电影和跳舞的女朋友之外，我对我姐姐的社交生活知之甚少，更不用说她的爱情生活了。"好吧，告诉我那个人是谁？"我冒昧地问。

莎诺恩告诉我她是在俱乐部碰到那个男人的。那是她第一次真正与某人建立一种爱情关系。他是古巴人，长得很帅并且神神秘秘的。他善于隐蔽自己的想法，百折不挠并且具有自制力。他与莎诺恩交往的首要的不容置疑的原因可是为了绿卡。当莎诺恩怀孕时，他已经消失得无影无踪了。

我感到非常失望。"我感到很遗憾，莎诺恩，真的非常遗憾。我能帮你分担点儿什么吗？"我安慰她并且向她道歉。我感到非常自责，在发生这件事之前，莎诺恩从未让我分担过她的痛苦，我可能也从未向她敞开过心扉。尽管我是我们家中第一个倾听她愿望的家庭成员。正如莎诺恩告诉我的，她也是在本周初刚知道自己怀孕的事的。我只是明显地感到困惑，她不是一开始就知道自己怀孕了吗？

"我一直以为我又停经了呢，"莎诺恩开始向我解释。"正如你了解的，我的月经周期从未正常过。不来月经也不是第一次。"她的口气听上去像是在递交一个既不确切又不好的答复。连她自己都不自信这个答复。

莎诺恩继续说，随着她腹部的膨胀，她感到越来越笨拙，"我想我正在增加体重，我的胃出现了更严重的问题。我——"，莎诺恩突然停止描述以前的故事，转而回到我们正在讨论的问题，"事实是我恐怕不能面对现实，超越目前面临的困难。"

我真的为我们能相隔那么远依靠打电话联系而感到幸运，否则我恐惧的脸色一定会将她置于死地。莎诺恩总是对她自己的身体感到疑感，但这是在完全不同的水平上。我用连自己也没有料到的平静语气问莎诺恩："你现在就来处理这件事吗？你已经去过医院了对吗？"

"是的，医生对我进行了全面检查。我做过超声波、羊水检查——所有的检查，大夫认为孩子很正常。"

"这非常好。可是你怎么样啊？你现在感觉如何？"

"我现在感觉……还可以。"

"那就好，那就好。"我松了一口气。"所以，你打算……打算要这个孩子，对吗？"

莎诺恩平静地回答："我现在有了孩子，但是我不能让它留下，我要通过让别人收养的方式放弃他。"

显然，一旦自我克制被冲破，就会产生一个完全清楚的结局。莎诺恩已经通过一家私人机构安排孩子的收养了，这家私人机构是她的医生推荐的。你真的要这样做吗？我试图再次问她，但最后还是选择了沉默。她的声音听上去非常坚决；我听得出来，她不是在寻求其他人的建议，只是想让我了解她是如何处理这些问题的。那位莎诺恩的孩子未来的母亲刚刚给她写了一封热情洋溢的信介绍她自己。这位未来的收养人是社区的全科医生，单身、高加索人，会说一口流利的西班牙语。莎诺恩选择了不与她个人见面、孩子出生以后不与她保持联络的方式，她觉得这样可以使她自己更容易与婴儿分别。但是她最想了解的是这位收养人是否为孩子提供了充满爱的家。莎诺恩还想知道她的孩子是否会有一个哥哥，因为她知道这位收养人已经收养了一个混血的小男孩。这位收养人还愿意替莎诺恩支付医疗费、咨询费和其他费用。这样一来就减轻了莎诺恩的负担，因为她的工资收入低且没有什么积蓄。

尽管我担心莎诺恩的事，但我发现自己一直在支持她的做法：认为她的选择是正确的；这句话听上去与莎诺恩的心情很吻合。我没有对莎诺恩谈起我最感到顾虑的事：难道这事真的没有其他选择了吗？

莎诺恩与我和姐姐们谈过之后，开始告知我父母她怀孕的事。如果她事先将所有她不能被强迫做的事情写在纸条上，那可能会包括我父亲的三条命令：她必须立即返回斯波坎和他们住在一起；收养孩子的事必须通过天主教的机构；必须为孩子洗礼。

遗憾的是她不能，不能，不能那样做。由于莎诺恩的答复违背了父母的意愿，她只好中断了与父母的联系。我的姐姐以前从未表现过如此的勇气。在她的预产期还有八天的日子里，她遇到的事喜忧参半，她提前八天看到了结局，她不允许在通向产房的道路上有任何障碍。远离家庭成员对她来说是最重要的。那时，我的两个姐姐都各有了一个男婴，他们是我们家最早的第三代。莎诺恩看到她们分娩时的痛苦，她坚持不让我去西雅图。

"我会藏起来，"她最近告诉我，那是我们第一次坐到一起，长时间地讨论那件事。她叹息了一声，看着我似乎在说："我真不相信我的改变会如此之大。""我不想见任何人，也不想任何人来看我，其中包括你。"莎诺恩告诉我，在她所有的姐弟中，我的意见永远是最举足轻重的，她不能忍受让我目睹她的耻辱。但我认为她也是在用近乎原始的方法保护自己和她的婴儿。就好像她自己抓住了她周围的墙壁，并将它们紧紧地拉向自己，营造一个可以控制的空间，在那里，她那力量的微弱火光可以闪烁。

在她第一次告诉我她怀孕的消息之后两周，我的好朋友彼得去世了。他的死是意料之中的。这位神奇并充满智慧的、你能够想象的矮小的荷兰的王尔德一直被艾滋病困扰着，临终前几周在家卧床不起，我和他的几个朋友一直照顾他。即便如此，我仍然对他的死感到震惊。这是我生命中第一次经历如此沉重的离别，我在彼得离开几天之后感到这也正是我姐姐准备做的一件事。在访问旧金山时见过彼得的莎诺恩在听说彼得去世后给我来过一封信，她在这封信的字里行间传达了姐弟的亲情。"在他生命终结的时刻来临时，"她写道，"我很荣幸又带来了一个新生命。"读到那里，我感受到了一种得到安慰的亲情。在我快要"下沉"的时刻，正是她奋力支撑自己找到这种自豪感挽救了我。那种她将生的孩子——无论男孩还是女孩——可能会带给某人喜悦的想法给我带来了宁静，正像彼得的许多所作所为一样。

在还有四周就临产时，莎诺恩被诊断出犯有严重的先兆紫癜病，这是一种发生于第一次妊娠前三个月的严重常见疾病。为了预防不测，莎诺恩临产前必须在医院全卧床休息，事实上使她被迫把自己隔离起来。导致这种病的真正原因尚不清楚，目前认为先兆紫癜是一种自体免疫反应，母亲的身体突然对正在发育的婴儿"过敏"了。这种反应会激发体内某种化学物质的释放，从而导致母亲的血压升高到一个危险的水平，这种过高的血压会使胎盘内的血管受损（胎盘是将母亲血液中的氧气和营养输送给婴儿的一种器官），最后可能会使得孕妇接受引产或早产。当我的另外一个姐姐出于好意突然去看莎诺恩时，她的血压飙升，此后，医生只允许她会见一两个亲近的朋友，而杜绝其他的来访者。医生的这种安排就好像让她居住在赤脚的加尔默罗会修道院中的格栅背后一样。医院的护士就像社区的修女一样照料她。进入6月底，莎诺恩产下了一个健康的男婴。莎诺恩私下给他取名叫丹尼尔，但是这个名字从未在任何文件中使用过。她只与这个孩子一起生活了四天他就被护士抱走了。莎诺恩从未与他的新母亲见过面。我的姐姐祈祷她的孩子会过上幸福的生活。

这之后，莎诺恩开始休息并治疗她的疾病，几乎从未离开过她的工作室的公寓。在她生产两个月之后，她终于接受一个女朋友的邀请晚间出去开始自己的社交生活了。那也是她未来很长时间中的唯一一次。在离开家之前，莎诺恩告诉自己："我今晚要见的人是我终生相许的人。"她实现了自己的愿望。她和她的男朋友从此走到了一起并于12年前结了婚,他的名字也叫丹尼尔。

当我去年在他们西雅图明亮的新房子中与他们见面时,我注意到她梳妆台上的一个黑头发婴儿的照片,他是躺在摇篮里脸上还留有皱纹的聪明的小家伙。当我拿起镜框时,莎诺恩走到了我身边。我用了好一阵子猜测是谁:"这是丹尼尔吗?"

"是的。"她一边说一边微笑着。莎诺恩只在特殊的时刻才会摆出这张照片:明天是他的生日。这张照片是在医院里拍摄的。"他明天就14岁了。14岁,你想象得到吗?"她的眼睛湿润了,我紧紧拥抱了她。

我们下楼在厨房中继续着我们的谈话。"每当我回忆起那段日子,"她凝视着咖啡冒出的蒸汽说,"我认为自己作了正确的选择。但是作出那种决定真是令人心碎。"可以理解,那个孩子的生日令她备感煎熬,就如同接下来的四天一样,那四天正是从分娩到最终孩子被人领养的日子。她的儿子可能不会感到什么不同。心理学者南希·牛顿·维里尔(Nancy Newton Verrier)在她名为《原始的伤口》(*The Primal Wound*)的书中谈到这是一出生或出生不久就被领养的孩子的一种现象,"这里有一种已经嵌入他们灵魂和细胞的记忆,就是纪念日反应(anniversary reaction,他们的生母也会有这种感觉),这种感觉使许多被领养的孩子在他们的生日时陷入绝望",而不是像其他孩子一样庆祝自己的生日。他们会在那种日子里受被遗弃的念头折磨数天,那种感觉已经在他们记忆和理解它们很久以前就形成了。维里尔写道,进一步而言,这种在生日期间突发的情绪通常使年龄稍大一些的被领养孩子对自己的亲生父母感到好奇:她今天是否正在想念我呢?

在过去的几年中,莎诺恩从未"感觉"到她儿子对她的思念之情,但现在情况有了很大的改变,就好像精神输入的开关突然打开了。"他现在是十几岁的孩子了，我肯定他会感到我的存在，抚养他的母亲也会向他提起我，我只是感到他就在周围，这里或者那里，在某个地方。就在他越来越感到我的存在时，我也逐渐感到了他的存在。"

莎诺恩如此公开地谈论自己孩子的事情确实很新鲜，她只是在这几年才允许她自己这样做。她情绪周围的障碍已经被侵蚀了，我隐隐约约地感到，特别是她非常关注她的外甥——是我们两个姐姐的孩子进入青春期时的情景。每次她见到萨姆和迪伦时，他们的身高都会增加两厘米多，声音变得更沙哑同时也更成熟了。实际上，她会忍不住地想到自己的儿子：我的儿子会变成什么样的男人？如同莎诺恩在最终的收养文件上注明的一样，她有一天将非常高兴与自己的儿子相见。但是如果她儿子选择终生不与她见面，她也不会去寻找他。直觉告诉莎诺恩将来一旦时机合适，他会和她见面的。我也愿意和莎诺恩的儿子见面。

"我真的对聆听他的声音感到好奇。"莎诺恩微笑着承认。

"他的声音可能变得越来越低，"我对她说，"或者是充满生机的。"

我们一起大笑起来，我忍不住回忆起莎诺恩进入成长期时发生的故事。当她还是一个非常胆小的女孩子时，我们躲在"黄色卫生间"听她悄悄告诉我她的秘密，曾让她感到非常恐惧的血液在今天有了一层完全不同的意思：现在血脉相连的人敲了一下门，她的儿子找上门来与她相认了。

第六章

活组织染色法

　　无论是否真的需要，追溯家庭的遗传病史通常是成年后的被收养者开始寻找自己亲生父母的原因。对所有的相关人员来说，这似乎为那种感情上的痛苦经历提供了一个明智的解释。一位考虑要孩子的妇女可能首先希望了解在她的家庭内部是否会有一些世代相传的严重疾病——例如发生在儿童时期的癌症和严重的血液疾病——血友病。人们需要为这些事感到担忧吗？另一方面，探寻家庭遗传病史可能是性命攸关的，但又可能是与个人愿望相悖的：一个愿意与过去一刀两断的中年人仍然必须寻找一个与自己配型相符的器官或骨髓捐赠者。对于其他的人，公开表达他们探寻亲生父母的做法听起来似乎有些愚蠢，例如寻找一个同样是酱红色头发的亲戚，最终，是你多年以来具有的显著特点帮助你寻亲的。除了人们说得出口的理由以外，收养专家认为寻找亲生父母通常是被更深层的愿望所驱使。无论你的健康状态多好，收养家庭的抚育条件多么令人羡慕，任何理由都不能削弱一种想知道生育自己的、与自己有真正血缘关系的人的愿望。

　　依我看来，成功地绘制人类基因图谱是对浪漫血亲观念（blood kin）的致命打击。"血亲"这个词是在中世纪初才在英语中出现的。中世纪的医生认为怀孕是父母双方"纯血"（pure blood）的混合，这种精选的液体来自心脏，通过精子携带到体内，精子被认为是一种由男女两性共同贡献的物质。这种观点从感情上满足了血统是由血缘决定的、永不停息的深红色液体流淌了数千代的说法。可实际上即使对于封闭在子宫中的婴儿，循环系统也是独立的；血液本身并不是通过母体直接传输给婴儿的。世代相传决定一切的，如头发的颜色、血型以至某些疾病的易感性实际上是基因的遗传。这种说法固然不错，但是显得有些冷酷。我与我曾祖父威廉的脱氧核糖核酸相同，我的名字也是以他的名字命名的，这样听起来就不像我过去听过的说法那么亲切，我们同属于爱尔兰血统。血液是可以感觉得到的、温暖的，我们一出生便沐浴其中了。而螺旋形的DNA却是医学上的不能被肉眼观察到的物质，它可以作为确认某件事的依据，例如证明犯罪或者父子关系。

　　我们在儿童时代就都知道每个人都属于家庭族谱中的一部分，每一个人通过生育和婚姻与早已过世的一大群人有着联系。史蒂夫的父母曾在他们的有生之年寻找过家族的根，他们怀抱热情追寻的东西甚至可能使自己成为享有盛名的摩门家族的成员。六个月前，米利和特德送给我们一张光盘，那上面记载了他们寻根工作的结果，关于大西洋两岸史蒂夫家族六代人情况的记录。我想通过计算机屏幕显示的应该是一幅辉煌的画面：并不是只蹦出一些单一的名字，而是家族所有的分支、"树叶"，这其中也包括现在伯恩家族中最年轻的成员。通过输入一些指令，我们不但可以看到某个时期一代人中的每一个分支，而且还能逐一了解到每个人的情况。当找到史蒂夫的名字时，也看到了我的名字，我是作为他的伴侣被列在那里的。我对此丝毫不感到惊奇，他的家人总是把我当另一个儿子一样对待。

　　特德有意使程序简单化，程序把个人信息简约为出生和死亡日期，偶尔加些注解——例如某某人在某某日死亡，或者某一个家族在某一时期从某地移居到某地。我们试着绕过一些内容寻找其他的信息，查找那些有不寻常出生记录的家族分支——最近一年里出生的"爱尔兰双胞胎"，年龄相差十几岁的相邻的兄弟姐妹。我和史蒂夫还查看了家族中同性恋的情况，寻找那些奇怪的未婚者和"发誓不结婚的单身汉"，以及过着秘密生活或有秘密家庭的年轻单身女子。史蒂夫自豪地指出他家族中几个可能被怀疑为男同性恋者而用熏衣草色圈住的人名。当我们继续追溯他的家族史时，看到他有如此之多活到九十多岁的长寿长辈让我感到很欣慰，这种长寿基因只会对他有帮助。阅读浏览光盘中的文件时，在某一方面总有一种让人感到不安的感觉，因为在输入一个命令后与结果显示出来之前的那段时间里，计算机的屏幕会变黑，在瞬间的等待中，我的脑子里会很快地闪现一种最糟糕的特定情景。我觉得将会看到最可怕的一幕：程序被破坏，所有的家族信息瞬间烟消云散。

我手里掌握的最接近家谱的东西就是一些老地址簿，每一册都记录着过去 20 年中我生命某个时期的信息。这些地址簿中不仅有姓名，而且有唤起我回忆过去的地方和家庭的信息，那里还有艾滋病大爆发之后被留下的一片空地。这些地址簿是我生活的见证，是我永远无法与之分离的东西：它们是生活的见证，也是家庭建立与消失的见证。

当然，现在很难找到一个人，其家庭属于一个完全的传统结构。我们多数人生活中发生的事并不太像一棵单一的树而更像一个"家庭果园"（family orchard），这个概念是研究收养问题的教育者乔伊斯·马圭尔·帕奥（Joyce Maguire Pavao）提出的。帕奥的模式认为无论你是被收养的、寄养的，还是在多重婚姻组成的家庭中成长的孩子——无论你的家庭有多么反传统，你通常都会与自己出生的家庭有紧密的联系，这种联系不仅是血缘和法律的，它也包括家庭氛围的选择。正是这个果园养育和保护了这些你已经发现其真正与自己有血缘关系的人。现在坦白地讲，男同性恋的健身房似乎是保留这种繁荣的最后果园。在过去20年的时间里，有一家健身房做到了这一点。

去年初得知旧金山富有传奇色彩的、位于海氏街的健身俱乐部"肌肉体系"（Muscle System）关闭的消息，对我来说就像获悉一位老朋友去世的消息一样。当时心里的想法是：去向它作最后的告别是不是太晚了？并不是因为我家附近增添了一家新的健身俱乐部，我已经有5年没有到那里训练了，而是因为在它关闭的最后几天没能在它身边而感到后悔。我和史蒂夫在得知它已经关闭的消息后，去了一趟它在海氏街的原址。

那间与"肌肉体系"健身俱乐部在同一座建筑物中的咖啡馆仍然在营业，因此我们可以站在它的大厅中观看那间已一无所有的健身房。空健身房就像被海啸袭击然后又被洪水涤荡过一样，室内的举重器械几乎都被席卷一空，留下的仅仅是散落的为数不多的、破损的举重器械骨架和阳光床。翠绿色的地毯因为磨损而显得破旧不堪（铺有这种格调的地毯的健身房似乎是同性恋的缩影）。地毯的破损处裸露着混凝土地面。一扇木门挡住了我和史蒂夫的去路，我们爬上了栅栏，从那里可以探身向下观看，就好像从鬼船的船头向下看一样。往日安装健身用自行车的地方现在被垃圾桶占据了。我们面前只有一样东西是保留得完整而无改变的，那就是木框镶嵌着的大镜子。它们占据了每面墙壁，从天花板一直落到地面。在我们的正前方看到的是镜子中的自己。史蒂夫说："这样我们能看得更远些。"

我刚一来到这座城市就加入了"肌肉体系"健身俱乐部，那时我甚至还没有找到工作，并且不在附近居住。那所俱乐部是让人松弛的地方，充满了神奇。阿米斯特德·莫平（Armistead Maupin）曾在他的作品《城市故事》（*Tales of the City*）中描述过这家健身俱乐部。据说旧金山所有的漂亮男人都是这家健身俱乐部的会员。幸运的是，我在那里遇到了史蒂夫，那些漂亮男人中的一位。他是1987年从伊利诺伊州搬到这里的。尽管"肌肉体系"健身俱乐部距离卡斯特罗区并不近，但此处就好像是这一社区的中心。

每周一晚下班后，是"肌肉体系"健身俱乐部最火暴和拥挤的时候——150个男人会突然出现在那里，尽情享受着美好时光。在人体内，血液被认为是呈"8"字形循环的——从心脏到全身再回到心脏然后到肺部，再从心脏到全身又回到心脏然后到肺部。通过这一无休止的途径，氧气、营养、热量循环着，而体育锻炼当然可以加速这一循环。寒冷的冬季夜晚的7点钟，人体这个加热炉会将健身房中的温度提高至少10度。临街的窗户玻璃也会蒙上一层水雾，整个健身房随着内啡肽和睾酮的韵律震动着。那时在健身房锻炼更像身处夜总会，就连服务台后掌管音响系统的服务生也伴随着音乐跳着舞；地板上挤满了各式各样的男人——自负的傻小子、粗鲁的人和表演大师；在头顶四周的通道中摆放的现代健身床使人们恢复着精力。但是这样的瞬间就像一首好歌永存在人们的记忆中一样，使人们重温那一去不复返的时光——艾滋病在旧金山流行前那些纯真的日子。

可以通过"肌肉体系"健身俱乐部这个缩影了解艾滋病对这个大社区的影响：在健身俱乐部，各种人，包括头发花白的老手和初到那个城市的新人日复一日地聚集在一起。在接待处的柜台上经常出现悼念死去的俱乐部成员或俱乐部职工的通知。这些通知经常是在本地的同性恋周刊《湾区记者》（*Bay Area Reporter*）还未刊登他们的讣告前就贴出来了。我还记得有位名叫马克的死者，他是一个快活的32岁的南方人。他数年来坚持每晚在工作之余都出现在健身房里，他的到来很引人注意。尽管我对他知之甚少，但无论马克出现在健身房或是他缺席时都会引起我的注意：他的西装、领带和驼毛长大衣总是无可挑剔地整洁，手中提着公文包和健身包。他常是将毛巾搭在肩上走向更衣室，和一路上遇到的所有人打着招呼，还会不时叫着他所能记住的名字。

在六周之前我最后一次见到他时，他的体重降低了大约6.8公斤，但看上去状态还不错，脸部轮廓像蒙哥马利·克利夫特那样棱角分明，但此后就再也没见过他。马克为什么离去得如此匆忙？匆忙得就像在健身房的一个晚上，身着荧光多彩的自行车短裤和短袖衫的他在锻炼后径直穿过镜子消失了一样。

我记得在接下来的几天我一直在想他的灵魂会在这些镜子背后，与这座城市最美丽的死者在一起。当我们凝视镜子中的自己时，他们也在注视着我们，大家排成一排站在镜子前，手里握着哑铃和杠铃。

"让我们进去吧。"我对史蒂夫说着用手指推了一下，门的简易插销竟然就开了。

咖啡厅柜台后的姑娘冲着我们嚷："哎，请原谅，你们不能再到那里去！"

可我们是那里的会员呀，我想这样告诉她，是那里的终身会员呀！

"请别担心，我们不会碰那里的任何东西，我们只在那里停留一下。"我说。史蒂夫和我当然不可能让俱乐部看上去比现在更糟糕、更破败。

我们小心翼翼地踏上了那条熟悉的通往更衣室的路。虽然那里的桑拿设备已经被拆除了，但是成排的更衣柜依然还在，好像200个金属的时空锦囊。我希望看到这些更衣柜中仍然保留着会员们的衣物，我们试着将这些更衣柜的门一一打开，收集那些微不足道的东西：

零钱、钥匙、录像带租赁卡。每一扇更衣柜门内侧还保留着我和他当年悄悄放在那里的宣传画，我们一次又一次地看到它们，整整看了 12 年。当时的一幕幕好像近在眼前，我们为那些东西竟然保留下来而吃惊地大笑起来。当年为了表示蔑视建筑物业主禁止在建筑物内散发艾滋病宣传教育资料的规定，我们将它们贴在了那里。宣传画的荧光色地球上方印着"来这里治疗"的口号。一张宣传画上潦草地写着"行动起来进行治疗"，另外一张可能是更晚些的用潦草不堪的字迹写着"我们仍然在等待"。在张贴宣传画的年代，我和史蒂夫同时为"旧金山艾滋病基金会"（San Francisco AIDS Foundation）工作，他在服务热线，我在教育部门，我们的办公地点相距两个街区。我一直负责宣传活动，通过宣传运动推动产生一些有新意的策略，以敦促那些艾滋病病毒携带者或无症状的病人进行早期治疗。这是"来这里治疗"计划的一部分。通过这项宣传向人们传达的观念是：越早进行检查、就医和治疗，生存的时间就越长。我们用多种语言通过 T 恤衫、钮扣、宣传画、海报、宣传栏、治疗信息文件包（内装有治疗艾滋病的药物、药物副作用和艾滋病症状的印刷宣传材料）、广告和"公益广告"在旧金山湾区传播这些信息。通过广泛的接触和小组调查，我认为，尽管截至 1991 年底，加利福尼亚州的艾滋病死亡人数达到 26 000 人，但很多的男同性恋者仍然满怀希望，这不仅是为了他们自己，也是为了下一代人。我已经感受到了这些希望。如果现在回过头来问我原因，我也会明确地说，治疗艾滋病的方法终究会以某种魔弹（ｍａｇｉｃ ｂｕｌｌｅｔ）的形式出现，魔弹有可能是神奇的药片，也有可能是在胳膊上注射用的治疗性的疫苗。"魔弹"已经载入词典成为固定的词汇，无须再解释或翻译了。现在想想这个词组，它给我的印象如同那些熟悉的、自由组合的而非刻意制造的词组，像"怡人的火"（friendly fire）或者"鸡尾酒药物"（drug cocktail），那些本来在意思上毫不相干的词组合成了意味深长又有分量的词组了。

实际上，魔弹这个词是一位杰出的德国科学家保罗·埃里希（Paul Ehrlich）于1908年最先使用的。那年他54岁，并在这一年荣获诺贝尔奖。评奖委员会评价他的工作是"在医学和生物学研究领域不朽的贡献"。他为早期免疫学的发展奠定了基础。埃里希最为今人所知的可能是他是第一个提出用大剂量化合物杀死具体病原菌和癌细胞的科学家。这种治疗方法

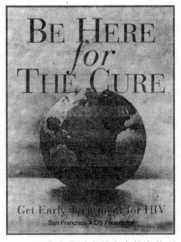

旧金山艾滋病基金会的宣传画

现在被称做化学治疗方法。像"魔弹"一样，埃里希解释说，这种化合物可以穿过人体，"直接向前而不会偏离"，并且"自行发现它们的攻击目标"，不会损坏周边组织。这个概念当时是非常激进并且脱离传统观念的，因为直到他讲这些话的时代，化学制剂主要还是用来治疗发烧、疼痛、失眠等症状的药物，它们从未根除过疾病。

埃里希荣获诺贝尔奖之后，发明了治疗他那个时代最可怕的传染病——梅毒的有效方法，他确实研制出了世界上第一颗魔弹。梅毒是一种血源性的性传播疾病，像现代的艾滋病一样，几个世纪以来一直是一种令人感到耻辱的疾病。埃里希配制出了一种可注射的以砷为主要成分的药，后来德国的生产商称这种药为洒尔佛散（Salvarsan，洒尔佛散最终被青霉素替代成为治疗梅毒的一线药物）。埃里希最初将这种治疗梅毒的药物命名为"606"，因其制备药物的实验进行了606次，这个数字同时也说明尽管他失败了605次，但他坚忍不拔的意志并未动摇。当这位科学家的发现闻名于世时，同时又使他面临一些新的困难。埃里希被置于伦理争论的中心：一派观点认为埃里希是邪恶

的，因为他愿意拯救的是被某些人认为理所应当去死的那些"不道德的人"；另一派认为，他个人应该对药品的副作用承担责任，其中包括导致死亡的严重事故。其实多数事故是由于医生的失误所导致的——所用药物剂量或适应症不正确。实际上，魔弹并不能对所有的事情都具有魔力。这种粉状的药物必须精确地计量，用蒸馏水溶解以后再进行静脉注射；同时洒尔佛散也是一种很难生产的药物。埃里希为了最大限度地降低风险，采用了为洒尔佛散申报专利这一非同寻常的方式（这是世界上首个治疗药物的专利）。他为这一药物申报专利并不是为了个人获利——事实上，他也从未从这个药物的发明中直接获利，而是一如既往地提高这种药物的生产质量。是什么动力使埃里希能够克服重重困难呢？他后来承认，动力来自第一位被治愈患者寄给他的那张明信片。

这位医生 1915 年去世。去世 25 年后，他的故事被编成剧本，不单是剧本，而且被华纳兄弟影业公司改编成了电影《埃里希医生的魔弹》（*Dr.Ehrlich's Magic Bullet*）。这部 1940 年拍摄的电影，由影星爱德华·G·罗宾逊饰演埃里希医生。好莱坞和那些在埃里希去世后称赞他的人善待这位科学家。由约翰·休斯编写的电影剧本获得了奥斯卡最佳剧本奖提名。这部影片因为第一次涉及梅毒这个禁忌主题而备受瞩目。埃里希被表现为一位无私而勇敢的德国籍犹太医生，演员的美国口音使他与那些有浓重德国口音的反犹太人的政府官僚们有了本质的区别。埃里希被认为是英雄（影片比埃里希所面临的现实更多地反映了第二次世界大战的政治状况）。以扮演黑帮著称的罗宾逊表现了埃里希医生无可挑剔的个人魅力，整部电影是在近乎完美无缺的那场灵床戏中结束的，那个场面无论是看上去还是听上去都显得很有力量——虽然葬礼上奏的钢琴曲给人以人之将死的感觉。由罗宾逊饰演的埃里希向围在他床边的学生们说："魔弹能够拯救成千上万的人，但是，除非与疾病相伴的那些灵魂的疾病也被治愈，否则对躯体疾病的斗争就不会取得最终的胜利。"他停顿了一下，脸上露出了仁慈的微笑，好像要用他最后的气力向他的学生发出他走到生命尽头前的号召："我们必须终生与这些灵魂的疾病作斗争，就像我们在实验室中与梅毒进行斗争一样。我们必须战斗！战斗！我们永远永远不能停止战斗！"埃里希说完这句话就永远地闭上了眼睛，此时小提琴的声音盖过了钢琴，铃声响起，象征着埃里希进入了天堂。银幕此时完全暗了下来。

根据所有公开发表的文件，保罗·埃里希的真实生活确实也完全值得称赞。多数赞美埃里希的作品出自马莎·马夸特（M a r t h a Marquardt）撰写的回忆，她一直是忠实于他的秘书，不仅在埃里希生命的最后 13 年里。（在埃里希去世以后很长一段时间内，她仍然一如既往直到最后。她冒着进监狱的危险，在希特勒统治德国最猖狂的日子里，将埃里希的私人信件、科学报告和手稿走私偷运出德国，使这些文献避免了被毁的下场。）事实上，马夸特的回忆录分两个版本：一本最初篇幅不大的从 1924 年开始的回忆文集，一本 1951 年出版的进行过大幅度修改的英文版本。第二版中增加了那些被她抢救出来的文件。在后来出版的文集中，那些新增加的资料使她能够撰写内容更丰富的传记。正如马夸特在前言中指出的，一个不可抗拒的再版的原因是一小部分原稿差一点被纳粹烧掉。为了更好地保留那些原稿，她于 1951 年再次出版了埃里希的文集。

马夸特在她的回忆中写道，每天早上她进入实验室，埃里希向她礼貌地点头致意后，她做的第一件事是记录埃里希快速口述的信件内容。他经常在中途突然停顿，好像在倾听一些超出人类听觉音域的声音，然后开始在置于他那巨大的工作台上带有软木塞的瓶子中搜寻。如果工作台上没有他要找的瓶子，他会打开下面的柜子，那里还有许多瓶子——"那似乎是些数不清的个个盛满稀有和宝贵的化学材料的瓶子。"

马夸特回忆道,埃里希医生可能会整整一刻钟保持着一种蹲的姿势,用膝盖顶住前胸,寻找他的瓶子,那些瓶子相互撞击时发出的声音就像茶具碰撞时发出的声音一样。当他发现要找的瓶子以后,会用双手取出它并且连续转动,当他看到瓶子上的标签,脸上就会露出微笑。他重新站起来时会发出低沉的呻吟。站立起来之后,根据马夸特的回忆,埃里希医生"在此刻会完全忘记他要写信的事而投入他的实验,从本生灯①旁边的小盒子中一个接一个地拿出那些试管,将少量的化合物装入试管,然后开始制作溶剂并将它们加热,添加碱或酸。实验结果有时会呈现一种欢快的紫罗兰蓝色,然后变为鲜艳的红色;有时一会儿是绿色,一会儿变为橙色。当他发现一种有趣的化学反应时,他会高兴地叫起来:'多奇妙!多奇妙啊!'然后让我观看,好像我能够理解它们似的。"

在马夸特充满敬意的作品中以及与埃里希一起工作的科学家们的大量著作中,生动地揭示了他的一个癖好:对颜色的偏爱。他"情绪的波动"是随颜色变化的。其中一位写道:颜色对于保罗·埃里希而言就像春天对于香水生产商一样重要。按照马夸特的说法,虽然埃里希总是很忙,但他一定会在一束鲜花旁驻足,对黄色和红色的花发出赞美的惊叫声。马夸特承认这些颜色令他"深深地陶醉"。这种癖好也体现在他的工作习惯当中。他每天用不同颜色的笔在事先裁好的不同颜色的方形绘图纸上记事或给部属发指示。他将这些办公用品都放在上衣的口袋中,当这些东西用光时,他就会大发脾气,或在公共场合变得狂怒,而他平时是很少发脾气的。(如果身上的哈瓦那雪茄烟没

---

① 一种实验室用的煤气灯。

有了，他也同样会发脾气。他手上总是夹着一支雪茄，就像右手的第六个手指头。）虽然埃里希被颜色包围着，但是哪一种颜色都不如他的化学材料产生的颜色更令他心旷神怡——像火把焰心一样闪亮的钴化合材料的纯蓝色，同碧波颜色一样的铁溶剂。颜色除了是他兴奋不已的源泉之外，还能起到棱镜折射的作用，通过它们，埃里希了解了或者试图了解生物学的奥秘。颜色就像是一条连接他在不同科学领域的成就的线索。

　　保罗·埃里希1854年出生在位于柏林东南240公里的一个小村庄（这个村庄现在是波兰的一部分），他是那对殷实的犹太夫妇唯一的儿子，他们开着一家不大的旅馆。埃里希六七岁时，就在表哥卡尔·魏格特（Carl Weigert）关注的目光下开始追寻他所热爱的科学了。魏格特年长保罗9岁，是一位知名的病理学家，他于1860年前后发现，在德国用于纺织业的合成染料苯胺染色剂在标记人和动物的组织时有着意想不到的良好效果，它不会使组织周围的细节变得模糊不清，这种着色能力很强的染料不但使组织变亮，而且明显暴露了它们的差异与结构，从而使显微标本的观察分析变得更加容易。魏格特将这一重要发现介绍给了他的表弟，保罗从此开始了他自己的实验。1872年，保罗离开家乡进入布雷斯劳大学学习医学。按照那时流行的做法，他每年都转学，以便能够师从于最优秀的教师。在斯特拉斯堡大学，埃里希在19世纪最伟大的解剖学家之一威廉·瓦尔代尔（Wilhelm Waldeyer）的指导下，发明了一种技术："选择性染色技术"（selective staining），将表哥的发现向前推进了一步。使用自己配置的染料，他发现每一个组织标本中的细胞成分会对染料作出不同的反应，并且展现出不同的颜色深浅，其形态非同寻常地清晰，与原来的技术相比较，就如同高清晰度电视与普通电视的区别。采用自己发明的染色剂，保罗很快就完成了他的第一个重大发现：找到了肥大细胞，这是一种在结缔组织中普遍存在的细胞。

新染色方法的发明并不是受到所有人的一致称赞。当保罗完成在莱比锡大学的学习之后，住在包饭的寄宿宿舍内，那所房子的主人在许多年后回忆说，那个年轻学生经常像一个将刷墙时覆盖在地板上的单子穿在身上的人，他的手、脸和衣服总是沾满染料的污点。他的浴巾和亚麻被单也同样被染得乱七八糟，而且没有任何方法除掉那些令人讨厌的污渍。更糟糕的是，因为屋里缺少平台，就连台球桌也被他当成了实验台。那里也永远布满了大大小小的紫红、靛青和淡紫色的污迹。店主哪里知道正是这位寄宿学生破坏整洁的污渍产生了对数个科学领域发生永久性影响的发现。埃里希并不只是满足简单地观察人体内大量吸引着他而且令他印象深刻的细胞，而且试图找到那些使染色剂能够固定在标本上的原因（如同它们在织物上起的作用一样），以及为什么单个细胞对某种染色剂的反应如此不同。通过对照实验，他得出的结论是：那不是一种物理变化，而是一种发生在细胞内部的特定的化学变化。对细胞染色性质的观察结果成了埃里希 1878 年博士论文的主题，它同时也预示着生物学、细胞化学和细胞结构这些新研究领域的诞生。他的博士论文也包括了一种更宏观理论的萌芽，用非内行的话说，这种理论是研究不同物质的化学结合。这一观点在 30 年后进一步深化，形成了有关人类血液中存在抗体的观点，同时也形成了他的魔弹概念，最终导致了治疗梅毒的方法……我们扯得远了一些。

已经因组织化学染色成名的崭露头角的保罗·埃里希医生于 1878 年应邀加入了柏林久负盛名的沙里特医院，在当时闻名遐迩的临床医生弗雷德里克·冯·弗雷里希斯（Friedrich von Frerichs）手下工作。尽管埃里希因为工作出色赢得了大量病人的信任，但是冯·弗雷里希斯大夫发现了这位年轻人在其他方面的才能和精力，鼓励他对原来的研究工作投入更多的时间。埃里希继续着他有关苯胺染色剂的实验工作，但将重点从动物组织转向了已经具备临床医学条件的人类血液研究领域，因为那里仍然是一个崭新的领域。尽管从列文虎克发现红血球以来已经过去了两个世纪，但是在血液学方面的研究进展一直过于缓慢。以现在的观点看，埃里希是一位在合适的时间、合适的地点产生的合时宜的科学家，他依靠掌握的适宜技术手段完全改变了整个学科。正是在他那间狭小的医院实验室中，年仅24岁的埃里希医生很快发明了一种制作血液标本的简单方法。这种方法对他而言非常简单。首先，他需要小心翼翼地将一滴血尽可能薄地涂在玻璃片上，然后使它自然干燥。下一步，如同他在所发表的一篇报告中讲述的，将玻璃涂片放在一块温度为120至130摄氏度的热铜板上"加热一至数小时"，等待血液凝固以保护精细的细胞成分，最后涂上他的染色溶剂。"利用这种技术，"埃里希总结道，"人们可以获得带有各种色彩的异常漂亮和精美的图画。"

发明制备血液标本方法之后最重要、最直接的成果就是他的白血球"图画"。虽然在埃里希之前，英国有位使用显微镜的科学家威廉·休森（William Hewson，1739—1774年）比他早100年发现了白血球，但他只提供了一份不太详细的草图。（医学史家现在解释说，白血球之所以那么长时间一直被忽视，是因为它们的数量远远低于红血球，红血球占血液容积的45%，而白血球只占1%。而我认为，更有说服力的原因在于它们几乎都是透明的。）休森也正确地推测出白血球在血液中起的作用是抗感染，作用与淋巴系统相似。为了确认休森的理论，另外一个也叫威廉的英国医生威廉·艾迪生（William Addison）在1843年证实说，从受伤的人伤口处收集到的血液中所含的白血球数量要比从这个人身上其他部位血液中观察到的多许多。显然白血球聚集到了伤口处，但它们到底为了什么呢？后来的科学家们，一直到埃里希那一代的科学家们经过仔细的观察思考以后认为，白血球确实是血液中的军队——它通过消灭细菌、真菌和病毒保护我们的身体。而保罗·埃里希是第一个找到在白血球中充当主力士兵的人。他使用自己的"选择性染色技术"鉴别出两类广义的白细胞：白血球和淋巴细胞，发现了现在已知的五种特定白细胞中的三种。他发现自己能够用不同的染色剂使这三种白细胞变得更清晰。埃里希根据染色剂本身的特征命名了这些白细胞：嗜曙红细胞（eosinophil），它被曙红染色剂染成了红色；嗜碱细胞（basophil），被碱性染料染成了蓝色；嗜中性粒细胞（neutrophil），被中性染色剂染成了浅桃色。

埃里希的血液加热—凝固染色技术不久便成为标准程式，它引领血液科学研究进入了现代阶段。采用埃里希的加热—凝固方法，其他科学家将白细胞和红细胞按照行为和功能进行了更精细的分类，特别是明确了一些疾病，例如，贫血（anemia，以缺乏血色素为特征的）和白血病（leukemia，身体内的白细胞过量）。那时通过血液的定量计算可以快速、准确地诊断那些对生命构成威胁的疾病。我们现在进行的被称做 CBC（complete blood count）即"完全血细胞计数"的血常规检查就是埃里希发明的直接产物。

鉴于埃里希的成就，他现在常常被赞誉为"血液学之父"。有件题外的事需要提一下，我注意到医学史家有一个具有讽刺意味的倾向就是愿意将某某人封为某某科学领域之父，尽管这个领域的"父亲"已经人满为患。根据我的考证，埃里希已经是血液学的第五位"父亲"了，但即便如此，也不能丝毫贬低他对这一领域所作的贡献。在这数位先辈中，埃里希最杰出的特点是：他没有恪守某一科学领域，这对一个科学家而言是非同寻常的。科学家们总是倾其一生在一个学科中探索，根据我的看法，埃里希则经常在完成一项发明之后马上快速冲向下一个目标。对此，他以更雄辩的言辞告诉人们："人不应该等到庄稼完全收获之后再离开他们劳作的土地，他们应该将劳动果实中的一部分留给他人分享。"他不断地前进、前进直至取得巨大的成功。事实上，史学家们也将他封为组织学、免疫学、实验肿瘤学和前面提到的化学疗法和细胞化学之父。

埃里希所追求的也不完全是研究和学术。在沙里特医院任职5年之后，这位29岁的医生自己面对了一种并不一定需要治疗的"疾病"：相思病。让他倾心的女孩叫黑德维希·平库斯，一位比埃里希年轻10岁的身材娇小的漂亮女孩，她来自埃里希的家乡西里西亚一个有名望的家庭。虽然埃里希尽量挤时间去拜访她，但是他在大多数时间里还是依靠每天的信件向她倾诉爱情。这些信件中的一小段摘录表达了这位有魅力的、充满爱意的科学家的想法："亲爱的黑德维希，虽然我的时间不允许和你在一起度过美好的时光，"埃里希在1883年3月2日写道，"但对你的思念却没有一刻离开过我。我必须承认这样做于事无补，但我还是忍不住。我从未像现在一样脱离科学工作……我的显微镜生了锈，我钟爱的染料也发了霉，实验室落满了灰尘，就连实验室的动物管理员看到这一切也摇头表示难以置信。"他们终于在1883年8月完婚，埃里希和妻子在柏林定居下来；随着一年之内大女儿斯特凡尼的出生，两口之家变成了三口。

在埃里希的第二个女儿玛丽安娜出生前一年，1885年3月，随着他的恩师与支持者冯·弗雷里希斯自杀，宁静的生活一下子被破坏了。与新老板卡尔·格哈茨（Carl Gerhardt）医生——冯·弗雷里希斯的继任者不友善的关系更让他失去恩师的痛苦雪上加霜。那位严厉的老板格哈茨命令埃里希将所有的时间都用在病人身上。没有什么会比在这个时候中断他的科研工作更糟糕的了。埃里希正在青蛙身上对一种叫做亚甲蓝（methylene blue）的染料进行实验，这种染料刚刚成功地对活组织进行了染色，可以说是技术上的一项重大突破。埃里希像其他科学家一样，总是用失活固定的组织和血液标本作实验，而这种

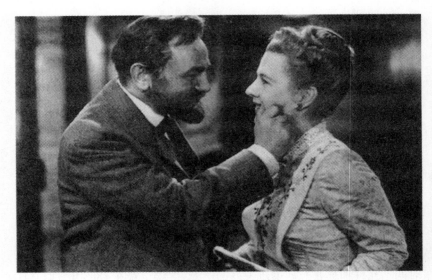

华纳兄弟影业公司1940年拍摄的电影《埃里希医生的魔弹》中的一个温情镜头，保罗·埃里希（由几乎辨认不出来的爱德华·G·罗宾逊饰）与他的妻子黑德维希（鲁斯·戈登饰）

被称做活组织染色（vital staining）的方法使他能够开始检查化合物对活细胞的作用，这也是他向职业生涯（有关这一主题的内容还要在下一章中继续介绍）的巅峰迈进的重要一步。但是，这项工作在那个时刻就不得不中止了。埃里希痛苦地执行着格哈茨的命令而无法继续他最热爱的工作。两年之后，他最终还是辞去了沙里特医院的工作。

　　无论怎么讲，埃里希辞职的原因是不能治愈的顽疾——咳嗽。辞职后不久，他在自己的痰液中发现了结核病的证据（似乎是通过接触结核病病人的细菌培养液而感染的）。具有令人悲哀的讽刺意味的是，这一疾病的诊断方法正是他自己在数年前所发明的加热—凝固染色法。在忧心忡忡的妻子坚定不移的敦促之下，埃里希决定，不但暂时放弃他的工作，而且迈出了更为激进的一步，离开德国。在他34岁那年，制定了一项带着他年轻的家庭移居埃及的计划，希望那里温暖、干燥的气候条件能尽快使他恢复健康。

许多年之后，埃里希回顾了自己在柏林最后几个星期的经历。他回忆道，在为格哈茨工作的最低潮的状态下，当他感到痛苦不堪、灰心丧气时，就会悄悄地溜进那间布满灰尘的实验室，打开染料柜，陶醉于那些鲜艳的染料中，他提醒自己："这里有我的朋友，它们永远不会离弃我。"

第七章

血液中的发现

　　血液从不休眠。即便我们对这个世界失去知觉或处于悲惨的麻木状态，血液仍然处于最具活力的防卫状态。通常是这样的：我们进入睡眠大约三十分钟以后，充当攻击手的 T 杀伤细胞就开始全力出击了。杀伤细胞属于淋巴细胞（lymphocyte），而淋巴细胞又是五种大致分类的白细胞中的一种，它们的领地是我们的血液和淋巴组织。T 杀伤细胞存在的目的只有一个：就是消灭外来的入侵者——病毒、细菌和毒素。当杀伤细胞与病毒遭遇时，它会钉上病毒并分泌蛋白质，这些蛋白质会在入侵的病毒身上打出许多小孔，使其就像一块多孔的瑞士奶酪一样，然后将其杀死——完成了任务，但同时 T 杀伤细胞也牺牲了自己的生命。虽然杀伤细胞已经像它们的伙伴"T 辅助细胞"和"T 抑制细胞"一样工作了一整天，但是它们还会在夜间大量出现。这些辅助和抑制 T 细胞在我们体内的防御系统中也扮演着至关重要的角色。〔所有三种 T 细胞中的"T"是胸腺（thymus）的第一个字母。蝴蝶状的胸腺位于心脏和胸骨之间，T 淋巴细胞是在那里发育成熟的。〕B 细胞也是淋巴细胞的一种，它是在骨髓中发育成长的，在人们进入深度睡眠时，B 细胞也会出现，其作用是粉碎细菌的尸体，但它们的方法不是像 T 细胞那样直接。B 细胞按照预先编好的程序，产生被称做抗体（antibody）的武器，让它们进入血液执行 B 细胞的命令。

血液的功能之一不仅是要消灭那些不速之客，而且还有修复功能。人们睡眠时，循环系统中充满了脑下垂体（pituitary gland）产生的生长激素，这种激素起着协助修复受损组织的作用。生长激素还会唤起另一种叫做细胞因子（cytokine）的抗感染物质，它的另一项功能是催眠，其作用就如同我们阅读的文章中一大段密集的文字能催眠一样。睡眠与免疫系统之间有一种特殊的交互作用：睡眠改善了免疫系统，而免疫系统又反过来帮助睡眠。

因此，母亲的呵护始终都是正确的。

"马上上床睡觉"，或者"你需要的就是好好睡上一晚"。

所有母亲这种喋喋不休的嘱咐不仅是根据我们身体发出的明确信号，而且也是有科学依据的。上床休息能够包治百病的说法总会唤起我儿时的回忆，其中还包括维克斯·范波拉普油膏和几汤匙难吃无比的"葡萄味"的药。事实上，用全天卧床休息作为临床治疗疾病的方法是 150 年前第一次提出的。首次独立提出这个疗法的是植物学家赫尔曼·布雷默（Hermann Brehmer），他来自西里西亚，保罗·埃里希医生和他的妻子黑德维希·埃里希的家乡。19 世纪 40 年代末，布雷默染上了肺结核，为此他移居到喜马拉雅山地区度过生命中的最后时光。这位年轻人的预后并不乐观，肺结核或称做痨病，在那个时代几乎没有治愈的可能性。正如我们现在所了解的，结核菌感染的疾病在史前就已经存在了；古埃及皇室的木乃伊曾提供了这种疾病肆虐的有力证据。在 1700 至 1900 年的 200 年间，根据历史学家的记载，估计有 10 亿人死于这种疾病。赫尔曼·布雷默认为自己不可能逃脱厄运。但是让他十分震惊的是，山区的新鲜空气和充分的卧床休息产生了奇效，他最终痊愈了。（现在的免疫学家会认为，赫尔曼不入流的疗法剥夺了细菌繁殖所需要的条件，大大增强了免疫系统抵御病菌的能力的机会。）赫尔曼康复返回德国之后，于1854年出版了他极为轰动的著作：《肺结核是可以治愈的疾病》（*Tuberculosis Is a Curable Disease*）。在这本书中，他提出了治疗肺结核的"修养疗法"（rest cure）。同一年，他创建了世界上第一所肺结核疗养院。在此后的几十年内，这所疗养院成为在欧洲与美国建立起来的数千家疗养院的样板。（20世纪40年代以后，这些疗养院完成了自己的使命，被改造成适合多种疾病疗养的地方。）疗养院的主要部分是睡眠走廊，病人可以在那里休息、日光浴和"呼吸空气"。当然，按照米什林公司旅游指南（Michelin Guide）①的标准，疗养院包括各种等级的，从条件很差的大众场所到专为富人服务的风景区豪华疗养院。事实上，如果不用担心费用，像保罗·埃里希这样的病人甚至能够按照医生的要求，去度一个长长的足以恢复健康的假期。

人们认为保罗只能被强制休假，就像猫被强压着洗澡一样。他的妻子也非常期望34岁的丈夫能部分摆脱一下疯狂的工作状态。在他们婚后的五年内，她几乎从未看到过他休息。可是，就在他们到达目的地埃及之前，这位优秀的医生就已经显露出他能够调整自己的那种能力，从繁忙的工作状态恢复到完全放松的状态。根据后来的报道，当保罗夫妇和他们的两个女儿第一次停留在威尼斯附近的湖边温泉时，黑德维希承认，她是又惊又喜，她的丈夫真的能快速地调整适应全日制的休息和放松地生活了。"人们总认为我是一个工作狂，"埃里希那时说，"其实，他们错了。我实际上可以懒得像一条巨蟒。"

他说得非常正确。就像黑德维希对他的了解一样，埃里希最喜欢

---

① 法国米什林公司出版的旅游指南。绿色封面的指南主要包括欧洲和美国的旅游景点地图和信息，红色封面的指南是餐馆和饭店的信息，米什林公司根据它们的服务质量为其评星级，获得三星的餐馆是顶级的，只有少数餐馆能获此殊荣。——译者注

的休闲方式就是一直沉浸在书中。为了不打扰妻子休息，他甚至用一块黑布帘将他们在柏林的卧室隔开，拉上帘子后他可以一直读书到清晨。书架上那些阅读过的书籍充分说明了他广泛的兴趣：他读书涉猎的范围从希腊古典名著到当代的尼采等人的最新著作，直至他最爱的另一个范畴，侦探小说。埃里希能够准确地背诵尼采像赞美诗一样的散文。

　　每一位埃里希的传记作家在记述他的生平时都提到他对侦探小说的那种热爱。例如，马莎·马夸特就曾披露，每个周六，实验室都被那些刚收到的最新一期的犯罪杂志搞得阴森可怕，那些杂志是医生最喜欢的读物。她用含蓄的啧啧声形容，"杂志的封面是最耸人听闻的谋杀照片"。那种周刊可能和美国20世纪开始逐渐流行的被称做"低级书刊"的杂志相似，这些杂志包括《侦探故事杂志》(*Detective Story Magazine*)、《黑面具》(*Black Mask*) 以及《阴影》(*The Shadow*)。由于这些杂志的纸是用廉价并带有烂斑的木头制造的，因而被称做低级书刊，但其刊载的那些故事不但感人，而且情节复杂。根据马夸特的说法，保罗总是在收到杂志的当夜一口气将其读完。那些故事总能使医生忘记现实生活中的问题。

　　埃里希还是阿瑟·柯南道尔爵士最忠实的崇拜者。一幅有柯南道尔爵士签字的肖像悬挂在他书房中最显眼的地方。他拥有许多这位作家的书，其中的几本上还有那位苏格兰人的签名，他也是从医生转为作家的。我至今还没有发现埃里希与阿瑟爵士笔下最令人尊重的、独一无二的人物福尔摩斯首次"见面"的时间和原因，但是，如果我们想到有关福尔摩斯的第一部小说《血字研究》(*Study in Scarlet*, 1887年) 是埃里希开始他病休旅行的前几个月出版的，那就不难想象他会带上几本新出版的侦探小说上路旅行的事了。

　　在《血字研究》中描述福尔摩斯与华生医生第一次见面的情景是

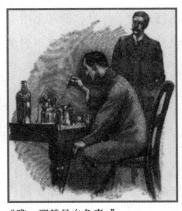
"瞧，那就是血色素。"

令人难忘的，我特别注意到在那次历史性的握手之后发生的事情。福尔摩斯，按照他自己的说法，刚刚完成了一项最伟大的有关血迹的发现。他抓住华生的外衣袖子将他带进宽敞的实验室向他解释有关血迹的伟大发现。福尔摩斯侦探解释，考虑到从犯罪事发到罪犯被捕通常要经过很长时间，因此伦敦警方一直面临的一个困难就是证明疑犯衣服上的污痕是血迹而非果汁或其他锈斑。正如福尔摩斯指出的，由于他的伟大发现这种证明将不再困难。福尔摩斯用针刺破了自己的手指，用吸管将血收集后将一滴血滴入一升的水中。当然，此时所有的红色证据都会消失了。但是，请稍等一下，福尔摩斯再现了当时辨术实实在在的新手法，将几块压碎的白色晶体放入水中，然后又滴入几滴透明的液体。顷刻间，液体呈现褐红色，褐色的沉淀物就聚集在了液体的底部。瞧，那就是血色素。福尔摩斯对自己的发现是那样欣喜若狂，如果不是他的双手忙着做实验，他一定会为自己鼓掌祝贺的。

我情不自禁（并且好奇）地想，当埃里希医生在读《血字研究》这本书时，他是否注意到了自己与福尔摩斯之间的共同特点：此处借用华生的一句话就是，两个人的双手都"一直带着墨水和化学药品的污迹"；他们两人都以以严格与严谨的科学态度进行各自的科学实验和研究而著称，并且都对那些"耸人听闻的文学作品"抱着极大的热情；他们的共同嗜好是抽烈性烟（即使患了肺结核也没能使埃里希放弃他抽雪茄的嗜好）。但他们又各有自己的特点，比如埃里希不愿意受他人摆布，希望有自主权；还有最重要的是：宽畅舒适的实验室。

现在我们暂且不需要去做那些猜测想象的事了。当埃里希1889年春季返回柏林时，他已经焕然一新：不但治愈了肺结核，而且健康并充满活力，热切期盼迅速投入全日制工作。那时所存在的唯一障碍是：没有人雇用他。虽然事实与他希望的相距甚远，但他仍然努力使局面向最好的方向发展。依靠岳父的经济支持，35岁的埃里希建立了自己的实验室——叫做实验室不过是好听罢了，实际上，那只是一间租赁的公寓房，距离他的住所很近。他的员工总共只有一人——一位当仆役的德国人。埃里希的两个侄子费利克斯和乔治也不时过来帮忙。埃里希把他中断的研究重新做起：恢复了他对活组织染色的实验，同时开始尝试新的组织染色剂。他以附近的街道命名了两种蓝色染色剂：施蒂格利茨蓝（Stieglitz blue）和卢茨蓝（Lutzow blue）。一个更不规范的词"爆炸者"被用来描述一个普通的过失所产生的色彩：一只放在公寓炉灶上加热的装满染料的玻璃烧瓶发生了破裂，瓶中的染料靛青四散在室内。

在这间小公寓的另一个角落，埃里希开始了一项新的、被柏林或其他地方的科学家视为规模更大的"热门理论"的研究：被毒素所致的疾病。这些毒素是外界微生物所产生的，例如，科学家们认为正是那种毒素导致了白喉。白喉细菌分泌出一种毒性物质攻击咽喉壁，造成咽喉堵塞从而造成患者窒息而死亡，患者大部分为儿童。不久以后又发现，导致人们患破伤风的也是一种毒素。随后科学家将怀疑的目光集中到了肺结核上（虽然实际上，在肺结核患者身上并未发现这种毒素）。正如美国著名的血液学家马克斯韦尔·温特罗布（Maxwell Wintrobe）1980年提到的，埃里希"从事他的研究工作时就像一名到处搜集证据的侦探"，他开始将自己的注意力放在了整个研究领域中一个很小的部分：对毒素的定量研究，而不是从事感染物质的研究，他的研究从导致药品依赖的物质可卡因开始。

在那个时代，可卡因是合法的并且很容易得到的物品：在药剂师那里可以得到提纯的可卡因。在美国的安尼唐街角的药店中把它作为添加的刺激物放在瓶装的可口可乐中。埃里希开始关注可卡因时，也是福尔摩斯的第二本书《四签名》（*The Sign of Four*，1890年）刚出版之际。那本书上公开了福尔摩斯偶然为自己注射了一针可卡因的事。福尔摩斯向华生承认，他发现那种药"有超乎寻常的使人感到刺激和清醒的作用"。尽管那时可卡因是一种很受大众欢迎的药物，但埃里希知道就某种程度而言，可卡因具有毒性效果。但是用到何种程度才会产生那种毒性效果呢？埃里希用小鼠替代豚鼠进行试验。他没有直接将可卡因注入小鼠的血液中而是采用了喂食这种更简易和安全的方法进行实验。他将饼干浸入各种经过精确测定的、不同含量的可卡因溶液中，然后将这些饼干投放给老鼠。当对这种方法满意之后，埃里希开始用毒性大得多的植物提取物——蓖麻毒素进行一系列的实验。即便用量很少，从蓖麻子中提取的蓖麻毒素依然比眼镜蛇毒的毒性大得多。蓖麻毒素被视为最具危险性的生物恐怖武器之一。

虽然埃里希的实验导致了很多小鼠的死亡，但也有一些幸存者：这些小鼠不但对常用致命剂量的蓖麻毒素产生了免疫，甚至对超过致死剂量几百倍的毒素也有免疫力。在这些超级小鼠的血液中，埃里希已经激发了"抗毒素"（antitoxins）（抗体的一种）的循环，当小鼠下次再接触这种毒素时，它就会对这些毒素"麻木不仁"。一言以蔽之，它们被预防接种了抵抗毒素的物质。埃里希公之于世的研究结果并不是一个新概念。比他还早100年的一位科学英雄，英国医生爱德华·詹纳（Edward Jenner）曾发现了一个很原始但有效的诱导免疫的现象：他发现当人们无意中接触过微量的天花毒素以后，即使再接触致死的疾病也不会被感染。那些微量的天花毒素可能是通过接触抓痕处的碎屑感染的。尽管如何接触和接触后的机理并不清楚，但是詹纳用比喻的方式解释，一把能挡住毛毛细雨的伞对倾盆大雨也会有效的。当埃里希一个世纪后再来面对这个未解之谜时，他在这项研究上展现了自己的特点：伟大的科学精确性。他建立了一套应对多种情况的精细方案，通过大量的蓖麻蛋白实验，最终根据特定天数内精确的剂量表，确切地掌握了人体产生免疫反应所需要的毒素剂量。当他的那些超级小鼠开始繁殖后代时，埃里希发现了一个同样至关重要的现象：那种抗毒素可以通过胎盘和哺乳从母亲传给胎儿——这就是教科书中提到的一类被动免疫，通过被动免疫，人可以从其他个体那里获得免疫力。〔与此相对的概念是主动免疫（active immunization），是指个体免疫系统本身产生的保护性抗体（protective antibody）。〕

埃里希采用的方法和其方法的精准性引起了同行们的注意，其中有一位是柏林的医生埃米尔·冯·贝林（Emil von Behring），他也刚刚作出了一项关于被动免疫的惊人发现。贝林在1890年完成的实验中发现，如果将成功免疫的白喉动物身上提取的血清（不含血球和其他凝血物质的血液）注射给另外一只动物，接受血清的动物也会对白喉产生免疫力。凡接受免疫血清注射的动物均能受到保护。下一步，就是考虑如何获得白喉的抗毒素来保护人类了——这是那时遇到的困难。贝林请求埃里希帮助他找到一个安全、有效的配置方法。最终，治疗白喉从而拯救人类生命的药品于1894年11月问世。

自此，保罗·埃里希在5年时间内让世人瞩目。他新建了一个由自己领导的研究所：皇家实验治疗研究所。研究所位于法兰克福，无论在地理位置

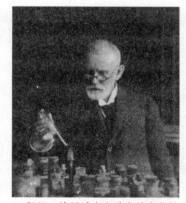

保罗·埃里希在实验室从事他的研究工作

上还是专业研究上，都比位于柏林拥挤不堪的实验室强许多倍。这座四层楼的研究所里每一处布局都是按照埃里希的要求设计的：多个实验室，图书馆，为高级的研究人员设计的宽敞的空间和用之不竭的实验动物。埃里希监督指导着这座建筑物内进行的内容广泛的研究工作。在当时，这座研究所的职能可以说相当于美国国立卫生研究院（NIH）和美国食品药品管理局（FDA）二者的结合。1899 年 11 月初，研究所的开所典礼是一件相当轰动的公共事务，出席的人中包括科学家、记者、政治家和当地市民，但对埃里希医生个人而言，四个月以后发生的事情虽然没有那么轰动，却带给他个人更高的声望。

1900 年 3 月 22 日，46 岁的保罗·埃里希站到了伦敦皇家学会的讲台上——伦敦皇家学会是至高无上的科学学会，牛顿和列文虎克都曾经是它的会员，能到会作报告是一种殊荣。他不仅被邀请参加新世纪的第一次会议，而且还要在会议上宣读他的重要论文，题为《与细胞生命特定相关的免疫》（*On Immunity with Special Reference to Cell Life*）。他没有令人失望，在那篇极为重要而且前卫的报告中，埃里希首次详细介绍了他的免疫"侧链理论"（side-chain theory）。这一理论为血液保护人体免受外来入侵者攻击的能力提供了充分的依据。根据他自己和其他研究人员关于蓖麻蛋白（ricin）和白喉（diphtheria）的研究成果，埃里希解释说，血细胞表面存在着受体分子（receptor molecule），又称为"侧链"，它与入侵的毒素进行化学连接或结合。（埃里希从有机化学上借用了侧链一词，它被广泛地认为像一个码头口，是细胞从自由漂浮的食物粒子中汲取营养的方式。）简而言之，这种结合不但中和了毒素，而且刺激细胞产生更多的侧链作为抗毒素进入血液循环，以备与入侵的相同毒素进行斗争。

当今的医学史家将埃里希的报告精练为三个主要观点，其中两个观点是正确的，一个观点是错误的但可以原谅。正确的观点包括：埃里希认为，甚至在特定的抗原进入体内前，血细胞就已经具有形成抗体的能力；另一个观点是抗体从本质上说就像一把锁等待与之相配的钥匙；还有一个与此相关的观点是正确的：一旦锁被打开，将刺激产生更大量的抗体。他的失误之处在于相信所有的细胞都能产生这种抗体，而实际上，只有 B 淋巴细胞能够产生抗体。

医学史家还认为埃里希的论证不但站得住脚，而且十分令人信服。配合他报告的还有一系列异常生动的图示。这里应该强调的是，当时在皇家科学学会讲演利用视觉效果作为辅助手段的并不罕见，但埃里希的独到之处在于，它的图示来自于想象，是根据理论上发生在血液中的情况描述的。因为在他那个时代，最先进的显微镜也无法看到血液中发生的事情，但他心灵的眼睛却将这些景象看得一清二楚，并且作了演示。一系列景象在我们眼前展开了：首先人们看到一个标准的细胞——它的颜色很淡，像一个海绵体的月亮，喷发着的小水滴就像连环漫画中人物额上流下的汗珠。这些就是埃里希的侧链，它们实际上和链条没有任何相似之处。接下来，一些"汗珠"被邪恶的、呈黑色牛角状的毒素紧紧抓住。而其他摆脱毒素的微小"水滴"则自由了——成为英雄的抗毒素——像柔软的米诺鱼，自由自在地进入我们的血液。

埃里希意识到，在他的听众中不是每个人都愿意分享自己确定无疑的观点，所以提醒说，在他的图中勾画的形态应该被认为是"纯粹的想象"，再出色也不过是一种近乎正确的猜想。但是一些科学家并没有介意埃里希的提醒。在接下来的几周或几个月，批评声吸引了人们的注意，这些批评认为埃里希荒谬的"卡通"观点带来的是更多的结论而不是可能性。他主要的贬低者攻击他的观点是"无足轻重的绘画展示"。如果这些批评指望埃里希收回他的表达方式，可能毫无作用。实际上，以后无论埃里希何时提及他的侧链理论，他都会利用草图描述它。有关他在任何空白的地方用画小人的办法迅速表达自己理论的故事非常多。在他与同事谈话时，偶尔也会用速写来表现他的理论。他想画草图时，如果手边碰巧没有纸，就会用房东的桌布、聆听者的衬衫袖口甚至他的鞋底替代，如果有可能，他甚至会卷起地毯，用粉笔在露出的地板上勾画他的草图。有一次，在晚饭之后观看节目时，他在 50 张明信片上串接了全部关于侧链的"剧情"，一位殷勤的服务生一直不间断地向他提供明信片。

从 1902 年开始为埃里希工作的马莎·马夸特也非常赞许她的老板的这种风格，她写道，"当他完全被一个明确的想法占据时"，他会用充满活力而且快速的语调谈论它，"当他谈及那些景象时，好像它们就在眼前实际存在一样"。他永远希望他的听众和他一起看到他所描述的现象。为了确保他的某一位听众跟得上他的思路，埃里希会用"彩色铅笔的笔尖、试管、雪茄以及他时常取下来挂在脖子上的有着厚厚镜片的眼镜轻轻点他或她的胳膊或前胸"。勾画完他的草图之后，"他站在那里，头略微向前倾，抬起和善的面孔"，"好像要用他明亮的大眼睛看穿人们心里的想法"，又好像在说你明白我所说的吗？

埃里希医生生前从未有机会观看实际在血液中上演的那部戏。对埃里希而言，可能最具有戏剧性的是，那些最可能被置疑的情节现在都可以在电子显微镜下拍成清晰的照片，这种显微技术曾被用于拍摄那些丑陋的带有球根状复眼的昆虫的脸。电子显微镜的放大倍数比传统的复式显微镜要高几千倍，它可以让人们清楚地看到极微小的但对人类威胁更大的病毒：艾滋病病毒（HIV）。那是一种通过劫杀 T 辅助细胞而破坏人类免疫系统的病毒，病毒会强迫 T 细胞尽可能多地自身复制，通过这一过程杀死 T 细胞。我还记得第一次看到艾滋病病毒显微照片时产生的那种奇怪的感觉：那是一幅刊登在 1985 年 8 月 12 日的《时代周刊》封面上的照片，那时我刚从西雅图搬到旧金山的卡斯特罗区——艾滋病爆发的地区才一个月。根据照片的说明，那张放大了13.5万倍的照片表现的是艾滋病病毒攻击T细胞时的情景。照片中浅灰色的病毒团看上去更像从吸尘器中取出的垃圾。我凝视着那幅黑白照片时，心想那就是使人染上艾滋病的罪魁祸首。我们现在就需要歼灭它们。

从那时起，我看到过许多类似的图片，有的比《时代周刊》上的那幅还大了三倍。就像用哈勃望远镜远距离观察银河系时拍摄下的令人眼花缭乱的照片，原始的黑白显微照片通常经过色彩加工而突出病毒的具体形态。三维计算机图像甚至可以显示出艾滋病病毒内部和外部更精细的结构。我知道这些照片对科学家进一步了解艾滋病病毒并找到治疗这种疾病的新方法有着巨大的价值，但是它却使我感到，这种病毒越复杂，艾滋病患者面临的生存形势也越渺茫。在我有生之年恐怕难以看到治疗这种疾病的办法了，史蒂夫也不可能完全康复了。

在我们最困难的日子里，史蒂夫认为他的健康状况好像每三个月就能缓慢地恢复一些，他这里暗指的是他进行血液检查的间隔时间而不是季节的变化。血液检查主要监测艾滋病病毒的活跃程度和免疫系统的状态，以及器官对药物毒性的承受能力。检查结果不但用于判断当时采用的药物治疗方案，而且为下一个12周的治疗提供指导。因此为了史蒂夫的检查结果，每次去看病时心情总是很急切的。

回想已经过去的14年，我的印象中史蒂夫的病例袋总是厚厚的，虽然这种情况肯定是我们共同生活以前就存在了。现在每次看病的第一件事就是将史蒂夫那装订好的厚厚的病例重重地放在桌上。寒暄过后，哈斯勒大夫都会打开那厚厚的病例，我们三个人簇拥在一起翻找最新的足有三页纸的打印的化验结果，那上面各类化验项目有50项之多。每页纸都从中间部位分为两栏，一栏是正常值，那里列出的多数是史蒂夫肝肾功能的检查结果；另外一栏是非正常值，列出的是那些令人沮丧的结果，包括 T 辅助细胞的百分比、白细胞计数和其他类似的数据。为了使非正常指标醒目，它们都被印成了浅红色，从上排到下。最新的检验结果与史蒂夫那些厚厚的以往的检验结果装订在一起。快速翻阅那一大摞长达几年的病例时，形成了一个简单的飘舞着的红带子的动画场面。

我驱车穿过距离居所 48 公里的旧金山海湾大桥，下车徒步向免疫诊断化验室走去。那是一座向左右延伸得很长的平房，坐落在圣·丽安多郊区一片与外界隔绝的大工业区内。严格地说，整座建筑物被反光玻璃包围，外面的人不能看到发生在它内部的任何事情。建筑物上的标志使我确信那就是我要去的地方，但是，我找不到正门或入口的门。我想，这是多么巧合的事呀！史蒂夫验血的化验室成了检验我能力的地方。我仔细地打量着这座建筑物，四处寻找入口，可除了看到玻璃上映照出的自己以外，没有任何人。

我绕到似乎是建筑物背后的地方终于发现了一个门铃。

一个身影出现在门上缺损的玻璃背后："你是来送货的吗？"

"不，我是来办事的，事先预约了。"

"但是这里是卸货的地方。"这位年轻人最终还是同意带我穿过这座建筑物去接待处了。接待员显然不在，我在涂以乏味色彩的接待处等待她。电话铃不断地响着，我知道接待员会在周围，我昨天和她通过电话：

"免疫诊断化验室。"一个女人的声音回答。

我昨天曾急匆匆地按照盖在化验单上的电话号码拨打那里的电话，那张化验单是史蒂夫拿给化验师的，我那时没有考虑如何解释我的要求，也没有想到如何与那里的人接触并称呼他们。主管化验师？

血液化验员？"我正在瞎想，"我有些口吃地说，"我能到你们那里参观吗？"

"参观什么呀？"她用很高兴的语气问。

"只是看看化验室，了解一下血液检验的全过程。如果不太麻烦，我还想四处走走，看一下那些仪器设备。"

她陷入长时间的沉默。"四处走走？"我在电话的另一端猜想她听完我的话以后，一定看了看四周，然后想，天哪，他用的是什么旅游指南呀？"嗯，我们这里不接待参观，你肯定你的电话号码是正确的吗？"

噢，是的，是的，是的，我赶紧解释说，我个人不作任何血液检验，但是对观看现场检验是如何进行的感兴趣。我解释得越多，我的意图听上去就越离奇。但她最终好像还是理解了我，说，"噢，你是食品与药品管理局或其他机构的人吧？"

我还没来得及否定，她就将电话转给了免疫诊断化验室的医疗主任，那里职位最高的人爱德华·温格。谢天谢地，他理解了我的初衷——就是想看取血之后到得出检验结果之前的中间过程。他承诺可以告诉我想知道的一切，并约定了时间："星期五上午10点30分如何？"

挂断电话之前，我对自己说别不好意思，我还需要再问他一个问题。我又问温格医生："我的男朋友刚刚抽过血，我们见面时，你那里会有我男朋友的血液标本，我能不能亲眼看看他的血液检验过程，这样的要求是否太天真了？"

他突然发出的大笑声就是一个完整的回答了，但是为了不使我怀疑，温格博士解释说："是的，你的要求是有些天真。因为我们不是根据验血者的姓名查找他们的验血结果的。"

"噢，我明白了，你的意思是，你们出于替患者保密的目的才这样做的，"我说，"那听上去有道理。"

"但是还有，"温格博士继续说，"几乎所有的化验都是在深夜完成的。"

深夜？也就是说，检验人员都是在日落之后开始他们的血液检验工作，多像吸血鬼的活动啊！但无论如何，到那时停车一定会容易些。

温格博士的身影出现在接待台旁。他五十来岁，身材高大清瘦。在金属框的眼镜片背后是一双银蓝色的眼睛。和他握手时，我感到他的手冰凉而且沾着滑石粉，就好像刚刚摘掉乳胶手套一样。

为了节省时间，温格博士开始边走边谈，带我进入他1982年创建的实验室。一进实验室，我马上感到它与我头脑中有关"实验室"的概念完全不吻合。我头脑中的实验室里应该是摆放些瓶瓶罐罐和酒精灯的。而免疫诊断化验室则像个篮球场一样又大又明亮，雪白的墙壁和闪亮的地板，室内温度很低。我此时才弄明白，为什么温格医生在秋季温暖的日子里依然穿着厚厚的法兰绒衬衫。我在实验室不同地点的工作区里见到三名正在工作的员工。温格博士没有将我介绍给他的员工，而是向我介绍了他们的设备——两台检测艾滋病病毒的仪器。

第一组两台设备被称做病毒载量检验（viral load testing）仪器，被用来测定一个人血液中艾滋病病毒的数量。10年前，最先进的检测方式是检测 p24 抗原，但是这种测试方法只能以是或不是定性地回答在人们的血液中艾滋病病毒是否仍在复制。它的工作原理就是检查血液中那些被艾滋病病毒遗弃的部分，就如同通过检查麦当劳丢弃的汉堡包包装纸来确定有多少汉堡一样。现在的病毒载量检验方法则关注麦当劳巨无霸汉堡本身的情况——艾滋病病毒中的基因材料，量化测定血液中艾滋病病毒的毒性程度以及所服用的药物是否起作用。我面前的这两台仪器设备很不起眼，但它们却有着改变一个人生命进程的巨大威力。这两台仪器的检测过程都很复杂，我走了一下神就错过了温格医生关于在病毒载量检验仪器——Q—PCR上进行三种最敏感的病毒检测开始部分的介绍，只能从中间部分接着听了：

"……也就是说，我们有一个单链分子和另外一个单链分子，"温格博士边说边画图，"我们在这里做些什么呢？我们只是将它的某一区域复制，然后得到双链分子。"

他在笔记本上画了图作为补充，然后问我："你听明白了吗？"

我听懂了。这个描述就像一幅百叶窗的图画——有数条扁平的DNA。就在我点头表示理解时，温格医生又继续他的话题了。他在笔记本上画了两条如同销售曲线一样的曲线。

"通过每一循环，我们获得的仅仅是这个区域的双份，它呈几何水平扩大……"

温格博士的语速不断地加快，我已经完全跟不上了，我真有点后悔触发了他用专业术语谈话的兴致。我请求他用通俗的语言解释，他同意了。虽然此后讲解时他的用词仍然在专业和通俗之间变换，但是最后他还是将用专业术语解释的内容分成几部分以便于我理解：他们抽取不到半茶匙的血液作为标本之后，从艾滋病病毒颗粒中取出DNA的单一片段进行克隆，或者"扩大"它。通过数学公式来计算存在于标本中的原始病毒颗粒或者"复制品"的数量，计算结果表示的是非常精准的人体血液中病毒总量的一部分。到此为止吧，我认为我已经明白了，但是温格医生已经无法控制自己不继续解读这部大部头的教科书了："最重要的一点就是，需要循环的次数与开始复制时病毒数量的对数成反比。"

我始终能够理解的一点就是他们的检测结果对患者所产生的影响。在医生那里没有你希望看到的检测数字，只有检测结果的文字描述。如果在病人的血液中发现的复制病毒低于50，Q—PCR的检查结果会被冠以"没有发现病毒"的结论。50个复制病毒可能听上去很多，但是实际上对艾滋病病毒而言却是微不足道的，它反馈给患者的信息是：在你体内没有发现艾滋病病毒正在复制，鸡尾酒药物正在起作用，病毒的活动处于静止状态。虽然这种诊断的意思是确切的，但使用的言辞偶然也会使人产生误解。例如，医生们在1997年宣布魔术师约翰逊的血液中没有检出病毒，这一结果使许多球迷误认为这位前湖人队明星已不再携带艾滋病病毒了。约翰逊的妻子库克在会见《黑檀》(Ebony) 杂志记者时宣布，魔术师的艾滋病已经"治愈"。报道在引用她的话时说，他的医生们"认为是药物起了作用"，"我们以耶稣的名义保证"。但这也起不了什么作用，奇迹还是没有发生。事实上，当约翰逊在后来的一个长假期中忽视了服用药物时，他血液里的病毒数量又疾速上升到可检测到的水平。史蒂夫对约翰逊的病情变化有自己的分析：未发现这个词代表的就像动漫《神奇四侠》中的隐身女人——看不到并不等于她不存在。

温格博士解释说，除了检测艾滋病病毒之外，PCR 还可以用于其他疾病的检测。它在法医学的检验中也发挥着至关重要的作用：例如，分离在犯罪现场发现的血液或组织的 DNA "指纹"，从而找到杀人犯！

谈到此时，我才意识到，我们彼此想要听到谈话需要发出如此之大的声音是因为现场那两台设备噪声的干扰。（在深夜，如果所有的机器都运行起来，这个地方的噪声会有多么严重呀？）我们站在一台用于分离 DNA 分子的仪器旁边，虽然它的体积看上去比烤面包机大不了许多，但它的声音听上去就像装满网球鞋的烘干机。温格医生告诉我，那巨大的噪声是由于活塞运动产生的。活塞产生的压力正以每平方英寸三千多磅的压强挤压细胞通过设备内的一条管道。听完温格医生的介绍，我报以惊奇的叫绝声。

我们接着向另一个噪声源走去。那里发出强烈噪声的是两只液态氮气罐。这两只氮气罐分别由单一的发电机提供动力，这两台发电机发出的声音与混凝土搅拌车的声音很相似。这一对外形像手鼓的氮气罐保存了细胞组织的培养物。温格医生特别告诉我说，"那两个氮气罐内部像地狱一样寒冷"，"零下195摄氏度"。当他打开一个氮气罐的盖子以后，马上看到一股像雾一样的白色气体从罐子中冒出。他催促我说："将你的手放在这里，但是不能触摸周围！"他脸上闪现出微笑。我感到勉强——多次看过《星球大战之帝国反击战》（*The Empire Strikes Back*）中冒白气那一幕，但不是汉·索罗被冻在天然焦炭上的那一幕。我鼓起勇气，伸出食指在半空中做出了要蘸一下液态氮气的姿势，"非常，非常冷，"温格医生尖声说道，"无与伦比的冷。"

跟着温格医生继续参观时，我才意识到，至此还未在免疫诊断化验室见到血液，在白色无菌的海洋中，在黑色并且缺乏任何生机的设备之间没有看到哪怕是一滴红颜色。我期盼能见到一排排、一架架或者一摞摞装有血液标本的试管、小瓶子。但是，如同在人体内一样，免疫诊断化验室中的血液都隐藏在暗处。它们被隐藏在机器里，或者存放在冰箱内。有些检验还需要将血液孵育在和人体温度相同的暖箱中。我知道，在那所建筑物的某个地方存放着史蒂夫的五个血标本。

正如温格医生所介绍的那样，进入这所建筑物的任何标本都有标志以识别它们。每一根试管都有条形码作为标志，它们在这座实验室里的每一个检验程序都通过计算机进行监测，这就能使经过许多仪器检测的多个化验结果清楚准确地综合在一起，因为计算机是不会犯错误的，温格医生不动声色地告诉我。由计算机最大限度地监控整个检验过程这件事给我印象很深，这样做不但可以尽可能地避免工作人员接触检验标本，而且可以避免人为的失误或疏忽。我不禁回想起史蒂夫收到的那封来自以前的化验室的信，其中说明负责抽血的医务人员曾重复使用针头。我眼前发生的所有的事让我感到很放心。在他的血液之旅中，碰到的是这些有良好道德和经验的医生们，正如他自己在免疫诊断化验室进行常规检查时遇到的抽血护士罗斯玛丽一样。

我们在化验室的中心位置稍作停留之后，温格博士开始快速地介绍我们周围那些值得人们瞩目的设备："这是一台酶联免疫吸附试验分析仪（ELISA reader），那是一台蛋白印记仪（Western blots），那边的是血液化学常规检查设备；另外还有免疫化学材料和尿分析仪，血液凝固检测板；再往那边是 DNA 合成设备，我们谈话时，那台 DNA 合成设备正在合成 DNA。"在这间屋子对面是一台高速离心机，它以超高速使血浆旋转——正如温格医生说的，"这台设备旋转时可以产生 4 万倍的重力"——这正是分离细胞成分的过程。

在所有这些昂贵的高技术设备中间，我注意到有些面熟的东西，"那东西就像一台微波炉。"我对温格博士说。

他露出了赞许的笑容，"制作碱性热干燥染色的最好方法就是用微波炉。""这台微波炉是这里唯一的一台价值低于 100 美元的设备。"最后这句话他是用开玩笑的口吻说的。他们不久前刚退回一台价值 25 万美元的设备，因为它实在是毫无用处。谁会花这么多钱买一台毫无用处的设备呢？

我随着温格博士到达了那次参观的最后一站——T 淋巴细胞计数装置所在的位置。在那里，我的心绪又被拉回到过去了。T 细胞计数与新的病毒载量测试法不同，但是它一直是史蒂夫感染艾滋病病毒后长时间检测的主要项目。史蒂夫的 T 细胞计数的检查结果在峰值到低谷间波动。T 细胞计数包括各种 T 细胞：T 辅助细胞、T 杀伤性细胞和 T 抑制细胞，其中 T 辅助细胞计数是人体内免疫系统抵御病毒能力的最重要的标志。在健康人的血液中，正常的 T 辅助细胞数量——我们经常简称它为 T 细胞——应该高达每立方毫米 1 800 个；对于一个正在发作的艾滋病患者，他的 T 细胞计数可能就是每立方毫米 18 个甚至是 0 个，低于 200 个的检验结果作为诊断艾滋病的依据之一。正是这一检验结果在 1994 年夏天打击了史蒂夫。从那以后，因为他的免疫系统状况持续恶化，他不得不每四周进行一次 T 细胞计数检查。那时史蒂夫已经尝试了所有可行的抵抗病毒的治疗方法，而另一种治疗药物蛋白酶抑制剂（protease inhibitors）可能一年以后才允许使用。看到他的 T 细胞计数不断减少，产生的就是那种无助的感觉，就好像身陷沙漠，只能等待水到来时的心情一样。

在艾滋病流行初期，T 细胞和其他血液细胞的计数都是依靠手工完成的。在我的脑海中，我想象那些表面是白色的一排挨一排的标本被依次放在显微镜下用计数器累计那些看到的细胞，再发挥想象力来描述一下，那些工作通常是由中年妇女来完成的；我还想象，那些从事 T 细胞计数的小姐们要比其他小姐经历更多的沧桑。我真有些替她们担心，因为她们终日要面对那些患有严重疾病的患者的血液。我希望当她们看过一个健康人的标本时能够私下里大叫一下。事实上，目前在世界上的某些地区，这种细胞计数依然是靠手工完成的。我的一位朋友最近为了治疗艾滋病一事访问卢旺达时，亲眼看到一名妇女从事这种辛苦的计数细胞的手工劳动：一只眼睛看着显微镜，一只手指按动简单的计数器。

温格医生和我站在流式细胞仪（Flow Cytometer）的前面。这台极为现代化的细胞计数设备与金科出的复印机没有太大的不同。温格医生向我介绍了那台设备的操作者马克技术员，而后又向我提起了血液学的基本原理：白细胞非常相像，在血涂片中的红细胞和白细胞很容易区分，而淋巴细胞的类型和亚类型则没有很大的差别。他进一步解释说："你很难用传统的显微镜区分 T 辅助细胞和 T 抑制细胞。"但是有一种方法可以区分它们，就是在血液标本中加入单克隆抗体，你所要计数的具体的白细胞就被做了"标记"，那些有了标记的白细胞会被后来加入的染料染色。

"这恰恰是保罗·埃里希的功劳。"我补充说。

"正是这样。就是保罗·埃里希将颜色与抗体结合起来并通过这种方法辨别细胞的。"

"现在，所有这一切都通过计算机完成了。"

温格医生点头称是。在这里使用的是荧光染料，激光可以识别这些染上荧光的细胞。温格医生指给我看一个长方形的黑色装置，人们看不到它里面隐藏的东西。"我们将血液标本试管放入那里的一个旋转装置，然后，马克通过计算机发出我们要'查看'某种染色细胞的命令。例如，如果我们发出的命令是查看 T 细胞，仪器就只允许我们看 T 辅助细胞。"

"你发出了查看细胞的命令后却并不能直接查看它们。"

是的，他承认，但计算机却可以做到。"每一个单一细胞都会通过检测它们的传感器探头。"同时，细胞流还会显示在计算机屏幕上，温格博士指着那个显示器对我说。通过那个显示器，我真看到了如同流星雨般的金色像素正从左向右地发射。那就是 T 细胞。我无法使自己相信那些细胞是史蒂夫的，但谁又能肯定它们不是呢？我为这两种想法所左右着，竟呆在那里看着 T 细胞计数，一直等到能够确定有数百个细胞通过时才放心地离开。

第八章
血液犯罪

对史密斯·克兰·比彻姆化验室化验员抽血时随意重复使用针头的罪行的审判定于 2001 年 8 月中旬开始。审判是在史蒂夫和其他几千名患者首次接到通知被告知这位化验员的危害行为之后两年举行的。至今并不知道或者至少没有报道过该化验员重复使用未消毒针头的频率以及有多少病人受到影响。另一方面，也确实无法准确地统计受害者的具体人数，因为她是在 6 年的时间内短期并且间断地受雇于史密斯·克兰·比彻姆化验室的，在此期间她接触过的病人达 1.2 万人次。（令人不快的巧合是史蒂夫在这个化验室的最后 18 次血液检验都是为了诊断艾滋病的。）史蒂夫和我从未看过有关这位"大逆不道的化验员"的任何照片和新闻片，"大逆不道的化验员"是媒体早期报道中对她的称呼。我们直到 2001 年 5 月才从关于将要开始的审判的详细报道中得知她的姓名。血液化验员伊莱恩·乔吉（Elaine Giorgi）因为使用致命武器——受过污染的针头危害患者而面临 6 年的重罪监禁。虽然她一直在旧金山湾区的几个史密斯·克兰·比彻姆化验室工作，但提起诉讼的地方却在圣克拉拉县。对她的审判将在桑乔斯法院的大厅举行，辩护律师是法院为她指定的，名字叫布赖恩·马修斯（Brian

Matthews)。

当得知乔吉的律师在第一次庭审时借机提出延期时，我并没有为之感到震惊。律师的要求得到了批准。但我从未想到由于各种法律事务的干扰，她的审讯在下一年竟然被延期达10次之多。我急于仔细看看伊莱恩·乔吉，听她如何为自己承认的"偶尔为之"的罪行辩解。2002年7月，检察官撤消了最严厉的指控，伊莱恩·乔吉被以未妥善处理医疗废弃物而不是危害患者的罪名判决。她面临的是罚款，还有在州监狱不超过5年的监禁。

在我的脑海中，血液犯罪好像是一部连续剧，剧情从高潮到极端恐怖。就在辛普森被审讯和警方出示伪造血手套的那个夏天，三名从都灵十余家银行偷窃了数以万计钱款的盗窃犯成了当时的新闻热点，直到被逮捕，他们不光彩的行为都赢得了一些人特别是艾滋病毒感染者的喝彩。因为那些男性小偷们居然都是艾滋病患者，他们正好钻了法律的空子。因为根据意大利1993年"出于怜悯而予以释放"的法律，那些患有不治之症的犯人可以不服刑。在发明对艾滋病有疗效的鸡尾酒疗法之前，这三名罪犯狂热无节制的行为起了勇敢的示范作用，在旧金山一带鼓起了艾滋病患者的勇气，就像打了强心针。沉默＝死亡（Silenzio = Morte，意大利语）！[1]

但两年之后，对努肖恩·威廉斯（Nushawn Williams）的审判可就没有那么宽容了。努肖恩·威廉斯于1997年在纽约州被逮捕，当年19岁。他的罪名是通过无保护的性交恶意传播艾滋病，致使包括1名八年级学生在内的13名年轻妇女感染了艾滋病。每公布他的一个新罪证都会增添人们的恐惧。努肖恩·威廉斯从事性药品买卖并且一直保

---

[1] 这是美国艾滋病组织"行动起来"（ACT UP）的活动家们提出的一条非常有名的标语，意为艾滋病患者如果不争取自己的权利和服用能够挽救生命的药物，就只有死亡。因为那三个抢劫银行的罪犯是意大利人，所以此处用了一句意大利语。

持着他的业绩。他或许已经和大约五十名妇女发生过性关系。他说自己不相信去年社会工作者告知他的艾滋病病毒检验阳性的结果。威廉斯后来被判4项与性相关的犯罪，其中包括可依法判定的强奸罪和不顾及危险后果罪。他被判4至12年徒刑，至今还在州监狱中服刑。他申请假释的请求分别在2001年和2003年被驳回。

说完这些故事我们还是要回到血液化验员伊莱恩·乔吉的案子。

史蒂夫和我那天一早就赶往桑乔斯参加早上8：45分开始的庭审。通往桑乔斯的101高速公路拥堵得像被堵塞的血管，我们一英里一英里地拐来拐去，只提前到达了几分钟。三楼审判厅的门还锁着，我们感到有些沮丧，看到一些坐在法庭门外大厅里等候的人时才觉得放了心。我们在沿窗摆放的条凳上坐下。在经历了伊莱恩·乔吉案如此多的延期审理之后，我也不会愚蠢地认为这次审理就能按时开始。

我坐在那里试图猜想来参加者都是些什么人——一位独自坐在那里的年纪偏大的绅士，身着卡其布裤子与T恤衫，他的右侧坐着两位穿着海军蓝色外衣的律师模样的年轻人；我们对面坐着一男一女，靠得很近在谈话。当两名穿戴整齐的律师从楼下的法庭上来时，等候室里的那种闲适气氛一下子改变了。律师们面带终于顺利作出判决以后的欣慰笑容，停下来与坐在我们对面的两个人交谈。

一位三十五岁左右身体已经发福的男人旁边坐着一位不起眼的银发妇女，五十岁左右，穿一身黑色的套装。史蒂夫碰了我一下轻轻地问："你认为那个人是伊莱恩·乔吉吗？"

"我不认为她是伊莱恩·乔吉。"在过去两个月无聊的等待的日子里，我在脑海里已经勾画了那位化验员的形象，至少有了她大致的轮廓。我想象她个子很高，身躯肥胖、健壮。从某种意义上说，我认为她的体形使她具备了欺骗和恐吓如此之多的病人并摧毁他们的健康的能力。而坐在不远处蜷缩着的女人看上去消瘦并且面容苍白，肩胛骨从套装的肩缝处凸出，就像穿衣时忘了取出衣架，她与我的想象不相符。

"就是她，"史蒂夫说，他的声音虽然很柔和但坚定不移。"她和她的律师马修斯在一起，对吗？那个打招呼的律师叫了马修斯的名字。那她肯定就是伊莱恩·乔吉。"

"我……我认为你是正确的。"

史蒂夫脸上的表情释然了，我了解这其中的原因：他不认识伊莱恩·乔吉。在这三年之中，史蒂夫一直都在担心旧金山化验室给他定期抽血的那两个化验员中有伊莱恩·乔吉。虽然他记不住她们的姓名，但能够记住她们的长相。而坐在附近的那个女人肯定不是两个化验员中的任何一人。这就意味着他的血液完全不会对其他人构成任何伤害了。他表示安心的一声叹息听上去是那么美妙。

正在这时，值班员出现在审判厅前并打开了门。我们跟随着伊莱恩·乔吉、她的律师和为数不多的人进入那间不大的审判厅。我悄悄跟着伊莱恩·乔吉，当我坐下时，仔细观察了她的外表。我近距离观察的第一发现是，她的银色头发是假发。她用力拽了一下发套，使它改变了一下位置，头发看上去显得长了一些，而她的脸看上去却变小了；她那副金边眼镜和有皱纹的脸庞以及她的银发搭配在一起，她看上去就像电视剧《金姑娘们》（*Golden Girls*）①中的人物埃斯特尔·格蒂②。

我们刚一落座，值班人员就走过来对我们中的几个人说，第一轮听证将不能对公众公开。我们像急忙进入审判厅时一样又匆匆回到了等候大厅。值班人员对我们的合作很满意，他告诉我们说一旦允许聆听审判时，他会通知我们。这时审判厅的门被关上了。我感到奇怪的

---

① 1985—1992 年美国 NBC 电视网上演的电视连续剧，主要描写四位五十岁左右的妇女的故事。

② 电视剧《金姑娘们》中的一个主要人物，由于经常说出心里话而使其他人甚至自己的女儿感到紧张。

是为什么坐在审判厅中的人如此之少，包括法庭的工作人员在内最多只有 12 人。我曾预计会有更多的人出席，因为这案子三年前曾是媒体关注的中心。所有的记者和电视摄像机都在哪里呢？事实上，我们现在只是和前面提到的那位上了年纪的绅士在一起。我对他说："您肯定也是来参加伊莱恩·乔吉案审理的，对吧？"

"是的，"他回答说，"我是她的受害者之一。"

他的名字叫杰里·奥科夫，是个大块头的男人，身高一米八以上，长着粗硬的白胡子，鼻梁上架着眼镜，看上去就像在跳蚤市场跟你做了一桩好生意的那种善良人。我们作为在同一条船上的陌生人自然开始相互分享自己的故事了。杰里告诉我们，四年前他被诊断出患有病毒性丙型肝炎。那时他百思不得其解的是，为什么从未沾过毒品的自己会感染上那种在静脉注射吸毒者中非常普遍的疾病？不久他便收到了来自史密斯·克兰·比彻姆化验室的信。杰里马上意识到，他最初发病的日期正好与在史密斯·克兰·比彻姆化验室抽血进行常规血液检查的日期相吻合，他正是在抽血以后不久第一次出现类似感冒的丙型肝炎症状的。他是在史密斯·克兰·比彻姆化验室设在帕洛阿尔托的分部抽血的，他肯定当时操作的化验员是伊莱恩·乔吉。

杰里是一名 70 岁的退休的机械工程师，已婚并且有两个已成年的子女。他知道自己年纪大了，动作会变得迟缓一些，但他从未料到——杰里摇了摇头没能说完这句话。他无可奈何地看了我一眼的眼神就像看到他的狗死了一样。

据我所知，病毒性肝炎分为六种不同的类型，其中甲型、乙型、丙型肝炎是最容易流行的。甲型肝炎是通过被排泄物污染的水或者食物感染的（每个学年似乎都有孩子因为食用了没有洗干净的水果而被感染的事发生，其中冻草莓是主要的罪魁祸首）。乙型肝炎则像艾滋病一样通常是通过无防护的性行为传染的。与甲型和乙型肝炎相比，丙型肝炎病毒（简称HCV）则只是通过血液传播，主要传播方式是通过共用针头；其次是体检时不慎被针头感染或者母婴感染；再有就是一些广为宣传的通过共用没有消毒的文身工具和设备感染的罕见病例。无论最初的感染途径是什么或者它们的类型是什么，病毒性肝炎都会破坏肝脏的功能，其中包括过滤血液中毒物的功能和将血糖转换为身体需要的能量的能力。患者最为显著的症状就是出现黄疸。患者皮下出现不正常的黄色而且巩膜变黄，这些都说明肝脏已经不能清理血液中的胆色素了。胆色素是已经死亡的红细胞的副产品。到目前为止，人类已经发明了预防甲型、乙型肝炎的疫苗，但预防丙型肝炎的疫苗尚未问世。

丙型肝炎是美国最普遍的慢性病毒性传染病，它被称为"无声无息的传染病"。这种难以治愈的疾病没有明确的治疗方法，在多数病例中，潜伏期长达数年而无任何症状。在实际生活中，病毒的侵犯可能很缓慢，被感染的病人更多的死于其他疾病；15%至20%的丙型肝炎病人会转成肝硬化、肝癌或其他相关疾病。在美国，丙型肝炎是导致肝移植的首要原因。

杰里仍处在相对的慢性丙型肝炎的早期阶段，他告诉我们，他一直被疲惫不堪的感觉困扰着，而不是其他糟糕的健康状况——保佑自己吧！因为一次抽血便感染上疾病的杰里不得不经历一次又一次的抽血，以便通过验血检测他的转氨酶和其他指标，了解病情的变化。杰里说："我正在同一条龙斗争。"听了他的话我首先想到的是他选择了恰当的词语来比喻自己的疾病，但后来我明白了他所说的"龙"是指这场遥遥无期的诉讼案。像经过伊莱恩·乔吉的手感染疾病的其他患者一样，杰里也选择了民事诉讼的方式将乔吉的前雇主史密斯·克兰·比彻姆化验室告上了法庭。史密斯·克兰·比彻姆化验室是世界上一家最大的制药公司的一部分。几个星期前，这家制药公司向杰里提出支付数千美元的解决方案，但是遭到了拒绝。杰里告诉我们，他希望这个案子在年内能够得到审理，尽管他也不抱什么希望，龙们在摆脱自己的责任时脚步竟如此协调！不管怎么说，今天杰里在这个一团糟的案件中的赌注不是经济上的而是情感上的。今天他只想看到伊莱恩·乔吉是如何被绳之以法的，但是他像我和史蒂夫一样，只能坐在这里等待。不久，值班人员又出现了，他告诉我们因为鉴定报告中有几页纸遗失了，所以判决一直要延期到 8 月 15 日才能作出。

杰里同我们挥手告别，说完"下个月见"之后便离开了。

根据负责伊莱恩·乔吉一案的圣克拉拉县检察官戴尔·桑德森（Dale Sanderson）的解释，乔吉的种种不当行径——这是他的原话，并不只是因为愚蠢而重复使用针头一件事——这是我的话。例如，他指出，伊莱恩·乔吉的同事曾发现她随意将患者的姓名错误地写在血液试管上；有时她显然没有按照要求的量抽血，事后发现时患者已经离开了。这种错误是常见的，问题是如何弥补它们。她不是将患者找回再补抽血，而是混入他人的血作为补充。当我与桑德森通过电话交谈此事时，我想他一定会感觉到我那张口结舌、惊诧到极点的表情。他自己也曾为此事感到震惊。停顿了一下，桑德森提高了声音问我："我的意思是，你能够想象她的作为吗？""当你拿到的化验结果说明你患了某种疾病但患病的其实不是你时，你会怎么想呀？"这就好像你的妻子和朋友一起外出聚会，因为她被告知没有怀孕，而后又发现怀孕了，她会怎么想呢？

有时为了掩盖自己的失误，乔吉会更改下一个患者化验单上的抽血量，这样她就可以从第二个患者处额外抽一些血。根据法律规定，乔吉这些行为加上其他违法行为只能被判轻罪。但是地区副检察官桑德森却希望对其定以重罪，实施更严格的处罚。回忆起三年前他刚刚受理这个案子时，桑德森说："我那时认为，向人们说明重复使用针头会对全世界造成的危害是件轻而易举的事。"但事与愿违，他从法律中无法找到适用于该案情的条款。但他回想起自己80年代末期处理过的一件被称为"首件比特犬谋杀案"的案件。在此案中，犬的主人被控用攻击性动物袭击他人。桑德森认为此案与伊莱恩·乔吉重复使用有潜在致命危险的注射器针头的情况非常相似。另外，他"澄清"了加利福尼亚健康与安全法规（California Health and Safety Code）中有关非法处理和处置医疗垃圾的内容。根据桑德森所了解的，在加利福尼亚，虽然没有提供健康保健服务者在此种条件下被起诉过，但他确信仍然可以根据这个法规认定伊莱恩·乔吉的多项重罪责任——重复使用注射器针头就是非法"处理"危险的生物废物。

按照桑德森对我的解释，他的策略克服了听证会初期存在的司法障碍。但是就在伊莱恩·乔吉案庭审开始的前几天，加利福尼亚最高法庭在几个关键问题上拆了他的台。在判决一桩不相干的案子时，法庭进一步限定了"具有可能性"一词（在起诉"使用致命武器袭击他人可能会造成重大人身伤害"案件中）的法律含义。这一明确的限定使桑德森不太可能为伊莱恩·乔吉案定重罪了。作为交换，按照桑德森的说法，伊莱恩·乔吉同意承认犯有"非严重的"罪行和一项单独的轻罪。

8月15日下午，伊莱恩·乔吉等待宣判时的样子与我和史蒂夫四周前看到她时判若两人。她没有戴银色的假发套，露出的是她自己干燥的修剪得参差不齐的铁锈色头发。如果可能，她愿意显露出更消瘦和疲惫的样子，就好像她也遭受着和杰里·奥科夫一样的极度疲劳的折磨。当法庭的工作人员准备开庭，州最高法院的法庭法官休·F·马林Ⅲ（Hugh F. Mullin Ⅲ）准备最后的宣判时，伊莱恩·乔吉坐在那里呆若木鸡。

"她的头发怎么啦？"我轻声问旁边的史蒂夫和杰里。我坐在他们两人中间，我们的位置在伊莱恩·乔吉左侧，与她相隔数行。关于她没戴假发的事很快在我们三人中间引起了两个猜测：开始戴假发可能是她律师的主意，他希望伊莱恩·乔吉在法官面前尽量显得可怜；另一个考虑则是很实际的——如果她今天直接被送往监狱，包括假发套在内的所有私人物品都会被查收，她或许认为这一天她面对的耻辱已经足够了。史蒂夫也告诉我们她没有穿那身合适的套装。这位前血液化验员，现在的重罪犯，只穿了一条休闲裤和一件毛衣，我怀疑她会打算在监狱里将这些衣服卷起来当枕头。

当马林法官就座时，法庭内的嘈杂声立即平息了下来。马林法官身材矮小，满面红光，八字须修剪得干净整齐；除了他带着发自内心的愤怒表情以外，我觉得他就像大富翁游戏中的企业大亨。伊莱恩·乔吉的律师布赖恩·马修斯首先请法医心理医生拉恩·米尼加瓦（Rahn Minigawa）做证。这位法医心理医生曾花了七个小时会见伊莱恩·乔吉并对她进行人格评估测试（personality assessment test）。联想到有关法庭的电视剧，我已经准备好聆听这种经常出庭的权威人士对伊莱恩·乔吉罪行的深层原因作出解释，那种容易被人们理解的和透彻的解释。拉恩·米尼加瓦医生一一列举了这位血液化验员各种复杂的个人问题。但是我没有产生那种"啊，我明白了"的感觉。他证实伊莱恩·乔吉从童年起便开始遭受虐待，不久前患上了抑郁症，她有突然感到惊恐与害怕的感觉以及强迫症。拉恩·米尼加瓦还证实55岁的伊莱恩·乔吉除了正在戒酒之外还有两项因为醉酒驾车导致的法律问题和一大堆个人财务方面的麻烦。还有更多的是她的"更年期问题"。这位心理医生相信，由于更年期产生的副作用，例如失眠、情绪波动等各种疾病以及以上提到的其他问题——够了，我想此时他要下结论了，那是他花了七个小时进行心理分析的精华，是被告方伊莱恩·乔吉的救命稻草——"所有这些经历都影响了伊莱恩·乔吉对事物进行正确判断的能力。"

听完这些话，杰里的眼睛里流露出不肯善罢甘休的目光同时伴以不满的哼声，就我的了解，这是一种直截了当的男人的表达方式。这时史蒂夫将他的笔记本递给我，让我看他漫不经心地画的一个戴着假发穿T恤衫的人的轮廓和一行字："是更年期让我做出那些事的"。我看了一眼后马上转而注视着马林检察官，他用双手托着头继续注视着伊莱恩·乔吉。

下一个发言的是戴尔·桑德森，当他引用米尼加瓦医生的话时，他说的每个字和所有的表情都好像是在说：你们别继续说那些令我恼火的话了，让我说说吧。这位公诉人没有掩盖对被告的那位付费辩护证人、所谓的"专家"的蔑视。桑德森强迫米尼加瓦医生去掉那些晦涩的专业术语，向法庭提交伊莱恩·乔吉违法的真正原因和犯罪的事实。那位医生起初犹豫不决，显然感到不快，最后米尼加瓦医生语无伦次地说："是的，她说她记不清她所做的事情了……她说她是愚蠢的。"

庭审期间，桑德森自始至终没有给那位医生与伊莱恩·乔吉接触的机会，为了确保理解了医生的话，他开始重复医生陈述的内容：对伊莱恩·乔吉进行了两次人格评估测试；花费了数个小时与她谈话；作为专家已经为五十多个案子做过证；能够向本法庭提供的对她行为动机最好的判断就是她说她是"愚蠢的"。重复完这段话，我看到桑德森脸上露出了满意的表情。那时他注视着米尼加瓦医生的眼神就好像自己用铅笔戳穿了他的鞋底，等着看他难受一样。

分析完心理医生的证词之后，公诉人桑德森开始阐述他自己对案件的观点。他争辩说，伊莱恩·乔吉的行为是有企图的，她的动机是"讨好史密斯·克兰·比彻姆化验室并且使病人愉快"。曾因工作效率低下而被公司解雇过的伊莱恩·乔吉千方百计地在她第二次被该化验室雇用期间表现自己。但问题是她不是一名优秀的化验员。先不说她接受过的培训和经验，对于必须使用标准针头每天抽30到50人的血液这项工作她已经不能胜任了。随即她发现那种轻巧的蝴蝶针头更容易使用，而且患者也觉得使用那种针头会减轻疼痛感，他们的投诉也随之降低了。但这种蝴蝶针头唯一的致命弱点就是价格不菲，每个针头的价格高达80美分，而标准针头的价格只有5美分。通常只为少数人——主要是老人和儿童使用蝴蝶针头，所以它们的用量很小。伊莱恩·乔吉重复使用这种高价格针头的原因是她害怕大量使用会引起老板的注意。

我到此才明白了。

桑德森在结束时说："为了节省75美分，伊莱恩·乔吉不惜以人的生命为代价，她的错误是不能宽恕的。"

接下来是布赖恩·马修斯的辩言——他的发言是在为桑德森助威。他在总结时用和缓的语气说："我认为社会不需要保护伊莱恩·乔吉这种人。"

最后，伊莱恩·乔吉用颤抖和不满的嘟嘟囔囔的声音宣读了她事先准备好的声明，我们甚至很难听清她说些什么。但她念完时，法官并无不满的表示。

在此之前，法官马林除了偶尔要求某一位律师澄清一些事实之外，几乎没有说什么。而此时他将矛头转向了伊莱恩·乔吉，用洪亮的声音说道："你的所作所为就如同举着子弹上了膛的枪对着受害者的头一样危险。"他停顿了一下，我不知道他是想竭尽全力地控制语气中的憎恶情绪，还是想用更强烈的厌恶情绪表达自己的意思。而这些受害者，他继续说，"和我们想象的一样非常脆弱。"伊莱恩·乔吉的幸运是难以用语言形容的，因为没有一个受害者因为她的行为死于艾滋病和致命疾病，这种说法似乎很有理，但在我看来是不准确的，

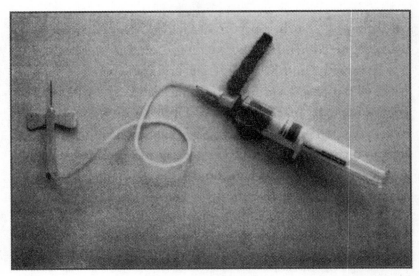

审讯伊莱恩·乔吉时的关键物证蝴蝶针头

因为从艾滋病病毒感染到发病通常不会那么快。很显然，马林法官没有向听众讲解这些知识。经过法官的这一番攻击，我不知道伊莱恩·乔吉是否还站得住。

马林法官中断了针对被告罪行的说明转而向法庭进一步陈述自己的想法：如果有受害者因为伊莱恩·乔吉的行为死亡，她会在州监狱里度过很长一段日子。"就此而言，监禁——"他又一次停顿了下来，翻阅那些文件，"绝对是最好的惩罚手段。"

什么？我一直听着他的话领会着其中的要点，她将被释放吗？

马林法官接着说出最关键的部分："伊莱恩·乔吉将受到在当地监狱服刑1年外加4年缓刑的惩罚。"

接下来的几分钟，是伊莱恩·乔吉必须支付的各种罚金被记录在案，并确定她的假释细节。那时我的思绪有些混乱了，就像长途飞行以后出现的那种梦幻般的感觉一样——虽然乘坐的飞机已经着陆，但好像仍然在飞行。那是一种矛盾的感觉：你已经到达了目的地，但又好像还要继续行进……我们周围的人已经站起来准备离开了，我们也加入了等候的队伍，随着其他听众向出口走去。

我深深地吸了一口路边的空气，方才意识到关于伊莱恩·乔吉的案子我已经再也不需要多想什么了。杰里带领我们走出法院的大厅，他似乎已经以更积极的态度来看这一天的审判了。是的，杰里同史蒂夫一样对伊莱恩·乔吉的刑期如此短暂感到失望，但从长远看，他还是感到欣慰，因为至少伊莱恩·乔吉不再被允许为他人抽血了。

在法庭对面，有些记者拥挤在一起，忙着用英语和西班牙语向听众提问："您是受害者吗？您愿意在镜头前谈谈想法吗？"

就在那时，伊莱恩·乔吉出现了，她使劲拉着律师的胳膊。为了一些我不清楚的原因，她被允许自己步行去距离法庭半个街区的监狱服刑。虽然记者们将她团团围住，但她一言未发。她的律师举起一只手，边走边说："无可奉告。"杰里向自己的汽车走去。史蒂夫和我站在那里注视着伊莱恩·乔吉踏上通往圣克拉拉监狱的道路的最后几级台阶。

第九章
嗜血逸事

血液带着轰鸣
在我的耳中流过，
不断增加的恐惧
让我听不清你的声音。
　　——苏姗娜·维加①《血液的轰鸣》，
　　　　　1992 年

　　19 世纪前的几百年间，英国对被判处死刑的罪犯的世俗刑罚不是仅以处死他们为止的。根据那时的文字记载，罪犯们认为死后尸体被解剖或肢解带来的恐惧比绞刑和断头更可怕。想象自己的身体被解剖刀一片一片地割下——不管是为了给医学院的学生作演示还是以科学的名义——都会令人感到深深的恐惧、羞辱。这种极刑的首创者是英国的亨利八世（Henry Ⅷ）。1542 年，根据皇家的法令，"理发师和外科医生行业协会"被允许在公共场所解剖尸体，每年最多解剖四个"罪恶多端分子"。这是当时获得尸体的唯一合法渠道。那个年代从事

①　20 世纪 80、90 年代走红美国的民谣歌手。——译者注

放血行当的理发匠和外科大夫的副业是理发和兼做外科小手术。毫无疑问，每年只有四具尸体供研究是远远不能满足需求的，这种短缺导致了偷盗尸体行业的兴旺。

1752年，皇家对这条法令进行了补充，允许法官将任何执行死刑以后的尸体送到外科大厅公开解剖。重罪犯无疑会对此感到忧虑。当时的一幅版

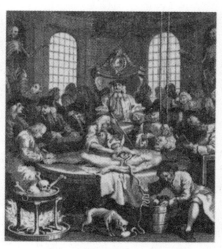

威廉·霍格思的作品《残忍的悬赏》

画名为《残忍的悬赏》（*Reward of Cruelty*，1751年），描绘了在外科大厅举行尸体解剖的情景，作者是英国艺术家威廉·霍格思（William Hogarth）。画面上一具犯人的尸体被赤身裸体地摆放在大厅中央的台子上，四周围满了旁观者。一位权威的解剖师坐在高处正用教鞭指挥外科医生的工作：请割下这块，挖掉那块。一位外科助手正费劲地使眼球松动；另外一个则用刀划开了一只脚；第三个助手似乎已经将他的整个手伸到了死者的胸腔内部，好像已经触摸到了心脏；第四个跪在解剖台旁边的助手正在将长长的肠子整理好放入木桶。霍格思的画是一幅具有讽刺意味的作品，例如，那根绞死杀人犯的绳子仍然套在死者的脖子上，一只小狗准备偷走像肝一样的东西……这幅画不过是捕捉到了屠宰场的情景。

医学史家古斯塔夫·埃克斯坦（Gustav Eckstein）在他撰写的一部名为《有头的尸体》（*The Body Has a Head*，1970年）的书中讲述的19世纪处理尸体的故事，则更令人毛骨悚然。他的故事中没有多少关于人的细节，大量内容是关于处理尸体的方法。两名被判处砍头

死刑的罪犯的尸体被用来澄清一个一直以来困扰人们的问题：人体中到底有多少血液。尽管在整个历史发展的过程中曾对一个人到底有多少血液进行过多次最切合实际的猜测，但是这一次毕竟是人所能够进行的最精准的和最实际的操作。首先，为每一个犯人抽血，按照事先设定的量，取出的血被准确地稀释 100 倍作为以后对比使用的颜色标准。行刑前没有举行任何仪式，罪犯的头被砍掉以后收集了所有流出的血液，然后挤压出头和躯体中残留的血液。当这两具尸体不再流出红色的液体后，就被切割成小块儿，实际上只有鱼饵般大小，然后对这些小肉块进行清洗、浸泡和挤压。在整个过程中额外加入清水的量都被记录在案。我认为这个过程似乎存在着潜在的错误。处理每具尸体获得的所有液体与最初保留的血液标本进行颜色对比，如果液体的颜色与标本不一致，就要进一步稀释，直到颜色一致为止。最后按所有的稀释比例计算容量。假设从两个人身上得出的结论可以代表所有人的血液量，得出的结果大致正确。借用古斯塔夫·埃克斯坦的结论就是放血法"证实血液容量占我们身体（体积）的十三分之一"，大约是一个人体重的 7.5%；也就是说，每 30 磅（13.6 公斤）体重中含一夸脱（1.136 升）血。像我这样体重为 150 磅（68 公斤）的人，体内大约流淌着 11.25 磅（5.1 公斤）的血液。如同古斯塔夫·埃克斯坦所说，"有 5 夸脱（5.68 升）血液在我们的体内循环"。

恐怖的故事一个接着一个，冷酷无情的科学变成了文学的诱惑：另外一个故事发生在与上一个故事相同的年代，它的内容同样是一些令人感到不快的行为——吸血，通过更刺激感官的方法从身体的各个不同部位吸血。也许你已经阅读过原始的故事，我所要告诉你的故事与原始故事的核心内容相似：作者用了很小的篇幅描述了故事中的主人公在一个阴霾密布凄凉孤独的夜晚，站在异乡一座宏大的石头城堡的门阶上。他找不到门铃或门环，正当他感到不知如何通知城堡的主人自己历尽千辛万苦从伦敦来到这里时，他听到了从门内传来的声音：钥匙的声音，紧接着是打开巨大而沉重的金属插销的声音，然后又听到钥匙插入锁眼的声音。双开的弹簧门终于打开了。一位老年绅士站在门内，高个子，身穿黑色服装，脸刮得很干净，上唇蓄着白色的长胡须。他面色异常苍白，手提灯闪烁的灯光一点儿也没有使他的脸色表现出更多的热情，"欢迎来我家！"他用地道的、抑扬顿挫的英语说，"请随意。"

那位疲惫不堪的来访者握着主人冰冷的手，主人用官场上自我介绍的方式说："我叫德古拉。"

如果你读到现在仍然不明白蓄着长的白胡须的主人是何许人，我和你有同感。自 1897 年布拉姆·斯托克（Bram Stoker）的小说《德古拉》（*Dracula*）发表以来，小说的主人公德古拉便成为吸血鬼恐怖故事的代表。但是，他既不像电影中饰演德古拉的演员贝拉·路戈西，也不会被阳光毁灭。罗马尼亚中部特兰西瓦尼亚的吸血鬼故事曾被用多种体裁数次改编和构思——从好莱坞的早期电影到成人电影、肥皂剧和动画游戏，再到早餐麦片的广告和"芝麻街"中数不清数的吸血鬼玩偶——这些改编的故事都汲取了原始故事中的内容，所以非常吸引人，即便过去了一个世纪，观众仍然会觉得很新鲜。例如，德古拉蜥蜴般的攀墙动作是多么刺激；他又是何等聪明，在伦敦和周边地区藏匿了 50 只棺材，以便于自己在夜间巡游之后，白天有许多地方可供休息。噢，还有英雄们利用圣餐饼致使吸血鬼无法在棺材中睡觉。同时，在新改编的吸血鬼故事中也有大量以往的吸血鬼故事中经常出现的东西：不反光的镜子、尖牙、正在变身的蝙蝠、大蒜和刺穿人心脏的木桩，当然绝不会缺少的就是吸血鬼满口的鲜血。我敢打赌，除了《圣经》，没有哪一部英文作品像这类书一样如此强烈地影响了现代西方人对血液的想象和感觉。有关吸血鬼的故事将血液视为危险和不洁之物，而不是神圣和深刻的象征。

斯托克的小说最早取名为《不死》（*The Un-Dead*），"不死"是这位都柏林人从技巧和心理出发创造出的词，它比我想象得更广义。那时《德古拉》是一本枯燥无味的小说。亚伯拉罕（布拉姆）·斯托克（1847—1912年）撰写的是传统意义上的哥特式小说（Gothic novel）。这是18世纪中期首次在英国出现的一种浪漫虚构小说，它是那种性暴力文学（bodice ripper①）和现代神秘小说的前身。沿袭以往的模式，在《德古拉》中出现了一位忧伤的少女（实际上是两个），一个好小伙子（实际是五个），一个身材高大皮肤黝黑的恶人，而且，斯托克很显然创建了一种皮肤黑的新标准。作为哥特虚构故事的新特征，所有的故事都发生在有凶兆的地方，那里阴暗、危险，最有代表性的原形是伯爵的家——德古拉城堡。

斯托克撰写这部小说的七年间，正值人类血液研究取得两个重要进展的时期：19世纪80年代，人类发现了血小板——一种循环着的帮助血液凝固的血液成分；1901年，发现了血型。发现血型以前不确定的中间阶段也反映在小说人物露西输血的场景中。输血又是德古拉秘密夜餐中一个必不可少的步骤。在遴选合适的献血者时，两位为露西治病的医生从未提到后来几年才发现的A、B、O血型。作为哥特式的虚构故事，也从来没有提及所希望的献血者的性别。"我们需要一位男性的血液"（It is a man we want），范·赫尔辛医生声称，他所用的这六个字暗示献血男性的所有美德，例如精力充沛。我猜想由于最理想的献血者阿瑟的出现而使其他的人无须再用石头—剪子—布的方式选择献血者了。在三个献血的男人中，阿瑟最年轻、最强壮也最"镇静"，他还疯狂地爱上了露西，是最合适的献血者。

---

① 直译为"胸衣撕裂"。——译者注

接下来，作者斯托克编撰了一个情节：他让范·赫尔辛医生愉快地指出阿瑟的血是那样纯洁，以至于医生们不需要除去其中的纤维蛋白了。只有在虚构的故事中，不含纤维蛋白的血液才会被认为是"有益处的"，没有纤维蛋白的血液是不会凝固的。如果阿瑟是现实社会中的人，他可能是血友病患者，当医生真的需要在血管上割开一个小口放血时，他不可能成为首要人选。但是，在那个虚构的故事当中，医生们当然很高兴找到一个不存在血液凝固这个棘手问题的献血者。为此，我真的很感激他。一旦血液暴露在空气当中，它马上会在伤口处开始凝结。我们的身体会尝试封闭自己。血小板（因为它像非常小的平盘子而得名）会在伤口处聚集，同时分泌出一种化学物质，它能将血液中的纤维蛋白转化成不溶性的纤维蛋白细丝，纵横交错，网罗大量红、白细胞而形成胶冻状的血块。在伤口处，这些凝固的血块能够挽救我们的生命。但在我们的血液循环系统内，血块却会阻塞血管（这种血块被称为血栓），导致中风或死亡。现在，在输血的过程中抗凝血剂会防止血液中形成血块。而在德古拉的时代，这种抗凝血剂不存在，所以需要去除纤维蛋白。

去除纤维蛋白的过程简单而粗糙，但在19世纪20年代已是不小的进步，并且在20世纪20年代被用于制造抗凝血剂。那时有多种方法出现，但每种都要花费时间解释，所以，我理解布拉姆·斯托克为了让情节继续进展而让范·赫尔辛医生跳过这步的原因。在那个时期，将献血者的血液放在一只碗中，然后用金属丝做的打蛋器搅动，最后再用纱布过滤血块。另一个更简单的方法是将抽出的血放置数分钟，然后将血凝块捞出。有时也在长颈瓶中装入玻璃珠，让血液和玻璃珠一起旋转，最后在玻璃珠周围会形成凝血。上述方法都不安全，血液会沾染上细菌，而且血凝块也不会完全被清理干净。但是，这种输血方法比起不久前的方法安全多了。（说句公平话，与过去治疗失血和放血的方法相比较，这种方法确实是一个飞跃。例如，直到19世纪20年代，妇女产后子宫大出血还是很普遍的。而现在，这些都作为恐怖故事听了。）

当露西用过药之后，范·赫尔辛医生就开始操作了。阿瑟躺在他的未婚妻旁边，医生从他的工具袋中拿出那些输血时必需的器械。范·赫尔辛医生称这些器械是"我们进行有益交易时令人恐怖的随身工具"。诚然，斯托克没有在描写输血过程时多费笔墨。那些细节暗示，他虚构的医生可能正在进行一种真正的输血操作，在斯托克撰写《德古拉》的时候，人类一直在试验从动脉到静脉的直接输血。这种用于动物的输血方法在19世纪90年代末经历了一个短暂的时期以后就直接开始用于人类。而不久，你就会发现这种方法又快速消失了。通常，献血者前臂上的桡动脉（前臂上的两条主要动脉）需要暴露出来，并将其上端夹闭使其充分膨胀，然后在那上面切口，使鲜血直接流进受血者暴露出的静脉中或者通过一根细小的金属管子连接献血者和受血者的血管，此时，两者的身体也必须对准。当夹闭的血管松开时，献血者的心脏就如同一个输送水的泵。这种输血方法中存在的问题在于人们无法知道输血量，就好像为越野车加油不通过计量表一样，到底是太多了还是太少了？有时，献血者在实施这项"手术"时简单地称一下体重，借用斯托克的一句话就是，通过输血前后体重的变化估计输血量。（这样做有点马后炮对吗？）在《德古拉》这本书中，范·赫尔辛医生用了一种替代的方法：在那紧张的数分钟里，他扫视着露西、阿瑟和自己手中用来为输血定时的怀表，当达到一个神秘的界限时，他便宣布道："够了。"

血量充足时，露西的两腮会显出红润，她的心脏会因为有充足的血量通过而复活；而失血过量则使阿瑟颤抖，但情况不会太糟糕。在解决了医学险象后，超自然的东西还存在。德古拉这个鲜为人知的吸

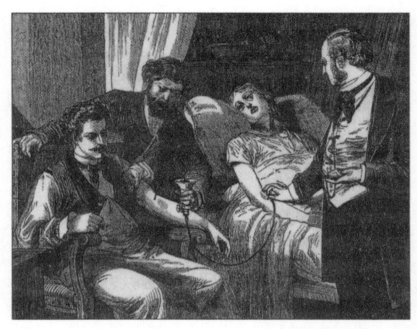

实施输血"手术"时的场景

血鬼继续吸吮露西的血，虽然露西在此后的十天内又接受了三次输血，但这些对她而言都无济于事了，英雄救美的壮举也未能挽救她的生命。德古拉一直将她的血吸干，从而将她置于死地。阿瑟同美丽姑娘结婚的梦想也破灭了。阿瑟悲痛欲绝，他用从某种意义上说他们已经结合的想法安慰自己："我流入露西体内的血液使我成为了她真正的新郎。"

但是，我的天呀，照他的想法，德古拉也是露西的新郎！

范·赫尔辛医生有着良好的预感，他认为可怜的露西已成了不死鬼。随后去墓地的路上出现的情景证实了他的猜想。潜藏在墓碑之间的露西正在吸吮孩子的鲜血。德古拉的血改变了露西，她成为了一个"像噩梦一样的人"，她的温柔甜美"变成了冷酷"，她的纯真变成了"恶作剧"。她走近那时已经加入医生行列的阿瑟，对他说："我渴望你的血。"露西喉咙里发出咕噜咕噜的鸣响声，但她最终被挥舞着的十字架吓退。

在此之后深夜发生的一段故事中，斯托克显然打算让他的读者感到更兴奋。露西的棺材被打开，露出她那性感撩人的身体。露西在阿瑟强大的性刺激下醒来，她扭动着身体，深红色的唇中发出呻吟声。她的"身体抖动着，强烈地扭绞着"。阿瑟"看上去像托尔①（Thor）一样"一下又一下地反复刺激着露西，"越进越深"，而露西好像非常喜欢他那样做。如同在现实世界中发生的一样，她最后抽搐了一阵，安静了下来。如果德古拉知道这些，他也不会在意。他一旦"改变"了一个女人，便对她失去了兴趣，开始追逐下一个目标了。

透过故事的表面，我们发现《德古拉》所讲述的仅仅是一个屈从于内心最阴暗想法的罪恶力量的警世故事，它体现了作者斯托克的维多利亚和基督教式的道德观。同时，作者的智慧也使他懂得畅销书作者必须合乎时宜。在有关性的隐喻方面，他略微超越了社会所能接受的底限但又没有因此而毁掉自己或自己所尊敬的人物的名誉。例如，露西死时仍然是个处女，尽管她曾被以各种方法无数次地伤害过——被德古拉用尖牙咬，被医生掐，被输血，与未婚夫幽媾。最后，她的死摆脱了吸血鬼对她躯体的依附，露西又回到了以前的那种纯洁、原始的自我。斯托克的描写使我回忆起艾尔弗雷德·希区柯克（Alfred Hitchcock）20世纪60年代拍摄电影《精神病患者》（Psycho）时对恐怖镜头的处理。电影上映后，当人们问起他为什么不用彩色胶片拍摄时（那时彩色影片已经问世了），希区柯克回答："因为影片中有表现鲜血的场面，那是我没有把影片拍成彩色的唯一理由。"希区柯克认为，如果用彩色影片表现那臭名昭著的浴室谋杀场面，电影审查人

① 北欧神话中的雷神。——译者注

员就会毫不犹豫地操刀"剪掉那些镜头，我完全了解他们"。而拍摄黑白电影，他则能够逃脱对谋杀镜头的监管。

撰写《德古拉》时，布拉姆·斯托克就下决心要使其成为一部让自己名扬天下的真正的文学作品。在开始起草《德古拉》以前的12年当中，他匆匆完成过10个幻想故事和1部小说。随着那些作品的出版，斯托克产生了一个想法：他慢慢地构思了德古拉这个人物。作为世界顶级的莎士比亚戏剧中男演员的亨利·欧文的秘书和经营经理，斯托克白天有一份相当不错的工作，但他只能在欧文不召唤他的时候挤时间写作。虽然德古拉是一个举世闻名、长盛不衰的吸血鬼形象，但他并不是世人创造的第一个吸血鬼形象。在德古拉之前有过三个吸血鬼，斯托克分别从这三个吸血鬼身上选取了重要的素材：例如，德古拉那种诱惑人的方式来自一个健壮的女吸血鬼，她是斯托克的老乡爱尔兰人杰·谢里登·勒法努（J. Sheridan Le Fanu）在他的哥特式短篇小说《卡米拉》（*Carmilla*，1872年）中塑造的人物。（《卡米拉》问世时，杰·谢里登·勒法努是斯托克在都柏林工作的一家报社的老板。）而德古拉的黑斗篷、木桩，以及吸血鬼嗜血的本能可以通过吸血鬼与他人的血液交换而传递的细节，都来自詹姆斯·马尔科姆·赖默（James Malcolm Rymer）的《吸血鬼瓦涅爵士》（*Varney the Vampire*，又名 *The Feast of Blood*，1847年）。那是一部75万字的传奇故事，最初属于"廉价惊险小说"系列。最后，斯托克将德古拉塑造成一个生活在上层社会、靠贵族血液为生的伯爵，是最早的一本关于吸血鬼的虚构故事中吸血鬼鲁斯文勋爵的后代，鲁斯文勋爵是约翰·波立多里（John Polidori）的短篇故事《吸血鬼》（"The Vampyre"，1819年）中的角色。

在约翰·波立多里的作品之后出现的故事比他本人最后的作品要强许多。年仅20岁的约翰·波立多里医生是一位酷爱文学的英国人。

他与诗人拜伦勋爵共同居住在瑞士日内瓦附近的一幢湖边别墅中。拜伦因为债务和与他同母异父的姐姐私通的传闻逃离伦敦。1816年的夏季，医生与诗人建立了互通有无的关系：拜伦从医生那里得到合法获得的镇静剂，作为交换，他帮助医生结识文学圈子里的人。在6月的几周内，又有另外三个人应邀加入了他们的行列：英国最具盛名的诗人珀西·雪莱和他年轻的情侣玛丽·戈德温以及她的异父姊妹克莱尔。克莱尔像其他与拜伦有染的女人一样，怀上了他的孩子，但两个人很快发生了争执。拜伦从那时起只在他人在场的情况下才和克莱尔说话。可能家中的那些宠物加剧了他们之间的紧张关系，据雪莱回忆，他们那里有"八只大狗、三只猴子、五只猫、一只鹰、一只乌鸦和一只猎鹰"，所有这些宠物都在房子里自由地走动，"这所房子无时无刻不充满它们的吵闹声"。坏天气不久也开始考验他们的神经了。连续的暴风雨使他们不得不数日待在家中。一天晚上，拜伦和他的客人太想找点事情做来打发时间了，他们大声朗读一本可能是先前房客留下的翻译成法文的德国老恐怖故事集。（我猜想那或许就像是现代社会的社交名流们彼此朗诵廉价光盘上的抒情诗一样，是一种非正式聚会。）这些故事品质非常糟糕，拜伦因此认为他和他的客人肯定会编撰出更出色的故事。作为消遣，他提出一个具有挑战性的建议："我们每个人写一个鬼故事。"这些人中最有能力完成出色故事的拜伦和雪莱没有走得太远，两人都构思了故事但很快就半途而废了。雪莱18岁的女朋友玛丽·戈德温却没有放弃。她在梦中产生了一个故事情节后马上热火朝天地工作起来，两年后她以婚后的名字玛丽·雪莱发表了作品《弗兰肯斯坦》（*Frankenstein*，1818年）。作为这一群人中唯一的一名医生，"可怜的约翰·波立多里"也构想了一个关于"骷髅头小姐的恐怖故事"，玛丽后来回忆说。但约翰·波立多里医生似乎在创造性和社会性方面逐渐丧失活力。当那个夏季结束时，拜伦和医生成为仇人而永久中断了他们之间的关系。但是约翰·波立多里仍然想成为一名作家，他拾起了拜伦摈弃的一个构思——一部吸血鬼故事的框架，然后开始为其补充内容。为了泄愤，约翰·波立多里在拜伦作品原来的基础上塑造了一个恶人的形象，他就是贵族吸血恶魔"鲁斯文勋爵"，这个名字也并非约翰·波立多里首创，它来自拜伦一位前情人的一部具有讽刺意味的影射作品。从此，这个"吸血鬼"形象就在一些人的恶言恶语中诞生了。

70年之后，当布拉姆·斯托克自己要创作出一个经典的吸血鬼形象时，他借用了一个来自历史记载而不是虚构的故事中的名字为这个恶人形象命名。这个名字是：弗拉德·德古拉（Vlad Dracula，1431—1476年），他是出生在罗马尼亚的特兰西瓦尼亚地区的一个王子。"德古拉"是来自其父的昵称"德库"（Dracul），意思是"龙"；Dracula（德古拉）与Dracul（德库）相比，多了最后一个字母a，它表示晚辈的意思。"弗拉德"的意思是"龙的儿子"，有时也译成"魔鬼的儿子"。弗拉德·德古拉是旷日持久的反对土耳其穆斯林的战争中基督徒一方的领袖，他以残忍著称，曾命令将几千名俘虏的土耳其士兵钉在尖桩上，使他们在恐惧和疼痛中慢慢地死去。以这种公开大规模屠杀的方式折磨那些幸存者，这是他结束一场战斗的方法。鉴于他的所作所为，德古拉又获得了其他的绰号：弗拉德·采佩什和弗拉德·因帕勒尔。传说德古拉被土耳其刺客杀死以后，君士坦丁堡的苏丹命令将他的头颅用木桩固定住展览。来看看吧，眼前发生的一切都是真实的，这个暴君已经死了。

斯托克用"德古拉"这个名字不仅由于他书中的人物和历史人物的特征相似，也为了暗示这个人物与恶魔精神的相似性。斯托克在塑造吸血鬼时可能还借用了另外一个特兰西瓦尼亚贵族的故事，她的名字叫伊丽莎白·巴索瑞（Elizabeth Bathory，1560—1614年）。巴索

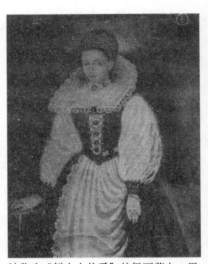

被称为"鲜血女伯爵"的伊丽莎白·巴索瑞25岁时的肖像

瑞或许真的过着吸血鬼一样的生活。雷蒙德·麦克纳利（Raymond McNally）在《德古拉是女人》（*Dracula Was a Woman*, 1983年）这部被称为"鲜血女伯爵"传记的书中详细描述了巴索瑞定期用人的鲜血洗澡的情节，她认为只有那样才能留住她的年轻和美丽。她的故事与德古拉伯爵的故事或许有巧合。在斯托克整个27章的故事中，当德古拉吸吮了他的猎物的鲜血后也变得更年轻了。由于这个情节在早期的吸血鬼故事中未曾出现过，因此麦克纳利认为，斯托克肯定是受了巴索瑞故事的启发，因为这个情节是典型的巴索瑞风格。麦克纳利还指出，斯托克所使用的参考书中包括讲述巴索瑞案件的第一个英文本——一本19世纪的超自然百科全书。但我有些怀疑的是斯托克是否真的读过有关巴索瑞的词条？有关鲜血防衰老的内容难道不是来自他自己的想象吗？研究斯托克的学者和吸血鬼的发烧友们曾激烈地争论过这个问题。尽管是猜想，有关巴索瑞的传奇故事已经够多了。为她提供血液的人多是农民的女儿，以雇用女仆的名义或是被直接绑架来，最好是处女。不管她们以何种方式而来，都在城堡的地窖里结束自己的生命。那里是巴索瑞折磨她们的地方，也是她们的鲜血被榨干的地方。在数种折磨她们致死的方法中，有一种是将她们囚禁在布满钉子的球形笼子中，这些笼子先被吊到距离天花板很近的位置，然后笼子会猛烈地晃动，笼中的钉子会一次次刺入姑娘的身体，那位女伯爵则裸体站在笼子下面直接沐浴带着人体温的"鲜血"。

巴索瑞的行为完全不可原谅，但是这种事的历史记载会对人们有所帮助。配有鲜血的美容化妆品早在 16 世纪就存在了。为了防止面部出现皱纹，文艺复兴时期的阔夫人们每天早上用鸽子血配制的契尔氏保湿霜（Kiehl）搽脸。说到处女鲜血的使用，还有许多其他先例：例如 15 世纪阿兹台克的神父用处女的鲜血和生命供奉他们主要的神灵——玉米女神。在中世纪的欧洲，人们相信身体染上的疾病通常是由罪孽造成的，这些罪孽可以用"清白"的处女鲜血洗掉，而无须牺牲献血者的生命。这种观念的各种不同表现至少延续至 15 世纪末，根据医学史家的记载，那时，年轻人的鲜血会被作为处方开给那些想要返老还童的老年人。但我认为，毫无疑问的是，任何这些记载都不会成为替伊丽莎白·巴索瑞的行为辩护的依据。

1610 年 12 月 30 日，这位 50 岁的女伯爵被捕。她被起诉的罪名是"其数量几乎令人难以置信的谋杀"。从现存的两次庭审保留的文件中可见她那浩繁的传奇式犯罪事实中的一小部分，这些传奇式的罪恶事实一直笼罩着这位女伯爵。那两次庭审她都未出席（她一直被软禁在自己的城堡中），她的四名被认为是共犯的贴身仆人出庭受审。这四个饱受拷问的仆人一个个地揭发了主人。她们所供认的受害者人数并不一致，有的说 36 人，有的说 37 人，还有一个人说是 51 人。另一个没有被起诉的证人认为人数远远超过这些，她做证时提出了一个听说的数字：城堡的一个仆人在清理巴索瑞的物品时发现了一个手写的字条，上面记载的所有受害者人数竟然高达 650 人！但是这个罪恶的数字并未成为真正的证据，文字中也从未记载巴索瑞洗鲜血浴的事。诚然，有些抄本上保留的摘录依然让人们感到不寒而栗："女伯爵用针扎姑娘们。""她用牙一块一块地咬姑娘们身上的肉……"她"用刀子刺姑娘们"，她还"拼命抽打她们，人们可以在她们的床周围发现一捧一捧的鲜血"。如果这些仆人认为自己做了证就会被从宽发落，那她们只能完全失望。她们中的三人被判处了死刑——其中一人被斩首，两个人被剁掉手指后活活烧死。另外一人被判终生监禁。迫于巴索瑞显赫的家族成员的压力，她只被判处终生囚禁在城堡中的一间小屋子里。这间屋子的门窗都用砖封死，只保留一个小窗递送食物。巴索瑞是在三年后死的，直到那时，她仍然认为自己是无罪的。

就罪恶行为而言，人们很容易设想出弗拉德·德古拉和伊丽莎白·巴索瑞的故事是如何启发了斯托克塑造他的人物德古拉的。为了挖掘恐怖因素，斯托克转向了动物王国的故事，特别是关于吸血蝙蝠的故事。他曾花费了很长时间研读1823年版的《动物的习性和潜能逸事》（*Anecdotes of the Habits and Instincts of Animals*）这本书，这也促使我自己阅读了一些关于吸血蝙蝠的资料。除了它令人厌恶的外表——小而狡诈的圆眼睛，类似马一样的耳朵和猪鼻子以外，它的嗜血习性使其成为令人厌恶的动物。吸血蝙蝠是一种夜间觅食动物，它们通常停留在距离猎物一米左右的地方，然后突然接近它们。这些猎物一般来说是已经入睡的牛或马，据说吸血蝙蝠有时也会袭击入睡的人。以后你如果进入中南美洲这片吸血蝙蝠的原栖息地，可以多花点钱购买那种超强防蚊帐。这种属于哺乳动物的蝙蝠身体像麻雀一样大小，它的腿格外有力，可以牢牢抓在人体和动物身体上那些不停地晃动的部分，例如四肢和尾巴。它们先将猎物身上类似脖子这种肉厚的部位舔软，再将自己像剃须刀一样锋利的犬牙刺入吸血。它们的唾液中含有的抗凝血酶使鲜血持续不断地从猎物的伤口中涌出。（这种唾液抗凝血的效果是如此之好，以至于科学家们通过人工方法合成了这种抗凝物质，并将它们适量地加入到一种称为Draculin的超级稀释血液的药物中。）吸血蝙蝠夜间30分钟的吸血量就可以满足它一天的消耗，这种吸血动物完全依靠血液生存。吸血蝙蝠通过咬破的伤口传播疾病（例如狂犬病），虽然斯托克在他的书中没有谈及此事，但他说明了德古拉是如何传播他的传染病。嗜血是一种传染病，传染的病菌就是邪恶。吸血鬼每咬一口，人的本性就会被征服，对鲜血的欲望会征服一切。

布拉姆·斯托克竭力想为他的吸血鬼故事披上现实主义的外衣。他认为，虚构的世界越是真实和具有现代感，读者就更会有身临其境的恐惧感：他书中的人物使用当时新发明的设备，例如录音机（早期磁带式录音机）、便携式打字机和柯达照相机；故事中的英雄按照实际的列车时间表去特兰西瓦尼亚旅行。还有就是故事中的路标和地点都是现实中的真实写照，就如同现实中的一样。例如，一艘船在斯托克撰写《德古拉》的度假地附近搁浅，那艘搁浅的船也被写进了故事。当他不了解某些细节时，就去请教专家，例如他的哥哥索恩利·斯托克，索恩利是爱尔兰最优秀的外科医生。在布拉姆将手稿交付打字之前，索恩利都要仔细校阅，特别是仔细检查输血场景中的内容，以保证它们的准确性。

尽管斯托克赋予他的神秘的吸血鬼故事以现实的外表，而当今的科学家们却在揭示神秘故事背后的真实内容，他们会提出一些令人着迷的问题，例如，书中那些具有讽刺意味的嗜血疾病有无医学根据？回答是极为肯定的，那是一种被称做卟啉症（porphyrie）的血液疾病。

当症状处在最轻微的状态时，卟啉症患者完全没有嗜血的欲望，他们至多可能对阳光极端过敏，这种过敏会使暴露在阳光下的皮肤起水疱。在有些极为罕见的病例中，没有经过治疗的病人看上去会像一个活死人：他的皮肤由于严重贫血而呈现死一般的苍白；嘴唇溃烂，牙龈收缩——上尖牙会显得更长，与犬牙更相似；阳光会使患者受了感染的皮肤溃疡，从而使脸上的各个器官慢慢溃烂，手指也因为溃烂而渐渐变短。那时患者会很快感到阳光是致命的。根据加拿大的一位生物化学家 1985 年的最初推断，早在几百年前，大约 12 世纪时，这种无法诊断的卟啉症首次被怀疑为嗜血病。5 月里的那一天，就在戴维·多尔芬（David Dolphin）医生登上会议讲台向公众阐述他的观点时，或许什么也没有意识到。使他成为舆论焦点的原因肯定来自于他所阐述的患卟啉症的人可能迫不得已吸血以缓解他们症状的观点。和伊丽莎白·巴索瑞的故事不一样，当多尔芬医生的假设初次引起舆论的轰动时，它就具有了自己的生命力，特别是在互联网上。

卟啉症是由于我们体内生产亚铁血红素的细胞机理过程中存在缺陷而引发的。亚铁血红素是血液中负责输送氧气的血色素的关键成分。合成亚铁血红素的步骤之一是加入暗红色的称为卟啉（porphyrin）的色素（"porphyrin" 来自希腊语，意思是紫色的）。当出现问题时，体内就会产生太多的卟啉而缺少充足的亚铁血红素。卟啉色素会大量聚集在皮下、牙齿、骨骼和器官上，根据卟啉聚集部位的不同会产生不同的症状：患者的牙齿会变成脏土色，感到肢体和背部疼痛。（我曾了解到卟啉色素与植物的叶绿素有关系，但是植物光合作用的光激活过程对植物没有破坏作用，但是卟啉症患者却对阳光过分敏感。）一些有毒的物质，例如药物、酒精和化学毒物能够导致卟啉症，但基本病因是遗传。

美国独立战争期间执政的声名狼藉的英王乔治三世（George Ⅲ，1738 — 1820 年），就是我们现在知道的患有急性间歇性卟啉症（acute intermittent porphyria，AIP）的患者之一。急性间歇性卟啉症是八种卟啉症中的一种。作为典型的急性间歇性卟啉症患者，乔治三世表现出了几种最典型的神经系统症状：抽搐，幻觉，持续数天或数周然后消失的躁狂和妄想，两次发病的间隔时间很长，而且症状会消失。乔治三世在位期间和离位以后的很长时间内，人们一直认为他患的是"疯癫"，实际上他患的病是卟啉症，这一点如果不是因为他是皇室成员，恐怕至今也没有机会准确地了解他的病情了。作为皇室成员，每天都会有医生为他作检查，这些医生详细记录了他的每一个症状。通过至今还保存的文件，当今的英国研究人员经过细致、艰苦的分析以后为乔治三世做的死亡结论是急性间歇性卟啉症。他的病情记录中除了从20岁起有典型的精神病发作症状以外，确认他患卟啉症的一个决定性的记录是"国王排出了……血水"，意思是变了颜色的小便，其他地方将这种小便的颜色描述为"蓝色的"、"深色的"和"胆汁色的"，并且在存放小便的容器周围留下了"一个淡蓝色的环"。所有这些现象都是卟啉过剩造成的，如同卟啉症的其他症状严重的腹痛和肌肉无力一样。乔治三世的医疗记录还显示，皇室的礼节规矩是如何妨碍医生们工作的：看病时，如果患者不开口他们是不能问的。当乔治皇帝病情极严重时，所有诊疗都悄无声息地进行。例如1812年1月的某一天是这样记录的："今天早上，国王非常安静，什么都没有说，我们对国王内心或健康状况的了解只能来自他的一些外在表现。"这些或许是对国王小便的事非常关注的一种解释。

为了证实乔治三世并未患精神病，英国研究人员又提出了下一个有逻辑性的问题：如果急性间歇性卟啉症一直都是遗传性疾病，那么哪一位与他有血缘关系的人携带这种病的基因呢？通过又一次综合历史和医疗记录的研究，以及通过对尿检结果非常细致的描述，研究者们追溯到乔治三世以上13代在四百多年间出现的这一疾病。在他的这些先人当中，有15人被查出是卟啉症患者和／或携带了这种异常基因的人。从乔治三世的父亲开始上溯到苏格兰女皇玛丽（Mary，1542—1587年），卟啉症的记录就终止了。因为像乔治（亨利）一样，回顾性地诊断出她的病就得从根本上修正对她统治时期一些行为的看法。被研究人员称为"历史上的伟大患者之一"的玛丽，病得如此之严重，发病又如此之频繁，以至于她的反对者指责她是装病，借用现代的说法就是耍政治手腕。相反，也曾经有人谴责她的敌人毒害她，现在得将玛丽统治时期那段历史归咎于变化无常的致病基因而非肮脏的政治把戏。

如果皇室内部不是为了严格控制血统而近亲婚配，卟啉症这种罕见的疾病就不会在同一个家族内的众多成员中出现。近亲婚配在皇室统治时代并不少见，例如，在欧洲中世纪早期的"黑暗时代"（Dark Ages），在与世隔绝的或偏远的部落中，也发生类似的近亲通婚现象，由于基因匹配的规模很小，隐性品质就会活跃。正像生物化学家和医学作家尼克·莱恩假定的一样，卟啉症的一种——先天性红细胞生成性卟啉症（congenital erythropoietic porphyria, CEP），早期被认定是一种毁容并且令人嗜血的疾病，当今已经非常罕见了，但是这种病可能曾经在东欧被认为是吸血鬼神话摇篮的特兰西瓦尼亚山谷非常普遍。如果这些事情有根据，我们可以非常轻易地想象，卟啉症的患者像死人一般的外表和病患那些古怪的行为可能成为人们悄悄谈论吸血鬼的原因。在这个地区，某些民间的疗法可能已经被接受；经过一段时间，谣言和传统的民间疗法渐渐地演变成传奇故事。大蒜就是其中的一个很好的例子。大蒜中的某些化学成分能够加剧卟啉症的症状现在已经广为人知了，这或许也是特兰西瓦尼亚地区的患者从他们痛苦的经验中获得的教训。这样就不需要费大气力去想象，一个卟啉症患者为避免病情发作所使用的方法如何演变成了一种在健康人中间预防卟啉症的迷信，进而又演变成防止被吸血鬼袭击的手段了。另外，卟啉症患者需要避免阳光照射的真实需求，也演变成了灿烂的阳光会将吸血鬼烤焦的生动文学构思了。

鉴于上述根据卟啉症患者种种行为构想的吸血鬼故事，戴维·多尔芬提出的假设听上去就不特别离奇了：几百年前，最严重的卟啉症患者可能通过吸吮其他人的鲜血来达到自我治疗的目的。从某种意义上而言，他的说法使人们证实了早期的一些传言，比如，在古代罗马，认为吞下角斗士的鲜血可以医治癫痫病等。这些说法是煽动性的而非科学性的。科学为戴维·多尔芬医生的理论提供了依据。由先天性红细胞生成性卟啉症导致的严重贫血使患者的血液循环系统中的亚铁血红素降低到危及生命的水平，用医学术语说就是亚铁血红素缺乏即铁缺乏。这就是现代医学用定期输血来治疗这类罕见的卟啉症的原因。另一种并不提倡的办法是直接食用血液，亚铁血红素分子可以经消化后进入血液。

我为了以上最后一项办法向一位营养师咨询时，我对于食用血液那种使人反感的想法是那样痴迷，以至于当她说明真相时我都感到吃惊。这位营养师说："我们其实时时都在吃血。因为血液存在于作为食物的所有动物的肉中。"这位营养师的名字叫玛丽·凯·格罗斯曼（Mary Kay Grossman），她不但是一个注册的营养学家，而且是畅销书《胰岛素抵抗饮食》（*The Insulin-Resistance Diet*）的作者之一。"在我们的饮食文化当中"，她继续说，除了犹太教的食品，"我们没有排放肉食中的血液。当你烹饪这些肉食，吃下其中的血液不会损害健康，也不会使食物丧失营养价值"。事实上，格罗斯曼解释说，有些民族的生存则完全依靠血和牛奶——血是牛血，例如肯尼亚和坦桑尼亚的游牧狩猎民族马赛人。"他们先给牛挤奶，然后刺破它们的喉咙放血。"（牛还会继续活着。）他们将血和牛奶混合后立刻喝掉，或者让它发酵数天。"马赛民族生活在寸草不生的极端干旱地区，他们喝的血提供了铁，牛奶则是蛋白的主要来源。"

我后来得知，在东非地区，纯的动物血也是其他游牧民族的主要食品，这些民族中包括乌干达的卡利莫琼族（Karimojong）。但是从全球的角度看，熟的动物血作为传统菜肴的主要配菜则更普遍。例如，因纽特人的海豹血汤；西藏人的一种特色小吃牦牛血干，将其捣碎与糖和热奶油一起吃；英国人的黑布丁是一种先烤后炸的猪血、面包丁、脱脂奶、牛板油、大麦、麦片和薄荷的混合物；你甚至可以在法国所有地区通过当地人对"Boudin Noir"（血肠）的解释品尝到它们。《法国美食百科全书》（*Larousse Gastronomique*）——古典大陆菜系百科介绍了欧洲菜系中 16 种包含等量的洋葱、猪油和猪血的血肠。

　　乔治三世生病时，似乎从未吃过这些美味。但是，根据历史学家的记载，为了服从各种通过呕吐、清肠、高温（为了把那些"致病的体液"从身体内部释放到表面，将热煤块放在皮肤上）、杯吸、放血和蚂蟥吸血等治疗的方法，他经常被紧身衣束缚着，绑在床或椅子上。上帝助了他一臂之力。可能这些方法起到了某种程度的安慰作用，事实上，后三种治疗方法至少从理论上帮助了这位统治者。另外，通过输血，贫血症状得以缓解时，放血会很快降低循环系统中的卟啉。事实上，当今有些种类的卟啉症是通过放血治疗的，这种放血与过去的放血术极为相似，比如，对一种更普遍的遗传性血液病——血色沉着病（hemochromatosis），由于血中的铁含量严重超标，所以必须通过定期抽血来控制。（还有一则有趣的信息：医生从这种血色沉着病患者身上抽出的血液通常是定期销毁的，即使这些患者没有其他的疾病，他们这种富含铁质的血液也是许多急诊病人需要的。）

　　乔治三世的儿子中有四个也被认为患有这种卟啉症，这其中还包括王位继承人乔治四世，他的妻子（最大的表妹）和女儿夏洛特也受了影响。这种病很可能是导致夏洛特公主在 21 岁分娩时死亡的原因（她的儿子出生以后也死了）。这引发了一场突如其来的摄政危机悲剧：国王那时将近 80 岁，失明、衰弱不堪，当时除了乔治四世没有其他的合法继承人，为此他迅速为三个年长的儿子安排了婚姻，这三个儿子每人在1819年生了一个孩子，三个孩子中一个名叫维多利亚的女孩在18岁时加冕成为女皇。她也嫁给了大表兄艾伯特。维多利亚虽然没有遗传卟啉症，但是她将一种灾难性的血液病传入了英国的皇室，这种叫做血友病（hemophilia）的血液疾病随着英国皇室成员与其他国家皇室成员的通婚而在西班牙、德国和俄国的皇室成员中蔓延开来。

第十章
女血友病患者

在自然环境下的血液是呈分离形态的。当血液离开无时无刻不"循环"着的血液循环系统注入试管以后，会在那里分成三种不同的颜色，成为血液的三色标记。这三种颜色分别是：琥珀色、蛋青色和红色：浮在最上面一层的是血浆，液体状，血细胞通常悬浮在其中；第二层最薄，颜色也最浅，它是白细胞和血小板的混合物；最下面一层是勃艮第葡萄酒色的红血球"泥浆"，它是血液成分中最重的部分，当它满载着血液中的废物时会呈现近乎黑色的深红色，好像沉淀在池塘中的淤泥。令人奇怪的是，代表血液的颜色——红色——事实上并不是被定义为界定人的特性的脱氧核糖核酸（DNA）的颜色。红细胞是"愚蠢"的细胞，因为它完全没有自己的"大脑"——细胞核。

虽然历史悠久的词组蓝色血液确实有些解构的意味，但蓝色并不是血液中的一种颜色。"蓝色血液"源自西班牙语"sangre azul"（蓝色血液或贵族），它是中世纪仇外或对外来者感到恐惧的产物：当摩尔人占领西班牙时，卡斯提尔地区最古老和最效忠皇家的基督教家庭声明，有着高贵血统的他们不与皮肤比自己黑的穆斯林入侵者通婚。卡斯提尔人证明自己血液纯洁的方法是亮出小臂上那隐藏在白色皮肤下的蓝色血管。他们只需指出自己白皮肤下可以看得见的蓝色血管就可以了。那种被他们称做"蓝色血液"的证明现在是我们认为的一种视觉效果：穿过表皮看到深紫色的血液流过淡紫色的血管。

"蓝色血液"这个词组 19 世纪 30 年代融入英语时，恰逢维多利亚女皇开始执政的时期。这个词组不但有种族主义的内涵而且也成为上层社会达官贵人的代名词。在英国"蓝色血液"又增加了另外的特定含义：它指的是绅士阶层、贵族和最高级别的皇室成员。皇室成员又有他们自己的级别。例如，"贵贱通婚的血统"（morganatic blood）是指父母中有一个人具有纯粹的皇室血统，就"血液"而言，纯粹的皇室血统是蓝色血液成员中"血液最蓝的"那些人，其他的成员则不是。可能你父母的结合不是为了王室的阴谋或利益而是为了爱情——多么愚蠢的说法呀！"贵贱通婚"（morganatic marriage）是要付出代价的：后代会被剥夺王室的财产继承权。与维多利亚统治时期的其他统治者相比，维多利亚女皇是最能够接受"贵贱通婚"的。一段传为佳话的"贵贱通婚"发生在 1866 年春季。当维多利亚女皇获悉不知名的奥地利王子希望和她的表妹结婚时，维多利亚女皇对关于这位王子出身不等同的反对意见不仅不予理睬，反而送给自己表妹最美好的祝福。更有意思的是，当维多利亚女皇第一次看到这位高大、健壮的王子时，她并没有介意那是一位身无分文的军官，而认为自己找到了解决某些问题的办法。奥地利王子健壮的体魄对以后的一些事情产生了重要影响。女皇从未在公开场合承认过对皇族的体质问题深感担忧。如同她自己描述的，皇室的家庭成员一代接一代地显得"苍白无力和委顿"，"永不变样的金黄色头发和蓝眼睛"。而这位特克王子除了各方面都很优秀以外，还有漆黑的头发和黝黑英俊的面容。会见特克王子以后不久，女王便写信给她终生的知己大女儿维基，她长着与维多利亚女皇一样的金色头发，后来成为普鲁士的王妃。女王抒发内心的担忧时写道："我真的希望有人能够为我们带来更多黑眼睛的王子和公主！"

很难想象维基读了母亲信函中下一段话后的反应，女王语气是从失望到忌妒以至于有些癫狂（注意那些带有着重号的词是如何发泄情绪的）："我忍不住想到你亲爱的父亲（女王死去的丈夫）说的话——当纯皇家血统有那么一点不够完美时，事实上他的话是一种祝福，我们应该庆祝皇家血统注入了新鲜血液。"写到这里，女王停顿了一下，请求女儿原谅她所写的"略微有些让人感到奇怪的信"，回到正题之前，她又写道："这或许不如你想象的那样重要，你亲爱的父亲经常带着强烈的语气说：'我们必须融入一些强壮的、黑色的血液。'"

维多利亚女皇的信读上去好像一个母亲的直觉在她成为祖母时变得更敏锐了。但是她在那个时候并没有想到面临的麻烦。那种最终遗传给16位欧洲各国皇室成员的血友病使维多利亚最年幼的13岁的儿子利奥波德（Leopold）也难以幸免——他是在1866年被发现患有这种病的。这种病的奇怪之处在于阻碍血液正常凝固的有缺陷的基因是通过女性传递给下一代的，而在下一代中只有男性才会发病。也就是说，这种潜藏在女性体内的基因只有当她们生育儿子时才会使他们发病。通过观察维多利亚女皇的家谱，医史学家证实利奥波德的五个姊妹中有两人——艾丽斯（Alice）和比阿特丽斯（Beatrice）携带了导致血友病的基因。毫无疑问，利奥波德的母亲维多利亚女皇将血友病带给了皇室成员。

但是维多利亚女皇携带这种基因的原因仍然是个谜。追溯她的祖先，没有发现家族内各个分支有血液病的历史，这说明存在三种可能性：第一种可能性来自传统观点，认为维多利亚女皇携带的有缺陷的基因可能是其自身基因的自然突变造成的（在血友病病例中，有30%属于这种情况）；第二个可能性是维多利亚的母亲、外祖母、太祖母或更老的前辈是这种基因的携带者，但她们的儿子从未患这种疾病，这种可能性几乎没有；最后一种可能是最令人吃惊的，那就是维多利亚女皇是非婚生子女。遗传学支持了这种异想天开的说法。遗传学的观点认为男性血友病患者（和正常女性）结合以后所生的每一个女儿都是血友病非正常基因的传递者，如同两位英国科学家在20世纪90年代中期预测的那样，肯特公爵爱德华（Edward）可能不是维多利亚的亲生父亲。（如同《新闻周刊》刺耳的发问："维多利亚女皇是私生女吗？"）是的，可能，可能，可能，虽然我倾向于第一个可能：基因突变。

女皇直到临死都拒绝相信血友病来自她的家族。还有一种说法是即便这种病在19世纪初叶的临床诊断已经非常清楚，但维多利亚女皇未必了解它的病因和症状，在利奥波德的童年时期，没有表现出明显的血友病症状。他是维多利亚女皇最"脆弱"的儿子，女皇承认利奥波德出生时瘦小体弱，不像他的三个哥哥那样完美。由于她对利奥波德的病情不了解，所以抱怨他因为行动笨拙而经常出现身体碰伤后留下的淤血痕迹，女皇也常常对利奥波德缺乏耐心并且批评他的行为。病态的苍白和虚弱，使这个男孩成为一个累赘。就在利奥波德5岁生日时，普通的家庭散步、擦破膝盖或割个口子都会造成他血流不止，这些现象迫使维多利亚正视现实，承认她儿子是个"出血者"。为此，女皇从情感上来了个180度的大转弯，对利奥波德实施了过分周到的限制自由的保护。她草拟了各种与这个儿子有关的对全体人

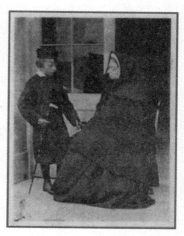

1862年4月，9岁的利奥波德和他的母亲维多利亚女皇在一起

员的公告，要求从公告公布之日开始，利奥波德不得参与任何男孩子的活动性游戏，"所有英国人的基本观念中'适合男人的事'都不能做。"利奥波德的老师必须每时每刻照顾他，光是禁止利奥波德参加的活动就列了长长的一个单子。当然，越是告诉一个孩子"不能做什么"，他就越本能地想"做什么"。例如，当利奥波德8岁时，他甚至不知道为了什么原因千方百计地将一支钢笔狠狠地刺入自己的上颚。

对于血友病患者，缝合伤口起不到有效的止血作用，因为很明显，缝合针只会使伤口周围增加更多的渗血孔。为血友病病人处理伤口的替代办法是通过烧灼熔化伤口周围的组织而封闭伤口。一般采用有腐蚀性的材料或烧红的金属烧灼。我只能希望利奥波德在被实施这种令人痛苦不堪的手术时处于完全麻木的状态。当女皇写信给女儿艾丽斯描述利奥波德的伤势时，她的语气显得踌躇，好像麻木不仁了："可怕之处在于——流血不止，然后——，你知道，他就会丧命。"

利奥波德能够活过30岁可以说是医学奇迹了。在他那个时代，多数流血不止的人从未活过十几岁。事实上，那些严重的血友病患者的死亡率直到20世纪60年代还没有明显的改善。明确证实利奥波德王子生存如此长时间的原因需要证据——简单地讲，需要他的血液标本，但已经不复存在了。通过血液标本，现在的血液学家才能确切地了解他的血液中到底缺少什么。当然没有血液标本，仍然可能推测，但是首先要有一些基本的依据。

描述血液凝固的最简单的方法是说明血液从液体变为固体的复杂过程。由于有二十多种不同的血液蛋白参与了凝血过程——一位科学家用诗人一般的词语"凝固瀑布"（the clotting cascade）①命名了这

---

① 在血液凝固的过程中，一旦头一个环节被激活，就引起血浆中各凝血因子像瀑布似的相继被激活，发出一连串的酶促反应，直到凝固纤维蛋白形成。——译者注

个过程。二十多种血液蛋白中的 13 种被称为因子，其中任何一个因子有缺陷都会导致凝血或出血类疾病。这种疾病在总人口中所占的比例大致是这样，可以想象一个全部满员的有两万个座位的体育场，观众按照性别均等地就座，其中有男女人数相近的 400 名观众患有最普通的血液疾病——冯·维勒布兰德氏病（von Willebrand），病因是由于冯·维勒布兰德因子的缺陷阻碍了患者伤口处血小板的正常聚集。在这两万人中，只有两个男人因为缺乏第Ⅷ凝血因子而患 A 型血友病，也就是典型的血友病；而发现一名因为缺乏第Ⅸ凝血因子而患 B 型血友病的男性患者，则需要三座这样的体育场，在三万个男人中才有一位。说起女性血友病患者的患病几率，就必须超越体育场的范畴，在更大的人群——美国的总人口中寻找了。每一亿人口中只能有一个女性血友病患者，可谓九牛一毛的比例了。血友病在女性中极为罕见的原因是基因遗传所致，即女性的两条 XX 染色体与男性 XY 染色体中的一条 X 染色体上携带的基因遗传所致。X 染色体本身携带血友病的隐性基因，对于女性而言，如果一条 X 染色体有缺陷另外一条正常，则通常可以补偿；只有两条 X 染色体都有缺陷时才会发病。

对于男性血友病患者而言，他们在割包皮时常常会因为流血不止而第一次出现严重的血友病症状，这是在古时就已经发现的危险。流传于公元 3 至 6 世纪的希伯来语法律著作《巴比伦犹太教法典》（*Babylonian Talmud*）中宣称，如果新生男婴的两个哥哥因割包皮而死，那么这个男婴可以免除"割包皮礼"的仪式。根据现代的观点，这一法律使人回想起一个应该纠正的普遍存在的错误概念，即血友病患者的小伤口永远不会停止出血。实际上缺乏第Ⅷ或第Ⅸ因子并不意味着血液永远不凝固，也就是说缺少了木管乐器的交响乐团依然可以演奏。虽然缺少了第Ⅷ或第Ⅸ因子，血液中其他形成"凝血瀑布"的成分还能够起作用，但问题在于凝血时间越长，失血就越多。凝血时间的长短主要取决于血液中凝血因子的数量。血液分析能够计算出人的凝血速度，并且精确地分辨出有缺陷的因子以及它们的数量。例如，一个患有轻微的血友病的患者的凝血能力最多相当于正常健康人的一半，而严重的血友病患者的凝血能力只相当于正常人的1%。一旦了解患者的这些指标之后，至少从理论上就很容易确定治疗方案了：患者仅仅需要通过肌肉注射或静脉输入所缺乏的因子就可以了。当然，在人的一生中，越早确定这些指标治疗效果会越好。

对于利奥波德王子，可以通过对那位年轻人私人信件中零星的自述加以整理，综合了解他的病情状况，他在信中展示了他所有的痛苦经历。严重的血友病的一个明显症状是体内自发性出血。发生在关节和肌肉内的出血导致了关节和肌肉肿胀，积血不但使患者备受疼痛的折磨，而且限制了他们的四肢活动的能力。利奥波德的状况完全如此。他在1870年6月6日开始给姐姐路易丝（Louise）写信时，竭尽全力写完"最亲爱的路易丝"这几个字之后就因为剧烈的疼痛而不得不停下来，四天以后才得以继续："……我在这些日子里被剧烈的疼痛折磨着；我的膝关节的疼痛感与日俱增，绝望的情绪也随之而至。"尽管利奥波德每天依靠卧床休息、敷冰袋以及最后的解决方法——吗啡来缓解疼痛，但17岁的他还是为自己的信添加了一些"苦恼人的笑"以避免它的枯燥无味："如果这种症状要持续很长时间，我会被逼疯（他的意思是住进疯人院。——作者注）。在那里，我会有幸撞碎自己的头（如果我还有头脑）而结束这种痛苦不堪的人生；这是我能为自己勾画的最美好的未来图画……"

下面是他的签字，"你痛苦不堪的弟弟，利奥波德"。

如果幽默能够帮助他克服疼痛，那么对学术问题的强烈兴趣也可以帮助他摆脱痛苦，这一点在他的一生中可以体现。利奥波德因精通莎士比亚的作品和几种外国语言而成为著名的"学者王子"。他不顾母亲的反对，成为皇室成员中第一位就读牛津大学的人。如果考虑到他除了患血友病以外还患有癫痫，就不难想象他的决心有多么了不起！从牛津大学毕业以后，他成为女皇最信任的政治顾问之一，并获得了阿尔巴尼亚公爵的头衔。也就是在这同一时段，除了和母亲在一起，他还想要建立自己的生活，他渴望结婚。1882年，29岁的利奥波德迎娶了荷兰女王的妹妹、瓦尔代克的公主海伦娜，完成了一桩令母亲和自己都感到满意的婚姻。但是这段美满姻缘仅仅持续了两年。就在他的第二个孩子降生不久，利奥波德从高处跌下——对于健康人而言，这样的头部撞伤只是轻伤，但在数小时之后他就由于颅内出血而身亡。当65岁的维多利亚女皇得知这一噩耗时，她只在日记中悲痛欲绝地写下了："我彻底崩溃了。"

在维多利亚女皇统治英国时期，她已经成为闻名的"欧洲祖母"，她被冠以此称号的一个原因是她的许多第二代和第三代后裔都与欧洲大陆各国王室联姻；另一个原因是当她的女儿艾丽斯1878年死于白喉以后，她亲手抚育了6个第三代子孙，当这6个孩子接近成婚的年龄时，维多利亚女皇为他们做的不止是选择合适的配偶。通过与众多王室联姻，婚姻联盟扩大了她的家族在欧洲大陆的势力范围，同时也扩大了血友病蔓延的地域：1888年，维多利亚女皇的孙女艾琳嫁给了普鲁士国王最大的堂弟亨利王子，从此将血友病带进了普鲁士；1894年，另外一个孙女亚历山德拉与俄国的沙皇尼古拉二世结婚，从此将血友病带进了罗曼诺夫王朝；1885年，维多利亚女皇最年幼的女儿比阿特丽斯也使德国的皇家血统难逃血友病的厄运，而这对夫妻的女儿之后又继续污染了西班牙的"蓝色血液"，将血友病传给了西班牙王室。利奥波德王子没有远嫁的女儿就在家门口通过婚姻将血友病带给了另外的英国贵族。

按照医学史家的看法，维多利亚女皇的基因对自己的家庭造成的灾难达到了无以复加的程度：3个子女，6个第三代子女和7个第四代子女都遗传和携带了血友病基因，其中有10位男性血友病患者，6位女性是已知的致病基因携带者。直到生命的最后阶段，维多利亚女皇才完全认识到血友病对她的家庭造成损害的程度。正如她私下所写的："我们可怜的家庭"，"似乎被这种可怕的疾病困扰着，这是我所知道的最糟糕的事情"。

就这种疾病的名称而言，我感到有些不解的是早在19世纪初，当约翰·舍恩莱因（Johann Schönlein）医生发现血友病时，他到底是如何为它命名的。血友病译自希腊语"血液的爱情"（love of blood）。我肯定这个词与爱情毫无关系，但根据克里斯廷·普鲁姆（Christine Pullum）——一位表情严肃但幽默的路易斯安那人的说法，"病情逐渐恶化"倒能够更贴切地形容这种疾病。克里斯廷·普鲁姆是非常非常罕见的典型的女性血友病患者。通过一个关系我认识了66岁的克里斯廷·普鲁姆。我曾打电话到她在拉斐特的住所。克里斯廷·普鲁姆是一位退休的行政助理，她的丈夫多伊尔曾是一位高中的数学教师，现在也退休了。他们一起生活了36年。

由于历史上几乎没有A型女性血友病的记载，所以如果我们称她的病例为典型的话有些牵强。不过，专家们还是认为，一个患血友病的男子与他携带血友病基因的妻子所生的女儿极有可能也患有这种病。但是克里斯廷却不属于这种情况。她告诉我说，"我们的家庭不在一般规律的范畴之内"，"我的血友病遗传直接来自我的父亲"。由于遗传的巧合，克里斯廷从她母亲那里接受的正常X染色体没有能够补偿有缺陷的染色体，所以她表现了血友病的症状。她的两个姐妹则是从未出现过症状的血友病基因携带者。因为克里斯廷和她父亲患一样的疾病，所以他们之间建立了一种很独特的联系。在克里斯廷的童年时期，她的父亲就告诉她，他们患的血友病的根源可以追溯到俄国的沙皇，根据我掌握的资料，那个交了厄运的罗曼诺夫（Romanov）家族中的尼古拉斯（Nicholas）、亚历山大（Alexandra）、奥尔加（Olga）、塔季扬娜（Tatiana）、玛丽（Marie）、阿纳斯塔西娅（Anastasia）和亚历克西斯（Alexis）在1918年的十月革命前夜都被暗杀了。克里斯廷承认她从未看到过自己和这些人有关系的文件。我也不得不承认，我也没有看出她们家和罗曼诺夫家族有什么关系。即便如此，这种说法会委婉些，使一个染上这种令人恐怖的疾病的女儿有些特殊的感觉。

为了描述克里斯廷的现状，我向她询问她的那些朋友是如何描述她的，经过了短时间的尴尬之后，她就滔滔不绝地谈起一系列往事。"嗯，我不赞成为某件事感到极端的激动或者紧张，"她告诉我说，"我即将购买女装部的小号服装。"她接着说，她的身高曾经是1.35米左右，因为骨质疏松症身高降低了5.08厘米。她将自己的种族归结成"混血"，当问及这一点时，克里斯廷笑起来，然后解释说她的父亲来自希腊，母亲则是美国人。

"当我只有1岁时，我父亲就知道我将成为出血者。"有一天她磕在了咖啡桌的桌边上，这对一个正在长牙的幼童而言是件非常正常的事情，但是她嘴里的伤口却一直在渗血。那时他们居住在密西西比州的杰克逊，她回忆道，那是发生在20世纪30年代末的事，在那个年代，你不能让医生相信一个女孩子会患血友病；即便医生相信，也找不到什么人会医治女性的血友病。所以，她出生于1903年并且活到75岁的父亲向她传授了自己作为血友病患者而长寿的秘诀——非常非常小心谨慎地生活。直至20世纪40年代末，人们才开始采用现代医学的方式——输血治疗第一例血友病，输血不是理想的解决方法：向病人提供全血或血浆并不能满足他们最需要的东西——浓缩的凝血因子（直至60年代末才可以向患者输入这种凝血因子），但是采用这种方法足以挽救患者的生命。铭记着父亲的教诲，克里斯廷也想到父亲的童年时代是怎样度过的。"那时用蜘蛛网为父亲止血，"她令人惊讶地说，"还有烟灰或其他同类东西"——那些都是为皮肤表面的伤口止血的偏方。

当我告诉克里斯廷我和五个姐妹一起长大，似乎又勾起了她童年时因为月经所经历过的艰难岁月。她说："我当然要经历大量出血的日子，在那些日子里甚至无法上学。"她解释说，因为在她十几岁时，女孩子穿裤子被认为是不合时宜的，"我们总是穿裙子，那时经血时时都会流出来"。而裤子至少可以稍微隐藏一下溢出的血液。如果不能穿裤子，"我知道我该怎么做：待在家里"。她的医生也帮不上什么忙。克里斯廷回忆说，她认为行经时大量出血对她而言可能是再正常不过的事了。所以，她既没有气馁，也没有担心。1960年，克里斯廷20岁出头时，是当时刚刚可以服用的避孕药帮助了她，从那以后，她才开始了正常的月经。口服避孕药也是从那时开始成为许多患出血疾病的妇女常规的治疗方法。

克里斯廷对于让一个又一个的医生相信她患的是被所有人认为"只有男人才得的病"这件事开始感到厌倦了。但直到她35岁成为已婚妇女时，对血友病的常规诊断方法才问世，紧接着北卡罗利纳大学（University of North Carolina）医学院发明了治疗方法。她带着定量确认自己第Ⅷ凝血因子缺陷的诊断回到在拉斐特的家，同时向地方的医生出示了在治疗上对他们的要求，简而言之就是，如果发生出血的情况，对她的治疗方案必须与"患A型血友病的男性一样"。

正如克里斯廷告诉我的，"得到医生的诊断书是一种解脱"。那段里程碑般的回忆直到现在仍然使克里斯廷的语气兴奋不已。不幸的是，那份诊断书几乎马上就派上了用场。1975年克里斯廷因为腹部严重出血住进了医院。这是一个血友病患者可能经历的最典型的内脏出血症状，它是自发的并且伴有严重的腹痛。但她又一次遭遇到了和以前一样的情况：医生不相信她说的自己是血友病患者的话。谢天谢地，这一次与以前不同了，她手中握有医生的证明，她丈夫多伊尔马上冲回家取来了"证明"。

医生的诊断证明还指出了克里斯廷在医院作检查时已经讨论过的更私人一些的问题：生育的危险性。对于许多人而言生育是一件让人充满快乐的决定，而对于克里斯廷家的姐妹来说却是一个异常复杂的问题，需要考虑自己的情绪、医疗问题还有财务方面的承受能力。如果克里斯廷怀一个足月的孩子，她在健康方面将会面临什么危险呢？怀孕对她本身会造成什么样的后果呢？另一方面，对于以下事实她能够接受吗：生育男孩而有50%成为血友病患者的可能性，或者是生育女孩而成为有缺陷基因的携带者，或者像她自己一样也成为血友病患者。如果孩子的血友病比他母亲还要严重，结果会怎样呢？抛开感情，谈谈最底线的问题——是否有足够的钱为孩子治病呢？

在克里斯廷住院期间，她和她的姐妹接受了那个时代更尖端的治疗技术——冷凝蛋白技术，即从新鲜的冰冻血浆中提取凝血因子的昂贵治疗技术。她们那时也很为克里斯廷的妹妹所面临的挑战感到忧心忡忡，她年幼的儿子在两年前被诊断患了严重的血友病。另外，克里斯廷想做母亲的欣喜心情也被她幼年时的记忆冲淡了，那时对每一个健康的孩子而言，更换牙齿或从自行车上摔下来都是司空见惯的事，而对她则完全不是。想到自己的孩子也要面临自己童年时的遭遇，她不禁打了个寒战。

今天，即将成为母亲的人可以通过羊水检查来测定自己的孩子是否患有类似血友病这样的遗传性疾病，而在30年前，诊断技术就落后多了。在北卡罗利纳大学医学院的大夫给克里斯廷的最早的信件中，他曾以直率的口气提出一种适合她的选择："虽然现在的技术可以鉴别胎儿的性别，但是，目前还没有任何检查能在怀孕期间检测出你的胎儿是否会患有血友病。"大夫解释说，在妊娠第十五周时，"有一些是缺陷基因携带者的女性采取保留女性胎儿而对男性胎儿实施人工流产的办法"。最后权衡时，克里斯廷和多伊尔选择了不要孩子。

我与克里斯廷的谈话从过去回到了现在。克里斯廷告诉我，她在数年当中病情没有发展得更为严重和复杂。由于她对自己的身体极端谨慎小心，她几乎不需要注射凝血因子。但她那时终归生活在治疗可能导致感染其他疾病的时代，她只在70年代中期进行过一次凝血因子的注射就使她感染上了丙型肝炎。当她年近67岁时，她又必须与肝硬化进行斗争。她现在终于有了一个让医生们相信的诊断。

我怀疑克里斯廷是否知道自己是个活动家，但是，她接下来告诉我她和多伊尔是如何资助和促成一个丙型肝炎信息交换和支持小组的活动的，这个小组每月活动两次。克里斯廷承认，现在这个小组的活动内容变得更丰富了，他们从拉斐特地区吸收那些患有各种相同疾病的各方人士参加。除了吸收心脏病、糖尿病和躁郁症（bipolar disorder）的患者外，"我们还有丙型肝炎、乙型肝炎和艾滋病病毒携带者会员。如果你认为自己有了什么问题，应该和这些人谈谈。但是那真是很困难，很困难"。

为了寻求对自己所患的出血疾病的支持，克里斯廷采用了已经没有多少人还在使用的方式——写信。介绍我和克里斯廷认识的就是她的一位长期笔友，居住在旧金山湾区的妇女辛迪·内沃。同克里斯廷的姐妹一样，辛迪不但是艾滋病病毒携带者而且也患有丙型肝炎，还患有并发症。这些并不是最主要的，最主要的是辛迪确实做过很多事。她的多项健康状况的指标已经大大超过腕式医疗记录仪上允许的标准了，正如有一天辛迪让我看到的，她的医疗记录仪一直在闪烁，那只是在显示她近在眼前的危险：纤维蛋白原缺乏。那是一种影响四千三百万分之一人口的血液疾病。

我和辛迪通过电话交谈过几次，她邀请我去看她每周进行的冷凝蛋白质注射。当我在周一早上十点半到达伯克利的阿尔塔·贝茨医院时，长达一小时的注射程序才刚刚开始。凯瑞护士给辛迪左锁骨下方的皮肤消毒时，我拖了一把椅子在一旁坐下。左锁骨下方正是进行忠诚宣誓时右手食指指尖所指的位置，那里是辛迪的橡胶静脉输液管的末端，埋在皮下约五分硬币大小的面积。她上次静脉注射完之后，这里的皮肤刚刚愈合，现在必须重新穿刺。输液用的针头像一个特大号的图钉，扎进以后血液马上回流进与针头连接的管子，这是一个好征兆，证明原来的输液器可以继续使用。凯瑞先滴了几滴生理盐水，让辛迪的血重新返回血管。这时，另一个护士拿来了一个液体袋，液体的颜色就像溶化的浓缩橘子粉饮料。"噢，我的药来了。"辛迪说，"这就是我的冷凝蛋白。"没过几秒钟，这个液体袋就被挂在了静滴架上，治疗开始了。

有时，注射过程也不是这样一帆风顺的。在血库内生产的冷凝蛋白需要在那里冷冻保存，在启程将它送往医院之前，需要开始将它缓慢地解冻。在快递的路上，拥堵的交通或许会延长递送时间，但允许延长的时间又很有限，解冻时间超过四小时冷凝蛋白就会失效。

此时辛迪躺在供静滴病人用的玫瑰色的靠背床上。凯瑞告诉她几分钟后会回来检查。

"我这一辈子都要用冷凝蛋白了。"辛迪躺下后马上告诉了我她的病情，语气中夹杂着那种顽皮的恼怒。"我从一出生就被诊断患有纤维蛋白原缺陷疾病，我的脐带一直在出血。因为我哥哥也患有这种病，所以很快就被确诊了。"

与A型、B型血友病这种与X染色体有关的遗传血液病不同的是，纤维蛋白原缺陷是隐性的常染色体遗传疾病，这就意味着，父母同时携带这种有缺陷的基因，但他们都没有出血的症状，辛迪继续说，"在我和我哥哥之前，我们没有任何家族史。"

在人体内，纤维蛋白原（又称第Ⅰ凝血因子，因为它是 13 个凝血因子中第一个被发现的）是"凝血瀑布"过程中的最后一步，它包含的"胶水"将凝结的血块聚合在一起。与患血友病的人相比，辛迪解释说，她所患病的出血部位更多的是发生在肌肉和黏膜部位而不是在关节。治疗方法也与血友病不同，这也是这位 36 岁的患者常常面临的问题。现代血友病患者接受的是最先进的第Ⅷ和第Ⅸ因子疗法——转基因方法生产的因子，因子不是从人的血液中提取的，是一种粉状的浓缩药物，很容易将其复原然后注射。与转基因方法相比较，冷凝蛋白是一个应用了几十年的老处方：要冷冻健康献血者的血浆，然后将其解冻。那些沉淀在血浆底部的固体就是冷凝蛋白，那里富含所有的凝血因子，也包含辛迪需要的纤维蛋白原。从这里可以看到，血液的因子不需要进一步分离了，只需要充分提高辛迪的纤维蛋白原水平就可以了。辛迪注射的一袋冷凝蛋白来自 5 个献血者的血液；她的弟弟戴夫每周必须输的冷凝蛋白相当于辛迪的 5 倍。

辛迪解释说，输入冷凝蛋白并不会觉得冷。它不像化疗那样对人体造成很大的伤害，也不会像摄入太多的咖啡因之后那样有快感。它不会有什么伤害。辛迪告诉我那是一种替代疗法，也就是简单地补充血液中缺少的东西。尽管如此，这种方法也存在风险。正如凯瑞护士刚才为辛迪测量血压和体温时告诉我的，"任何血液制品总是会产生反应的"。例如，当对献血者的血液进行肝炎和艾滋病病毒筛选和检测时，其他的病菌或者病毒可能会被放过。与其他的血液制品不同的是，无法对冷凝蛋白进行高温处理，或者借用凯瑞的话说无法"清洗"它们。说到安全，我想这种转基因的浓缩第Ⅰ凝血因子是来自海外的，它还没有获得美国食品与药品监督管理局的批准许可，所以在美国境内无法合法地获得。

"我愿意用这种浓缩制品，"辛迪沉思了一下说，她很轻松地解释这种制品是如何简化她的生活的，"我能够在家里完成这个操作。我可以更有效地进行预防性治疗。我可以旅行。"根据她的观点，美国的制药公司不会生产同类的药品，因为它潜在的利润空间不够大。一份统计说明美国市场上仅有 7 种"第 I 凝血因子"。因此，用于标准治疗的冷凝蛋白，是"1972 年的产品"。辛迪带着讽刺的口吻说道。

在我的脑海中，无法找到比辛迪更渴望简化生活的人了，但是这似乎是不可能的。她除了要解决最重要的纤维蛋白原缺少的问题之外，还患有另一种不相干的凝血疾病。这就意味着，她除了每周必须输一次冷凝蛋白使血液变浓以外，每天还要口服两次稀释血液的药物；另外，除了患有血液疾病、携带艾滋病病毒并患有丙型肝炎以外，她还患有一种罕见的神经系统疾病——横断性脊髓炎（transverse myelitis，TM），这种病与多发性硬化（multiple sclerosis）相似。我实在是找不到更强烈的词汇来诅咒这样集五种大病于一身的状况了。

"我不知道将来会发生什么。"辛迪补充说。事实上，她的病史是如此复杂，她每天都要随身携带一份描述她所有疾病的病况的文件。"我给你看看这份文件。"她从钱包中抽出一张折叠的纸。辛迪告诉我，"无论是否是急诊，任何提供救治的人会首先要求知道谁为她买单？这些已经写在最上面。"接下来是有关她病史的密密麻麻的综述。在这张纸的背面还写有她的各科医生的名字和号码以及她的许多疾病。"这样在你感到不舒服时就不需要从头解释所有这一切了。"

辛迪也随身携带着医疗紧急救助卡——一旦发生紧急情况，可以拨打卡上的电话，然后按照所选择的语言收听辛迪的病史介绍。"我还有可以在机场使用的如同储蓄卡一样大小的卡。""它证明我的身体植入了仿生器件。"

"仿生器件？你是说你腿上的支架吗？"她的右腿上安装了一个金属支架以支撑由于横断性脊髓炎变得没有力量的腿。

"不是。"辛迪边笑边答。为了控制腿的痉挛，不得不在她的脊椎中植入一根导管以自动释放止痉挛的药。"非常酷！但是当我通过机场的安全检查设备时，我身上的这种释放药物的金属机器会产生安检警告信号。"

接着辛迪又交给我一封大夫写的信，从那封信磨损的纸边可以判断出那是一封经常出示的信件。与她那份打印得密密麻麻的病史文件相比较，这封信上只有一段简短的话："请交有关人士阅读。""内沃小姐非常了解她的病情以及治疗所采用的方法。"在紧急情况下，"请相信这位患者的话"。

"医生的话肯定了你对其他医护人员所说的病情。"

"是的，这封信非常有用。"辛迪说。"我开始向人们阐述我的病情时，没人相信我说的话。"她浅蓝色的眼睛一闪一闪的。"我会不时地递给人们这封信，然后说'别来烦我'"。

辛迪好像打算结束她的讲述和展示时，我却像一个喋喋不休的弟弟一样不断地向她提问题，"你这里还有什么？"当她抓住手包时，眉毛向上挑了一下：真的，有什么呢？她在手包里乱翻了一通，然后拿出手机——"只是为了急诊。"她解释说。电话公司向残疾人提供了一种便宜的包月服务。接下来是止咳喷雾剂，然后是一只带有液体浮动的风景内画笔，里面是旧金山湾区的高速运输列车在旧金山和她的住地奥克兰之间"游动"的情景。接下来是几张医院的预约卡，她有时一周要去看六次病。"开电动轮椅真的都会将手开得非常粗糙。"她悄悄地说，这时她拿出一打尿垫晃了晃。就在此时，我发现轮椅被折叠起来放在了她的左侧。虽然她可以依靠拐杖行走，但有时也靠轮椅提高行走的速度。辛迪的手包中明显缺少同龄妇女的用品——行经时用的月经棉塞。辛迪告诉我，对于她而言，来月经是非常危险的，所以她服用那种具有"工业强度的"避孕药，以使自己不行经。这种方法自她进入青春期后就一直是行之有效的。

辛迪的手袋之旅的最后一站是一个印有"女孩子准则"的小盒子，里面装的是她的网站的商业卡。辛迪的网站有一个别致的名字叫做Shemphilia.org（女血友病患者组织）。辛迪在解释她的网站名时说，以前这所医院的一名治疗血友病的护士用充满深情的语气称她所有的女病人为"Shemophiliacs"。1999年，当辛迪准备开办自己的网站时，这位护士很慷慨地允许她使用了这个名字。已经有一些网站为患有更常见的血液病的病人提供信息了，例如冯·维勒布兰德氏病。但辛迪感到"有太多的第 I 和第 II 凝血因子缺陷的血液病被忽视了"。形成这种状况的原因是在全美国只有极少的妇女患纤维蛋白原缺陷疾病和典型的血友病，而作为她们中的一员，你更会感到潜在的无助。现在需要的就是为这些个体办一个网上的"社区中心"。辛迪希望这个网站成为一个论坛，像克里斯廷·普鲁姆那样的人可以在那里与其他病人分享她的经验。

采用这个有趣的网站名的另外一个目的在于，辛迪还想通过它传递给登录网站的患者一些在医生办公室的那些小册子里不能找到的友情。我想她的直觉是绝对正确的。类似"纤维蛋白原缺乏"的网站名是不会带给人们鼓励的。在这些患有血液疾病的患者中间，辛迪补充说道，"血友病"这个词是对一个集体的简略的称呼。事实上，她大笑着说，当她试图向其他人解释她的具体病情时，他们都显得无动于衷。"通常告诉人们我是血友病患者会让他们更容易理解一些。"

根据我的经验，那些强烈拥护病友之间相互支持的人有两种，一是自己不满意现有做法的人，二是借此偿还为他们提供帮助的人。辛迪很明显是属于第二种的。1991年12月，当她获悉自己因为输入被污染的冷凝蛋白而感染艾滋病病毒两年以后，她去了普莱森顿附近的艾滋病支持小组，当她在主人的客厅里坐定时，她意识到她是那个男同性恋小圈子中唯一的女性。"开始我感到有些害怕，因为我一直过着隐蔽的生活，对于如何与男同性恋者相处毫无经验，"她回忆说，"但是从一开始，他们就表现出了热情和奇妙的情感。我称他们为'我的星期二伙伴们'，因为星期二是我们见面的日子。从那以后，我们总是一起出去——这个拄着拐杖的小雏和 8 个真正英俊的男同性恋者一起去了贝克广场。"回忆到这里，辛迪发出了爽朗的笑声。"我肯定人们一定对此感到好奇。"

辛迪为患者提供信息的热情是受了韦斯（Wes）的感染和鼓励，韦斯是创建支持小组的人。"他教会了我许多关于治疗、残疾人福利和管理网站的知识。"5 年前去世的韦斯一直在鼓励那些情绪上遇到麻烦的人。

辛迪现在以韦斯的精神为动力，为一个俄亥俄州 14 岁的小姑娘提供咨询与帮助。这个小姑娘患的也是第 I 凝血因子缺陷疾病。辛迪通过电话和邮件经常与她保持联系。辛迪把这种咨询和支持当做自己和自己网站的工作目的之一，她将通过这种做法使病人尽快和尽可能容易地得到相应的支持。"通常我很擅长为这些血液病人找到咨询人。如果他们来找我并对我说：'我患有第Ⅶ因子缺陷的疾病，我想找个人谈谈。'我就会通过几个电话，使这个病人与另外的和自己患有相同疾病的妇女联系。"帮助这些患者建立联系之后，辛迪还要继续跟踪，看需要帮助的人是否收到文字的咨询。如果需要，她还会送她们到具有专业资格的血友病治疗中心，求得专家的帮助。

"对于那些罕见的疾病，这是一个最大的问题。"辛迪继续告诉我。因为那些病通常不被认为属于血友病的范围，因此这些病人往往得不到指导进行最适当的治疗，通常不会被发现，所以病人难以找到相关的专家并得到最好的治疗。这种情况使他们的处境悲惨，但却是存在的事实。"所有独立行医的医生掌握的信息都是没有经过整理的而且非常非常陈旧。"辛迪告诉了我一位大约五十岁的女血友病患者的情况，她也是第 I 凝血因子缺陷的血友病患者，辛迪不久前才和她联系上。"这位患者得到的治疗仅仅是输血浆而不是输冷凝蛋白。输血浆效果很不好，因为你实际得到的凝血因子很少，但是输血量却非常大。"虽然辛迪向这位女患者抱怨她得到的冷凝蛋白是如何陈旧，但这个女患者得到的还要糟糕，竟然是 1940 年生产的。

"这就如同你去看艾滋病医生，得到的药只是齐多夫定（AZT）而非多种药组合的鸡尾酒一样。"我说出了自己的想法。

"是的，这种情况非常令人震惊。"

辛迪认为，错误的信息有时会让人感到非常吃惊。例如，不久以前，她不得不亲自向一位缅因州的妇女提供帮助。由于一些说不清的原因，那位妇女坚信出血"只有发生在膝盖以下的部位才很严重"。她亲自去了一趟缅因州见这位妇女和她的丈夫。辛迪在夫妇俩选定的餐馆和他们见面，并亲眼看着丈夫在接待处重新布置了所有的家具，他认为那样做就可以使自己妻子的膝盖免受伤害了。

这时，虽然辛迪的故事还没有全讲完，但她的冷凝蛋白却输完了。凯瑞护士来到我们这里取走了空袋子。辛迪如同她一贯做的那样，像一个病人学校的教师，仔细给我讲解了接下来处理输液器的程序："现在她要用生理盐水清洗管子，然后放入一点抗凝的药物肝素，防止输液管被堵塞。"过了一会儿，凯瑞拔开塑料管的塞子，用纱布包住了那个小孔，辛迪就解放了。"如果一切顺利，如果我没有跌跤或发生其他情况，"辛迪用平淡的语气解释说，"我就可以到下周一才回到这里。"我们很快地道了别，那时是上午 11 点 30 分，作为超人，辛迪·内沃的一天还有许多事情要做。

第十一章
献　血

　　人体处于休息状态时，一个血细胞大约只需要30秒就可以完成在血液系统中的全程循环。血液在冲出心脏的一刻速度最高，可以达到约1.06公里／小时，穿过强有力的动脉流向末梢血管。而在血液返回心脏的静脉路程上，由于长途跋涉并且携带着废物，还必须克服地球的引力，血液显得筋疲力尽，它的流动速度充其量只能达到出发时的二分之一。换句话说，血液的回程要比出发时的路程更艰苦，这也可以说是生命历程的表现吧。

　　以血液每年大约循环100万次计，我体内的血液已经循环了多达4 300万次，如果不发生意外，预计还能再循环四千多万次。我的家族是长寿家族，所以我能够设想自己的老年会"百病缠身"，就像我87岁的曾祖母布里奇特的讣告中描述她最后几年的生活一样。但像所有的人一样，我已经活得超过血细胞年龄的许多许多倍了。例如，红细胞的寿命从未超过4个月，血小板的寿命没有超过10天。有些白细胞存活的时间不到6小时。事实是，其他血细胞活得时间更长一些，例如那些称做记忆细胞的淋巴细胞已经在我的循环系统中漂浮了几十年。即便如此，这些细胞也依然会死亡。我察觉不到它们的死亡，但身体可以察觉得到。通过体内出色的管理系统，每个人的血细胞都在不间断地补充或者替换着。也就是说，最原始的血细胞在血液中已经不存在了，这是一种令人不安的感觉。

血液一旦离开人体，细胞的寿命就会疾速下降。预先阻止血细胞死亡是任何现代化血库所要具备的主要功能。但是，应当承认，在血库的年度报告中人们不会发现这层隐蔽的意思。血库给人的印象不像一个仓库——一个码放东西的地方，它更让人觉得像一座继续维持人生命的医院。我去旧金山的一座具有现代化设备的血库参观生产血液制品的实验室时，立刻就意识到了它的作用。这座血库是太平洋血液中心主要的分支机构。正如那里和蔼的主人，医院服务主任理查德·哈尔维斯通向我介绍的，血库必须加倍细心地保存、滋养和照料血液。"血液是活组织。"他说。因此血液的保存也是一个挑战。

"20世纪70年代初，由于塑料的出现而使血液的保存技术有了最长足的进步。"理查德继续解释说，乍听起来，他开始讲解的内容似乎与此次参观无关。

"塑料？"

"是的，正如那个小子在电影《毕业生》（The Graduate）中说的：'塑料。'"理查德微笑着补充说，"在制作塑料血袋的技术完善之前，血液是注进玻璃瓶保存的"，而这种容器造成了许多麻烦。玻璃瓶在储存时不但浪费了很大的空间，而且使空气滞留从而造成细菌滋生和污染。与玻璃瓶相比较，塑料血袋显示了多种优越性：不易碎，重量轻，密封性好，形状可变化。另外，理查德还有意提高嗓音说，"塑料血袋使血液的成分治疗（component therapy）成为可能。"进行血液成分治疗时，血液被分离成不同的成分，这样做不但治疗的功效高，而且可以有的放矢，就像我们现在治疗血友病采用的置换疗法一样。与其他治疗方法相比，辛迪·内沃治疗用的冷凝蛋白虽然非常陈旧，但也属于血液成分治疗的范畴。

　　我和理查德站在了血液中心采血区的外面，那里正好有五个人在献血。为了清楚地讲述采血的步骤，理查德抽出了一套"采血用具"——三个彼此相连的尾部带有一串管子的透明血袋（一个大的，两个小的）。这几样东西看上去像水母，就是孩子们在海滩上用棍子戳的那种水母。"鲜血流入这里。"理查德指着那个主要的鲜血收集袋告诉我。那个袋子中已经注入过一种小剂量的抗凝血混合药液，除了抗凝药，药液中还含有保持 pH 值的磷酸盐和维持血细胞存活的营养药。理查德接下来顺着第一个袋子的管子拿起了第二个袋子，这是在血液的加工阶段用于存放血浆的袋子；第三个袋子是存放血小板的。"请注意这里，"理查德边说边让我感觉最后一个血袋的材料。"这个血袋使用的塑料与前两个不相同，它的孔也不一样。"这些孔是为了使气体进出的。"像我们人一样，血小板是需要呼吸的。"

　　离开采血区那令人感到舒适的气氛，我们进入了类似工厂环境的成分化验室，围绕着类似飞机上推饮料用的小车继续走，车上堆放的是数公升的新鲜全血。说实话，这些血袋看上去堆放得有些无序。这时理查德赶紧指给我看每个袋子上的条码，这些血袋在血液中心循环的每一个步骤都通过条码进行跟踪。对应这里的每一袋血，都有和血袋上的条码一致的同一献血者另外采集的血液样本。这些血液标本已经在通往亚利桑那州的另一个化验室的路上，在那里要对这些血液进行更全面的检查，内容包括艾滋病病毒、肝炎病毒、梅毒等等。

　　血液离开人体 6 小时之内，大部分的血袋都要放入离心机进行离心处理。负责这台离心机的技术人员允许理查德为我进行演示。这台离心机的内部温度很低，但正好高于使血液冻结的温度。它带有六个锡制挂篮。理查德在每个挂篮中都放入了一袋血。一袋装满血的袋子外加两个空血袋重叠放在挂篮中显得很整齐。理查德告诉我，血液在体外会自然分离，使用离心机只是为了加快分离速度。当离心机开始旋转时，挂篮也会跟着转，就像游乐园中的"咖啡杯"游戏。离心机的速度是可调的。例如，当你在挂篮中装满血小板时，就需要离心机缓慢地旋转。理查德此时关上了离心机的盖子，然后扳动开关。整个过程只需要几分钟。

在我们等待时，理查德带领我去了旁边的屋子。那里是血小板储存室。首先看到的是从地板顶到房顶的架子，上面摆放着麦秆色的像平放的小枕头一样的血小板袋子，它们在不停地上下运动的金属架上波浪式地运动，这一波浪式运动是由电机带动的。"血小板非常脆弱，"理查德提高了嗓门说，"它不像红血球那样强壮、饱满。"但是血小板非常喜欢拥挤在一起，这是它们在凝血顺序反应中扮演的关键角色。一旦它们簇拥在一起，就不可能再分离了。"所以，你必须让它们处在不停的运动状态中。"另外，还必须将它们置于严格的室温条件下存放，这是令我感到非常困惑的事情：当血液从三十六七度的人体内被抽出来以后，血小板却无法在那个温度条件下再生存了。理查德举起一个血袋让我仔细观察，当我对着天花板上的灯察看时，我发现血小板像是浅浴盆中血浆里的一个漩涡。

理查德告诉我，在体外，血小板的功能只能保持五天。它们是这个血液中心的产品中寿命最短的。在这五天当中还要预留36个小时等待检验结果，我在心里飞速地完成了数学计算：减去一天处理血液的时间，再减去一天半等待检验结果的时间："所以它们的保存期限的一半时间是在血液中心的架子上度过的。"我对理查德说。

"是的，你理解了。"理查德点头称是。"这就是我们总是需要新献血者的原因。"

而红细胞，理查德告诉我，在冷藏条件下可以存活42天，冷冻条件下可存活数年。而对血浆则需要更细致入微的照料。如果在 6 小时之内没能冷冻血浆，那些基本的凝血因子就会"逐渐衰弱而死亡"或者崩解。冷冻血浆的存储期不能超过 12 个月。

回到离心机工作间，理查德轻轻抽出一个快速旋转的血袋，血液那时呈现出三种清晰的颜色：琥珀色、蛋青色和勃艮第葡萄酒色。我们向右迈了一大步，此时从高技术区到了低技术区。在这一工作区，经过分离的血液袋的边缘被悬挂在"血浆压榨机"上。任何使用过老式榨橙汁机的人都可以操作这台机器。首先拉下一个简单的杠杆，向血袋中靠近底部的那一部分施加压力，使最上一层的血浆被挤入连接管进到第二个血液收集袋里。在这里唯一要掌握的技能就是何时停止挤压。

在这个工作区另一边的静脉注射架上固定着数个鼓胀的血浆更少的红色袋子，工作人员正在从这种血液中去除白细胞，这一过程进行得非常缓慢，看上去好像主要依靠重力。血液沿着一条细管子流动，然后通过一个过滤白细胞的过滤器，那个过滤器像诱捕蚂蚁的用具一样大，过滤出的白细胞集中在附近的一个袋子中然后被丢弃。注视着这一过程，我回想起一个缠绕在心中多年的问题：如果一个健康人的免疫性大部分存在于他们的白细胞中，病人难道不能从中获得这种免疫性吗？换一种说法，就是为什么要丢弃它们而不能将它们派上用场呢？

"不能，几乎永远不可能。"理查德回答说。"白细胞不是有益的东西，你得将它们去除。"他做出这样的结论是有许多强有力的依据的：对于没有经过检验的白细胞而言，首先是存在传播疾病的巨大风险，例如巨细胞病毒（cytomegalovirus, CMV），它可能存在于健康人的白细胞中，即便这个人从未表现出症状。进一步而言，与我的外行想法正相反的是，两个不同的人的白细胞共存是非常罕见的，它们在一起总是不断地相互袭击。作为结果，接受他人白细胞的人不但会受高烧的折磨，而且还会产生危及生命的反应。理查德的结论是"几乎没有为患者输白细胞的例子"，"如果有的话，每年也只有一两个"。幸运的是，对于绝大多数病人而言，已经有了安全得多和有效得多的替代方法——抗生素。

老问题刚找到答案，又产生了新问题。新问题是这样的，当然艾滋病病毒携带者不能够也不应该为别人输血，但是，根据这样的事实：(1) 艾滋病只感染白细胞，(2) 病人输入的血液中已经不含白细胞了，为什么艾滋病病毒携带者不能献血呢？

理查德非常有风度地说，"噢，问得好！""你说得对，艾滋病病毒只感染白细胞。"他回答说。但是，当你"制造"血液制品时，事情就不那么简单了。这时，理查德走近离心机。"离心技术是一种非常粗糙的分离技术。你将会人为地损伤白细胞，因为白细胞非常脆弱，它们能够破裂并释放出病毒。"被理查德称为"自由病毒"（free virus）的病毒可以突然出现在错误的血液"区域"。理查德进一步指出，在对感染艾滋病病毒的血液进行检测研究时发现，"所有的血液成分——红血球、血小板和血浆都含有艾滋病病毒"。

至于我的假设，正如实践证明的一样，在艾滋病病毒携带者不了解他们的血液检查结果呈阳性时，他们几乎也没有献血的。理查德告诉我说，每年在 12.5 万次献血中可以发现两三个艾滋病病毒携带者，这说明对献血者病史的掌握和医疗筛查实际上还是卓有成效的。

为了向我解释各种安全措施，理查德建议我们跳过检测血液标本的 36 小时，也就是亚利桑那州的检验结果通过计算机传到这个血液中心的时间。那时红血球还冷藏在冰箱中，血浆冷冻着，血小板一直在金属架上做着波浪式运动。我和理查德站在了"标志和发送中心"的室内，一名技术员坐在那里的一台计算机前，右手边是一袋袋冻得极为坚硬的血浆。她拿起一袋冻血浆扫描口袋上的条码，从计算机中查出这袋血的检验结果，检查是否合格（当天也要对红血球和血小板进行类似的检查）。通过查找献血者在国家、州和本地数据库中的个人信息对他的血液进行四级检查，屏幕上会出现一个 A-OK 的提示。需要检查的是：献血者是否因为出国旅行或发生短期的疾病而被延期献血？献血者是否在规定的 56 天观察期结束之前献血？（观察期是为了使血色素恢复到正常水平。）如果没有任何表示不合格的信息出现，这袋血就会被贴上合格的标签。不合格的几率"非常低"，理查德告诉我说，"远远低于 1%"。

合格的标签会覆盖以前的旧标签，然后再对新标签进行扫描就通过了正式的许可。"现在，这袋血可以说是'通过检验的产品'。"理查德双手捧着那袋血宣布说。

打上合格的印章以后，应该了解每袋血的另一个性质：用钱衡量的价值。毕竟太平洋血液中心这种非营利机构也得有钱生存下去！在旧金山湾区，这样的冻鲜血浆售价是每袋 70 美元；红血球是 180 美元；血小板是 600 美元。（理查德告诉我，全国的平均价大约还要低 20%。）每年，太平洋血液中心要向当地 40 家医院销售大约 12.5 万袋红血球、5 万袋血浆和 1.5 万袋血小板。这家血液中心还要另外批发给制药公司 7.5 万袋血浆加工成其他的血液制品，例如生产浓缩的第Ⅷ凝血因子。（我吃惊地发现，中心输出的全血总量比例是很低的，但有关医疗的电视剧则总是大大夸张打电话订购全血的情节。）在任何时间，这个中心都要保留有 1 万袋特殊的红血球，99% 是长期冷冻储存的。这是血库与银行最相似的地方。这些储存的血液中有一部分是自体血——即献血者储存血为自己将来使用，例如为他们将来实施外科手术时使用——但是这些自体血一般都是为稀有血型的人准备的，血液世界的拉斐特城堡（Château Lafittes）①。理查德还告诉我说，为了使这些自体血尽可能长时间地保存，每袋血中都加入了防腐剂，"就像你在车中加入防冻液一样"。这些自体血不是堆放在血袋中，而是平放在"一层中"。他接着告诉我，这些血液在零下80摄氏度的条件下冷冻存放。我想，看看那些存放的同源自体血一定很有意思。

离开"标志和发送中心"后，理查德带着我七拐八绕来到一个地方，通过一扇大窗户看到另外一个工作区内有两位身穿白大褂围坐在计算机旁的科学家，看上去没有什么吸引人之处，但是据理查德告诉我，这两位先生实际从事的工作却非常有趣。他很优雅地做着手势说："这是我们的血液免疫参考实验室。它是血液储存历史上至关重要的一个环节，也是我们国家历史最悠久、最负盛名的一项工作。"因为注意到我的表情显示出一种感觉他的话太夸张而陷入的迷惑不解，所以他停顿下来，从基本的概念开始解释说，"如同你所了解的，每个人在这些红血球上都有一个'基因指纹'，你也一样——"

"是的。不是DNA标志，但是一种标记，它代表你的血液组的特征。"

"对，"他点头表示赞成。"在输血治疗中最重要的是现在已经广为人知的血型—— A型、B型、AB型和O型。"

是的，任何一个献过血的人都知道这些字母。当然，我不可能不注意到这些字母都被显著地标注在每一份血液制品上。我知道，这种血液安全代码发明于1901年，从那时起结束了人类数百年（在不了解血型的情况下）冒险输血的历史。就像科学中的重大发现常有的情形一样，人类血型的发现开始是不经意的，是出于一个人试图解开一个谜团的好奇心。奥地利的病理学家卡尔·兰德施泰纳（Karl Landsteiner）

---

① 法国十大贵族城堡之一。——译者注

碰到一个百思不得其解的现象：在装有一个人的血液的试管中再加入另一个人的血液时，为什么会产生不同的结果，有时红血球会簇拥在一起，有时它们又会相互排斥开，而另外的时候它们又没有任何反应。现在，这个现象已经不足为奇了。早期的科学家的结论是这些细胞的动力来自健康人和病人的血液冲突。当兰德施泰纳用包括自己的血液在内的两个健康人的血液进行实验时，我想象他得到了那种最挑剔的科学家才有的喜悦，他得到了结果。经过一遍一遍地混合血液，然后详细地记录并将实验结果绘制成图，兰德施泰纳标志出了 A、B、C 三组血液类型（C 后来变成了 O）。兰德施泰纳自己的血型属于最后一类：O 型，也就是我们现在所说的万能献血者。他的实验证明，O 型血的红细胞不会和任何其他血型的血液起反应，这种异乎寻常的特性，正是我最欣赏他的方面。就连他的血液细胞，似乎也是平心静气的观察者。

从进一步的专业角度而言，兰德施泰纳所记录的那些内容是典型的抗原—抗体反应。以 A 型血为例（其红细胞具有 A 抗原），当 A 型血的患者被错误地输入了 B 型血以后，他的血液马上会发起攻击：他的抗体会与外来的红细胞作对。（当 B 型血患者输入了 A 型血、O 型血患者输入了 A 型或者 B 型血，这一幕也会重演。）当然兰德施泰纳最初进行实验时漏掉了第四种血型 AB 型，这也没有什么值得大惊小怪的，这种血型占美国总人口的 4%。这种血型的人被称为万能受血者，因为他们能够接受任何血型的血液。

在这里最后值得提及的一种主要抗原是抗原 D，它的存在用 Rh +（"Rh 阳性"）表示，不存在用 Rh −（"Rh 阴性"）表示。如果一名 Rh 阴性的妇女怀了 Rh 阳性的孩子，这位未来的母亲可能会产生危及婴儿生命的抗体。所幸的是，孕妇的这种状况是能够被检测出来并且可以医治的。1940 年，卡尔·兰德施泰纳在他发现 A、B、O 血型分类体系而荣获诺贝尔奖10年之后，和其他的合作者一起发现了Rh因子。

理查德清了清嗓子继续解释。除了A型、B型、D型抗原之外，"还有几百种其他抗原和蛋白——它们都在红细胞的表面和嵌在红细胞的细胞膜内——它们是'遗传信息'决定的"。通常，当一个人需要血液时，这些因素都没有显示出它们的重要性。有些人天生就有不寻常的血液，这类血液对其他人产生了作用。例如，那些接受过多次输血的患者可能会对这些微量抗原产生抗体。久而久之，这些受血者就越来越难以接受本来适合他们的血液了。这时就出现了这种特殊的化验室。如同理查德所解释的，研究人员从加利福尼亚北部地区的所有医院获得血样，然后对这些血液中不寻常的抗体、抗原和蛋白进行检验和分类。实验室还存有美国罕见血型献血者的联系方法，为那些寻找这些罕见血液的医院提供24小时咨询服务。

"稀有血型的重要性就在于它的稀有，人们并不经常需要它们。但是，一旦需要时，马上就得得到它！"为了证明这一点，我们进入了附近一间配有嗡嗡作响的冰箱的房间，理查德随意拿起一袋红血球，大声为我念那些稀有血型的样本标签："抗原大写C阳性，小写e阴性，小写c阴性，大写E——这些全是不同的抗原，这些是Rh——这是Kell……大写K和小写k；Duffy a，Duffy b；Jk（a）和（b），M，N，S，Lutheran和Kinney血型。"如果我没有用眼睛扫一下他那张单子，我会以为最后几种血型是他编出来的。其实不然，按照理查德的说法，那些特殊的混合血型可能今天就会被用上，数小时之内可能就会在某个病人的血管中流淌。

在任何特定的时间内，血液中心都可以提供少量的鲜血，而大量的血液还是采用冷冻的方法保存。我们快步走向深度冷冻间，那间灯光昏暗的房间中有8台像棺木一样的卧式长方形工业冷冻柜，我想，一个冷冻柜中可以放下几具尸体吧。但是实际上，每个冷冻柜中储存 1 100 单位的血，加起来大约 22.7 升，相当于 4 个人身体内的血量。理查德打开一个冷冻柜的拱形盖，厚厚的被霜包裹着的金属容器像悬挂着的文件夹一样整齐地排列在里面。理查德告诉我，在这些金属容器里，红细胞是一层薄薄的红色冰壳。当医院要用一个单位的红细胞时，"它会被放入和人体温度相当的海水浴室中融化"——这种充满爱意的让血液从严酷的冬眠中苏醒的方式使我深受感动。下一步是去除"抗凝剂"，只保留红血球准备发往医院输入到患者体内。理查德指出，对深度冷冻血液的最长保存时间已经作了规定。按照行业标准估计是 10 年，但是，他斗胆说："冷冻血液几乎永远都是可以使用的。"

当理查德带领我返回到参观的出发点时，我惊叹于这个庞大的建筑物内一切就绪的支持系统：350 名员工，3 000 万美元的年预算，轰轰作响的设备，所有这一切都是为了这一小袋一小袋的血液，为了准备让它们最终再返回到血液循环系统中去。我见证了这家中心花费在血液上面的努力，而事实上，更为使我敬畏的却是它所极尽努力试图复制的，竟然是人体对血液的完美储存能力，我相信我的这种感受是理查德始料未及的。

返回采抽血区之后，看到一个献血者坐在血液中心最现代化的高技术设备——e 椅上。理查德用高尔夫比赛解说员那种恬静的声音解释说："这是未来的潮流。"他轻轻地将我推向侧面，使我们不至于太靠近那个拉美裔的青年献血者。理查德继续介绍说，e 椅是一种刚刚诞生 6 个月的造型优美的新机器，它可以完成所有分离血液成分的实验室工作。它是通过将人体的循环系统延长几英尺来完成此项工作的：献血者刚抽出的鲜血通过管道进入椅子旁边的装置，那个装置大约有文件柜上的两个抽屉那么大。机器内部装有高速离心机。这台机器的奇妙之处在于你可以通过程序的设定获取你需要的特定细胞，其余不需要的血液成分通过第二套管道送回献血者体内，这套系统能够一直保持血液的清洁。这一过程的技术术语是 apheresis，这个词听上去像是需要涂抹防瘙痒油膏的身体某部位，但实际上，它来自希腊语，是"分离"的意思。

为了强调这台机器的效率，理查德让我想象实际上只需要从一袋典型的按常规献血量收集的全血中提取少量的血小板。而在这样单一的分离过程中，理查德强调指出，可以分离出 5 倍量的血小板而不需要抽出一个红血球。

e 椅的操作与传统方法相一致的就是它的血液收集袋也不放在献血者目光所及的范围内。我肯定这是最佳做法。无论献血的人表面上如何镇静，也无论他们献过多少次血，我也不相信献血者看着自己的鲜血流入透明的血袋时内心会没有反应。我想象这种做法可能被认为是缓解献血者焦虑的最原始的办法，这种焦虑是看到自己的鲜血而产生的。

此时，年轻的献血者的鲜血正在被分离成血小板和血浆。理查德指了指在他肩膀后的两个相应的血袋。这项技术在众多的方面都起到了降低成本的作用。理查德感到很激动，内心的"会计师"算起账来——这项新技术不但使劳动力成本降低、化验时间缩短，而且使血液的检测量减少，同时它还具备了使每一名献血者的血液达到最高利用率的能力。对于接受血液制品的患者而言，也提高了安全度。理查德给我列举了通过这台机器提供血液制品治疗严重白血病的例子。一个病人可能需要在 5 个月内每隔一天注射一次血小板。正如我已经了解的，一次注射的血小板通常需要从 5 个人的血液中获取。采用分离方法以后，就只需要 1 个人的血液了。因此，由于输血引起各种不良反应的几率也下降了 80%。

理查德毫不隐瞒 e 椅的不足之处，那就是献血者需要在这里停留的时间延长了。以往献 568 毫升血需要半小时,现在增加到 90 分钟。这就是为什么这台设备的名称加了个 e 叫做 e 椅的原因。等待时,献血者可以通过电脑上网、听 CD 或者看电视、电影。e 椅旁边安放着一个 1.5 米高的能够旋转的光盘架子,上面装满了光盘。献血者肯定可以一边献血,一边在这里完成办公室的工作或发送邮件(如果他们可以一只手打字,因为另一只胳膊被那些管线固定住了)。

现在正在献血的人戴着耳机,已经看了差不多一个小时的《X—战警》了,他看上去完全陶醉在剧情里了。当然,我不愿意打扰他——他正在观看一个恶棍试图破坏叫做 Cerebro 的变异探测装置的情节——但我却很想知道有关他本人的故事。一个技术员告诉我们,他是个初次献血者,理查德轻声说他比平常来这里的那些志愿者年轻许多。为了坐上这把 e 椅,我知道,他必须通过一个内容繁多的有 43 个选择问题的个人病史调查进行筛选。按照这种最严格方法设计出的问卷可以淘汰一些人。第一组的 15 个问题是在进行简短的一对一的面谈时提出的,它们听上去自然、亲切,但字里行间却带着医学术语。问卷也是不断更新的,例如,那时还没有进行人感染疯牛病的血液检查,所以会增加一些问题了解献血者是否去过英国,以使那些可能接触过疯牛病的人被取消献血资格。但是,问卷上没有留下详细回答问题的地方——没有为回答问题的人留有解释问题的空间,例如:"是的,我确实去过英国度夏,但我是一名严格的素食主义者,从未沾过任何牛肉……"这样被淘汰也就不容商量了。问卷也没有涉及更宽泛的领域,也就是那些与血液质量本身不相干的内容,或者很难通过简单的"是"或"不是"的回答来评定的问题,例如,献血者的性格、想法等。同样地,也就排除了我想提的第一个问题。那是一个太宽泛的没有任何实际意义的问题,但也是我一直想了解的问题:请告诉我,你为什么要献血?

有人需要帮助，你尽力相助，拨打911，在出事故地点停留伸出援手。或者当一个老妇人的购物袋摔破时，帮助她捡起掉落的橙子。当发现其他人需要帮助时，好心人是不会犹豫的。由于我居住在旧金山，所住的地方是远离繁忙的交通枢纽、没有交通灯的小交通事故频发的地区；我工作的地方就是在家里，可以通过窗户看到室外美好的景色，做白日梦，所以和大多数人相比，我确实对帮助别人的事考虑得过多，并且想到就会做到。（我的邻居会认为我太热心。在一个美丽的夏夜，我刚一看到火苗从街道对面邻居家后院的篱笆内蹿起来，就报告了火情，四辆救火车到达了现场，那所建筑物中的人疏散了，街道也封闭了。我走出门外进入由于我的报告所造成的事故现场，感到内心在两者之间矛盾斗争：上帝，我希望这不是一场火灾；上帝，我希望这是一场火灾。从外面看不到一点儿火光了，从院子里出来的人茫然地四处走着，看上去并不恐惧但像是遇到了麻烦或者感到愤怒。我站在一位穿拖鞋的妇女旁边，她手中还捧着一缸金鱼，这时我听到有人在说："那只是一次烧烤，那个蠢家伙喜欢他的打火机油，在烧烤炉上倒了太多的打火机油。"我非常欣赏消防队员的没事可干，以及他在获知是我报警以后说的话："你做得对。"）当湾区通过电视新闻或报纸向献血者发出紧急需求！血液短缺迫在眉睫的号召时，我认为无论如何我都必须献血，因为我的健康状况很好。针头和血液都不会使我感到恐惧。

在我成长的过程中，家庭、学校和教堂都逐渐向我灌输了献血是一个公民的责任这一理念，这是爱国者的姿态，就像年轻人应该选举一样。献血和公民责任是同义的，它甚至是通过我在儿童时期阅读过的一本儿童连环画向人们传达的信息。在《行动连环画》（*Action Comics*）第403期（1971年8月）有一个故事，大都会的慈善人士被邀请参加一项特殊的献血宣传活动。它号召所有健康的志愿者：超人需要输血！现在再看这个故事，我一定会对我是否完全注意故事的科学性感到奇怪——如果你能够称它们为科学故事的话。你看，超人感染上了一种令人致死的病菌，一种有知觉的危险微生物在他的血液中安营扎寨。因为他只能再活两天，钢铁巨人必须找到一种方法对付这种阴谋的"微生物杀手"。医生们认为唯一的办法是用上千升鲜血冲洗超人体内的这种细菌。这本连环画中的医生把这种办法叫做输血，但它实际上更是一种血液循环系统的"灌肠法"。超人通过电视恳求人们献血，但是大都市的公民都没有以最快的速度响应。在钢铁巨人的帮助下大大缩短了时间，这些普通人因为他们混乱的生活恢复正常而欣喜若狂。

说真的，如果不是史蒂夫千方百计帮我找到这本连环画，我已经回想不起来这个故事了。另一方面，我对这本连环画的封面依然特别熟悉，但不是超人躺在推车上神志不清的令人印象深刻的画面，而是

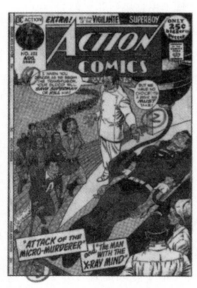

《行动连环画》1971年第403期封面

在献血的队伍中排在第三位的歌星戴维·克罗斯比，他大约在1970年出版过《似曾相识》专辑，或者至少这个献血者的外表酷似他。排在最前面的是一个男孩子，在这本连环画刚出版时，他的年龄似乎与我相仿。他拄着双拐，一条腿打着石膏，我禁不住感到奇怪，他是如何抢到第一的位置的呢？为了使连环画的封面特别生动，画家向人们显示当人们排队献血时，已经开始为超人输血了。所收集到的血液都放在一个挂在英雄

　　　　　　　血液的故事

头顶上方的巨大的静脉滴注器中，血液的颜色与超人的红色相似，超人的靴子、内裤、斗篷以及前胸那鲜艳的"S"同属这种红色。

我刚满16岁达到献血年龄时就加入了现实世界中的献血队伍。在我的钱夹中始终带着最开始在斯波坎血液中心献血时得到的献血卡。我的血型是A型，Rh＋。在这张卡的背面还有我在高中和大学定期"储存"血液的记录，这些记录是用永远不能被擦掉的墨水书写的，至今依然清晰可见。随身带着这张卡的原因是以防我一旦在急诊抢救中需要输血时使用，而不是因为我定期献血。我最后一次参加献血是1984年，在西雅图一家大公司组织的员工献血活动中。我和公司的员工一起在停车场上嗡嗡作响的巡回采血车外排队等候，最后被带入采血车。当我在车内准备填一份常规表格时，我注意到表格上一句我从未见过的针对男性的话："你曾与同性口交吗？"这可能不是准确的原句了，但是这个问题是很明确的。是的，我做过。但并没有那种在更私密的场合下说这话时所伴有的自豪。我先是感到困惑，然后很快明白了采血者是要通过这些问题查找可能患有艾滋病的男同性恋者，因为当时对艾滋病很敏感，而且证明艾滋病病毒是通过血液制品传播的，那时缺乏防止感染的血液检验手段。但我感到一种不可名状的惭愧，突然对眼前抽血的景象很敏感，或者是我这样声称，我退还了表格，掩着我松开止血带的胳膊溜回了办公室，就像经历了一场闹剧。

15年后的1999年，正值旧金山湾区闹血荒，我期待着再次献血，这一次是做善事。自1985年开始采用酶联免疫吸附检测（ELISA，检查血液中艾滋病病毒抗体）以来，所有的血库都采用这种方法进行艾滋病病毒检测。那时我猜想对男性同性恋者献血的管制会放松，我从那时起已经进行了6次艾滋病病毒的检测，每次的检测结果都是阴性。有过一次难堪的经验，第二次就变得谨慎了，我在去血库之前，登录血库的网站寻找献血者指南。我认为当时做了一件聪明事。那条规定并没有任何改变。很容易便可想象当你面对面地被告知"不，先生，你不合格"之后那种面红耳赤的尴尬感觉。

从那时起，对问卷中的第九个问题并未作任何文字上的修改，我在最近去旧金山血库进行采访时确认了这个事实。按照目前美国食品与药品监督管理局的规定，在进行筛选面试时，必须通过口头询问所有准备献血的男性自 1977 年以来是否与另外一名同性有过性生活，"即便只有一次"。1977 年被认为是美国开始流行艾滋病的年代。如果回答是肯定的，那么不管他们的性生活是否安全，性伙伴的艾滋病病毒检测是否为阴性，男同性恋者终生都被禁止献血（永久性延缓是官方措辞）。尽管 1977 年我 16 岁时经历了第一次同性恋，如果那时我就发誓不再和男人来往，我现在仍然无法献血。要想成为一名合格的献血者，健康的同性恋男人需要在过去的 27 年中远离性生活，这作为献血者的前提使我思索了许久：一个在四分之一世纪没有经历过性生活的人能够被认为是"健康的"吗？

作为辩论的论据，我且不论大多数男同性恋者没有感染艾滋病，并承诺继续保持这种状态，我也不理睬那种如果男同性恋者被接受作为献血者，血库就会成为艾滋病检测机构的断言，作出如下假设不符合逻辑，即感到不安全的那些人可能更愿意有一个对联邦政府负责的检验机构。同时我也完全同意就总体而言，男同性恋群体被认为是高度危险的血源，但是，为什么对男同性恋献血者的要求与对其他群体的要求是矛盾的？例如，和妓女发生过关系的男性只需要等待 12 个月的时间就可以献血。据我所知，美国食品与药品监督管理局曾争辩说因为数据缺乏，所以使他们无法给男同性恋献血者和与妓女发生过性关系的男人相同的"暂时性延缓"待遇。美国食品与药品监督管理局同样也没有掌握一年或更长时间没有性交的男同性恋者艾滋病感染率的有说服力的统计数字。由此引出的另外一个问题是：他们真的就掌握与妓女有性关系的男性类似的统计数据吗？献血者们需要填的"是"或"不是"形式的调查表同样也存在问题。它没有通过一些问题详细了解进行不安全性交或有多个性伴侣者的个人历史。这些数据被公共健康专家认为是决定有无真正危险存在的更有效的证据。根据目前使用的标准，从技术上讲，一名妇女在无防护的条件下与很多未确定是否感染艾滋病病毒的性伙伴发生过肛交仍可以成为献血者（虽然这种人是不会献血的），而一名年轻的、艾滋病病毒测试为阴性、只进行安全性交的男同性恋者则不能成为献血者。

　　当然，向人们大量询问个人性行为史并不是一种卓有成效的做法。由于我一直从事艾滋病知识的宣传教育工作，所以我知道人们并不情愿公布他们以往的真实的性行为，或者可能没有真正认识到他们因为这些性行为而使自己面临的危险。例如，对进行无防护口交的行为是否安全并无一致的意见。专家基本上同意验血就是最好的检测方法。但是，酶联免疫吸附检测作为一种有效的检验方法确实也存在"窗口期"①问题。根据美国食品与药品监督管理局的说法，发生艾滋病病毒感染和通过酶联免疫吸附检测发现抗体之间有"两个月时间"，在这一时间内，已经开始感染，但艾滋病病毒检测仍然呈阴性。如果酶联免疫吸附检测是当今检测艾滋病病毒的唯一方法，我可以理解美国食品与药品监督管理局宁愿过分谨慎的做法。但事实是，现在有三种对所有献血者进行独立检测的方法——酶联免疫吸附检测，艾滋病病毒抗原检测，以及核酸检测，后两种能够在人们刚一发生感染时马上有效地检测到艾滋病病毒本身。如果操作无误，这些检测方法都非常准确。

---

① 艾滋病病毒进入人体后，需要经过一段时间血液才会产生艾滋病病毒抗体，在此期间抗体检测呈阴性，这段时间即为窗口期。感染者体内的艾滋病病毒数量会在这一时期达到峰值，传染性极强。急性感染期也出现在这段时间。关于窗口期有多长的问题，目前医学界存在很多争论，有说6至8周的，也有说3个月的，最保守的说法是6个月。——译者注

还有人比我更积极地呼吁改变这一不合理的规定。像许多人认为的那样，在献血问题上，男同性恋者应该和与妓女发生性关系的人一样对待，加利福尼亚州议会议员马克·伦诺发现了这一正在执行的"公然歧视"的禁令，他4年以来一直在为修改条例进行着不懈的努力。州议会议员伦诺告诉我，2000年1月他身为旧金山地区县议会议员时，联合了6个像他自己一样的男人——男同性恋者+艾滋病病毒检测为阴性者——提请舆论界注意并且去了我曾拜访过的太平洋血液中心的分支机构。面对新闻媒体，伦诺和血库的行政长官站在血库的台阶上发出了改变现行政策的号召。

　　没有对立面，你抗议什么呢？这种做法缺乏新闻价值吧？不，这个行动说明了一种转变："连血库的行政长官本人也同意这项政策是愚蠢的，"伦诺回忆说，"她也同样感到了困惑。当我们需要扩大献血资源时，这条禁令却使合格的献血人员的范围缩小了。"从那以后，这个问题不但没有好转反而每况愈下。根据几乎代表美国所有血库的美国红十字会和美国血液中心（包括太平洋血液中心）的报道，美国许多血库的常规库存低于每天向周边提供的血液量从而无法满足医院的需求。由于心脏、癌症和器官移植以及其他需要大量输血的复杂手术正在逐年增加，血液的需求量每年也在稳步上升，而献血量却逐年下降。根据最近的一项统计，大约95%的符合献血条件者不愿意献血。

　　为了使自己的观点更有说服力，伦诺和他的职员通过粗略的分析证明：在美国，如果8%的未感染艾滋病病毒的男同性恋者定期献血，他们每年的献血量能够满足美国医院需求量的三分之一。伦诺加入了太平洋血液中心和众多医学专家的队伍，协助游说议员修改美国食品与药品监督管理局有关禁止男同性恋者献血的政策，目标是将超过20年的禁献期改为5年甚至短到1年。但是红十字会竭力抵制这一倡议。在2000年9月的投票表决中，美国食品与药品监督管理局顾问小组赞成维持现状与赞成修改政策的票数是 7∶6，继续支持禁止男同性恋者献血的政策；2001 至 2003 年间，在未经正式辩论的前提下又通过了不修改政策的提议。随着时间的推移，1977 年以来禁止男同性恋者献血的要求变得更苛刻了。

在进行第一次投票后不久，我与美国食品与药品监督管理局的医疗官员安德鲁·戴顿谈过一次话，他是个说话和蔼但小心谨慎地捍卫管理局政策的人。他解释说："国会和公众强烈要求我们不出任何一点纰漏"，"如果我们修改政策，就会发生一些严重的大问题。我们不得不采取极端保守主义的态度"。

当然，我完全理解血液供应必须采取极端谨慎的态度，但为什么我们不继续 1985 年实施过的对献血者进行三重艾滋病病毒检测的做法？这种检测以后再也没有进行过。我认为禁止男同性恋者献血这种做法保留着早期艾滋病领域的一种荒诞的说法，即男同性恋者的血液从本质上说有所不同，它们肮脏或者不好，这种谬论使人回忆起远古人的一个信条，即一个人的血液中包含他的精华。我还回想起这种误解在 20 世纪 40 年代初刚开始储存血液时抬头的日子：那时贴遍东部主要城市的海报号召美国人通过献血的方式为战争尽一份力——有一张令人震撼的海报画的是一位受伤的美国步兵用步枪支撑着自己不倒，题目是：《你的鲜血可以挽救他的生命》——这张海报还暗示一些表面看不到的内容：永远不欢迎黑人的血液。美国红十字会持续 11 个月的献血活动一直延伸到珍珠港，根据美国军方制定的新政策，美国黑人的血液是被明确禁止的。一个叫道格拉斯·斯塔尔（Douglas Starr）的记者在他的名为《鲜血：一部医学和商业的伟大历史》（*Blood：An Epic History of Medicine and Commerce*，1998年）的书中解释说：那时军队实行种族隔离制度，"它的领导人认为捍卫道德的最佳方法是不接受黑人的血液"，他们的假设是白人士兵会反对"黑色的"血液

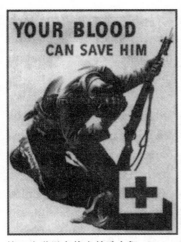

第二次世界大战中鼓励人们
献血的海报

流入他们的血管。由于种族歧视的原因，军队也无视有的黑人士兵不愿意用白种人血液的愿望。如同斯塔尔接下来说的，1941年12月7日以后不久，当红十字会成功地游说美国军方接受来自黑人平民的血液时，这项政策就被"自由化"了，虽然黑人的血液是分开处理，并且标明只能为"黑人"使用。战争之后，在美国的许多医院中仍然继续已经制度化了的血液种族隔离制度，特别是在美国南方，这项种族隔离制度一直延续到60年代末期。在整个动荡的历史时期敢于无视这条规定的就是那些优秀的科学家，他们一个接一个地宣布，种族与血液没有关系，血液就是血液。血液的种族隔离没有任何医学根据。

我与安德鲁·戴顿谈话时没有提及这段沉重历史的任何情节，因为，我必须承认，如同我所希望的，我说的话已经使他感到震惊，一些令人目瞪口呆的事实使他关于禁止男同性恋者献血问题的尴尬态度有了180度的大转弯。安德鲁·戴顿的态度确实有了一点变化。他告诉我，如果美国食品与药品监督管理局的政策改变了，最大的危险性不是来自男同性恋献血者，而是处理血液的工作人员。问题将是人类造成了人类的错误的错误——工作人员意外地放过感染了艾滋病病毒的血液而不是将它们丢弃。安德鲁承认这种事情已经发生过了。每年，美国大约有十份经过污染的血液制品被作为合格品错误地放行，从而导致两三个人感染艾滋病病毒。"问题不出在大血库，"安德鲁说，"而是在规模较小的血液收集机构，特别是没有专业人员或自动设备的医院。"他们依靠手工操作的化验会导致高感染风险。

血液的故事

当我问及美国食品与药品管理局采用何种方法来降低这种风险时，安德鲁承认，"现在还不清楚未来将采取的措施。"但是他明确指出的一点是："重要的是不让具有高感染风险的人献血，哪怕是一个单位的血。"

安德鲁的让步表现在，他认为在具体的研究工作完成之后禁止男同性恋者献血的禁令是可以被修改的。"我们所缺乏的是感染率的统计数字。也就是1年、5年以及23年未与其他同性发生性关系的男性艾滋病感染频率。"他接着继续说，"我认为如果我们得到的结果证实感染率与普通人群实际上一致的话，禁止男同性恋者献血的禁令就会结束。"美国食品与药品监督管理局鼓励疾病控制中心和国立卫生研究院组织这方面的研究。但戴顿告诉我，这两个机构目前都没有将其列入他们的计划之中，并且没有经费支持这项研究。即便有了合格的数据，政策也修改了，戴顿仍然认为最好的结果是男同性恋者要在他们进行最后一次性交5年以后才被允许献血，这一期限比其他群体需要的也长很多。就我而言，只要我继续和史蒂夫在一起，只要他还是艾滋病患者，我就永远都不会再成为合格的献血者了。而这两个事实都不会改变。在美国食品与药品监督管理局看来，史蒂夫和我的现实状况是相同的：我的血液和他的一样糟糕。

当我们初次在一起时，有些朋友死于卡波济氏肉瘤（Kaposi's sarcoma）、间质性浆细胞肺炎（Pneumocystis carinii pneumonia）和弓形体病（toxoplasmosis），而这些疾病现在都是能够预防或者医治的。当蛋白酶抑制剂确实能延长生命时，它们又带来了新问题——心脏病、脂肪代谢障碍（lipodystrophy）以及肝脏和肾的功能紊乱。负担过重的器官可能最终会筋疲力尽。如果史蒂夫患了那种病，我愿意将我的生命给他，也就是说，从实际的观点出发，我将捐献自己躯体内有备份的一部分给他——一个肾、半个肝，任何他需要的东西。对于健康的、艾滋病病毒检测为阴性的男同性恋者捐献器官是没有任何限制的。最终具有讽刺意味的是，如果我今天就死掉，我能够真正地将自己的心脏献给史蒂夫，可是说到血液——这样简单而又丰富的礼物——却不允许捐献给他。

血液的故事

第十二章
血液与性欲

血液生活在几乎完全黑暗的世界中。除了在眼部所作的愉快而短暂的停留之外，它们在骨骼、肌肉和皮肤深处黑暗的血管中流淌，血管的总长度有上千公里。我在一个清晨意识到，眼睛上的那些红血丝不是静脉而是动脉。你思考一下就会明白了：血液的颜色无意中泄漏了这一机密，动脉的血液看上去鲜亮是因为含氧量丰富。就像乍一进到黑房间里眼睛需要调整适应一样，我越仔细地察看我在镜中的影像，就越多地看到皮肤下的血液。卫生间洗手盆中的热水散发着的蒸汽又一次让镜子布满了水雾，我用手擦了一把，在显示出的影像中，我看到了将眼圈下部染成紫色的静脉血管，以及太阳穴上蓝蚯蚓一样的血管。如果我闭上一只疲倦的眼睛——啊，另一只眼睛也多么想跟着闭上——甚至可以看到眼皮表面如同蜘蛛网般的毛细血管，就好像在显示血迹的溶液发光氨下洗澡一样。发光氨是一种被用来进行血迹犯罪调查的溶剂。

剃须时，我一直都尽量不划伤皮肤，但还是划破了。这使我脑中闪现出最后一次重读布拉姆·斯托克的《德古拉》时铭刻在记忆中的一个情景：那是乔纳森·哈克到达公爵的特兰西瓦尼亚城堡几天以后，一个太阳刚刚升起的早晨,当时这位年轻人正在自己的房间里刮胡子,一只冰冷的手搭在了他的肩上,德古拉对他说:"早上好。"乔纳森无法从镜子中看到这位伯爵,被吓得在慌乱之中割破了脸。吸血鬼德古拉注视着鲜血沿着他的脸颊流淌的情景,自身的血流在加速,只是由于那只悬挂在乔纳森脖子上的十字架阻止了他扑上去。"小心点儿,"德古拉在离开之前对乔纳森说,"小心一些,不要割破自己。在这个国家出血比你想象得要危险。"

想象这种略带恐怖感觉的场景时使我认识到,如果这些场景发生在现代小说家安妮·赖斯(Ann Rice)所创造的吸血鬼世界会是多么的不同:安妮·赖斯故事中的吸血鬼都不会在白天出现,原因是阳光会伤害赖斯笔下的吸血鬼,甚至会把它毁灭。另外,吸血鬼也不惧怕十字架;它们在镜子中是有影像的。事实上,具有非常漂亮的外表是被"转变"成吸血鬼的前提——正如一个吸血鬼所解释的,这样对上帝的羞辱会更大——赖斯笔下的生灵甚至会认为,如果他们的形象永远不能被展示出来是很残酷的一件事情。与《德古拉》的不同之处还有,故事中的场景永远不是以人的视角来展现的,当吸血鬼悄悄接近年轻人时,读者是被置于吸血鬼的想法中的,他渴望吸吮那个年轻人的血,但他同时又恨自己的这种想法。最后还有一点,赖斯创造的吸血鬼不具备通过钥匙孔逃跑的能力,而这正是德古拉的特长,他像变魔术一样偷偷进入乔纳森的卧室,采用更传统的诱惑方式轻而易举地潜入未来猎物的卧室。

在赖斯的第一部吸血鬼的故事中,展示的是一个现实生活中的人进入了吸血鬼的房间,而不是吸血鬼进入人的房间。一个年轻人被一件非法的令人毛骨悚然的事情诱惑到那里:吸血鬼发誓说那个故事是善意的。当然那个年轻人会被吓得灵魂出壳。毕竟他是单独一人和一个刚刚在酒吧相遇的热情的陌生人在房间里,这个陌生人是一个嗜血成性的残忍家伙。然而相反，这个年轻人完全被这个风度翩翩的吸血鬼的口才吸引了，这个吸血鬼就是路易斯。

当我 1985 年移居到旧金山时，恰逢安妮·赖斯系列出版物的第二集问世，那时我曾因为从未读过她的第一集作品而遭到我的新室友里奇的嘲笑："糟糕的同性恋者！"就好像我是一条没有家教的宠物狗。他给了我一本赖斯的《夜访吸血鬼》（*Interview with the Vampire*）和另一本我刚刚读过的必读作品，阿米斯特德·莫平（Armistead Maupin）撰写的《城市故事》（*Tales of the City*）。里奇认为这是他作为居住在卡斯特罗地区十多年的一个男同性恋者的文化使命。这两本书是旧金山白天与黑夜两种不同生活的写照：《城市故事》好似快乐的微风，那个故事发生在艾滋病流行前的 70 年代；而具有悲剧风格的、文字晦涩难懂、辞藻华丽的《夜访吸血鬼》则出版于 1976 年，似乎是特意从不同的侧面表现了 80 年代中期的旧金山。

《夜访吸血鬼》以其非常简单的结构让当年 24 岁的我觉得很熟悉。那是一部艾滋病流行时期关于人们约会的警世作品。从吸血鬼路易斯身上，你看到的是一位有非凡吸引力的彬彬有礼的绅士，他说只是想结识你，相互了解。他会邀请你去他的家，尽管你知道路易斯是个危险的人，但你还是随同他去了，他是一个让人无法拒绝的人。你们在一起过了夜，紧紧拥抱着沉浸在热烈的亲昵氛围之中。噢，你们也谈论一些事情，大多数时间是路易斯在说，但那有什么关系呢！你开始注视他那两只令人惊异的眼睛，自始至终你都明白，如果不小心，如果放松了防卫，他就会将吸血的嗜好传染给你。

我欣赏丹尼尔①为了一个离奇的故事冒险出席约会，但我也了解路易斯的动机。虽然吸血鬼的安全有赖于他们每个人的沉默，但路易

---

① 书中的一个人物。——译者注

斯那时顾不了这些了。外力已经将他转变成了一个自己都厌恶的妖怪，他知道这是永远不能再改变的事实。他愿意与丹尼尔见面是出于人类自身的一个很深刻的原因——摆脱自己的秘密。《夜访吸血鬼》中的某些情节与我的经历有惊人的相似之处，我那时是个年轻人，向父母宣布自己是一名同性恋者之后移居旧金山。他们对此感到惊诧不已——"你也可能自杀"是父亲的临别赠言。这是一个吸血鬼现形的故事。

在《夜访吸血鬼》一书的开始部分，路易斯告诉丹尼尔他作为吸血鬼度过第一个夜晚最后时刻的焦虑。那时，黎明正在来临，随之而来的阳光会将吸血鬼置于死地。路易斯陪伴着那个将他"变为"吸血鬼的吸血鬼莱斯塔特，前往新奥尔良的一个住处，那里只有一间房，所以两个男人只好睡在同一张床上。"我祈求莱斯塔特让我呆在壁橱里。"路易斯回忆说，但年长的吸血鬼只是大笑，然后尖叫着说："难道你不知道自己是什么吗？"莱斯塔特先进入一个狭窄的棺材，然后将路易斯也拖入了棺材，让他趴在自己的身上随后盖上了盖子。这两个人脸对脸地睡在了一起。第二天晚上路易斯便开始迈出他成为吸血鬼的最后一步了。他首次开始寻找猎物，并吸吮他的猎物——另一个男人身上的血液。

吸血鬼大口吞咽他人的生命液体——鲜血是出于饥饿而不是饥渴。在吸血鬼的世界，对鲜血的渴望受性欲的驱使。而在我们的世界中则正好相反，性欲的产生是由血液驱使并依靠血液来完成的，血液使我们人类完成了那一引人注目的转变过程，这一过程在脱掉衣服之前就开始了。

唤起人类性欲的刺激是因人而异的，但是不论通过哪一种方式——外表、气味或触摸诱发，从生物学的角度上说都是一致的。当一个人产生热烈的情绪后，心跳就会加快，大脑中管理循环系统的绿灯就会打开，让血液涌向那些能够使人产生明确以及不太明确的性愉悦的部位，例如，耳垂和鼻孔中黏膜部位的毛细血管会因为携带着氧气的新鲜血液充盈而使表皮看上去丰满，并且格外敏感。同时，嘴唇和舌头上的小血管也会膨胀并且变得温暖，实际上提升了人们亲吻时的温度。

虽然人们产生的明显感觉是血量增加，但实际上在性兴奋时，血液量并没有增加而只是改变了它的流向分布。比如，妇女在性兴奋时流向骨盆区域的血液会改道去那些被性兴奋刺激的器官，阴唇和阴蒂开始膨胀并且更敏感；乳房也会鼓胀，乳头因为内部海绵组织充血而变硬。男性的乳头也会产生同样的效果，但一般来说因为体积较小，所以并不明显。当然，男性的腹股沟部位在性冲动时变化更大，那里的动脉会疾速扩张，以便让更多的血液流向阴茎。阴茎由三个柱形部分串接而成，不充血时，像浸过水的面条一样绵软（尿道在阴茎的底部）。当这些海绵状的管子充满血液时，阴茎的体积会完全膨胀——通常比原来增长 5 厘米左右，周径也会增加 1.27 厘米左右——内部的压力不断增加直至它勃起。

说到阴茎的勃起还要牵扯到另外一个细节：你不了解勃起这个词对我而言是多么男性化，多么浮华，就像那些令人敬畏并鼓舞人心的工程在人们心中起的作用一样，它像看到升起一块古老的方尖石塔或一座摩天大厦崛起那样使人激动不已。从实际的角度而言，形成男性勃起需要的血量可能比人们想象的要少，不过，不要将这些内容告诉对自己阴茎尺寸特别敏感的男性。通过阴茎的血量大约有 60 毫升，换一种算法就是，相当于一个体重 68 公斤的男人血液总量八十分之一的血量就足以使他的阴茎坚挺了。

从古代到文艺复兴时期，人们一直认为阴茎的勃起是由在肝脏中制造的一种像气息样的物质"自然精神"造成的，用我们现代的类推法说，它的作用如同空气对轮胎一样。杰出的伦纳德·达芬奇通过观察男性生殖器的内层结构，将勃起幻想成一台飞翔的机器和潜水的传动装置。达芬奇对血液在阴茎勃起中的作用的阐述比西方医学文献首次正确的描述早100年，他在笔记本上通过插图准确地阐述了自己的想法。1477年在佛罗伦萨举行公开惩治罪犯的绞刑时，和人群中的其他人一样，他注意到执行绞刑后随之发生勃起这一明显的事实。在随后对罪犯尸体的解剖中，达芬奇看到血液充满了那个器官，那是猛烈向下晃动的结果。（顺便要提及的是义为"有大阴茎的"俚语 well hung 不是来自达芬奇的这一观察结果。它的起源首先要追溯到17世纪早期对大耳朵男人的描述，这个词的用法不久扩展到包括全身任何过于庞大的部位。在任何情况之下，根据语法，套索和陷阱导致的上吊死亡都用 well hanged 而非 well hung。）那次尸体解剖以后，达芬奇写道："如果一个持有不同意见的人认为是气体导致了阴茎的膨胀和坚挺，就像人们对球充气一样，我就得说这种气体是不会产生重量和密度的。此外，"达芬奇补充说道，就阴茎的龟头而言，"人们可以看到勃起阴茎的龟头呈红色，那正是血液流入它的标志；当阴茎不勃起时，龟头表面是白色的。"

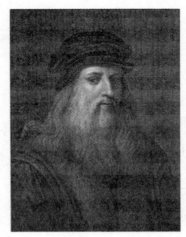

达芬奇的画像

戴维·M·弗里德曼（David M. Friedman）在他的名为《我行我素：男根文化史》（*A Mind of Its Own*，2001年）的"一部关于阴茎的文化史"中，暗示达芬奇（他被现代学者们认为是男同性恋者）"有史以来第一次认真观察研究了男性成员"。在达芬奇的作品中不但连篇累牍地展现了他详尽的解剖图，而且还配有那些出人意料的观察结果。例如他写道："女性认为男性的阴茎越大越好，而男性对女性阴道的要求则正好相反。而他们都没有达到自己的愿望。"（我认为达芬奇的结论带有调侃的味道。）此外，说到男性生殖器官，按照达芬奇的观点，是完美合理地建立在坚实的耻骨上的。达芬奇假设"如果这块耻骨不存在"，性交时，"阴茎就会向后退，更多地进入自己的体内而不是他的性交对象体内"，从而使性交无法进行下去。

当人们开始正确地认识到血液是造成阴茎勃起的原因时，它不但引发了新发现，同时也引起了新的误解。荷兰科学家赖尼尔·德赫拉夫（Reinier de Graaf），历史上另一位伟大的阴茎研究者，1668年正确地指出实际上阴茎不包括任何脂肪组织。人们所看到的阴茎只包括少量的肌肉和血液。它的体积不随体重的增加或减少而变化。德赫拉夫的另外一个有关血液与勃起关系的观点也是正确的：他声明说保持阴茎勃起的关键并不在于血液持续地涌向它，而是血液在其中滞留的结果。德赫拉夫关于阴茎之所以能滞留血液是因为它周围肌肉收缩的理论很有趣，但是不正确。他之后的科学家们认为，血液滞留在阴茎内使其维持勃起状态是因为血管中的阀门起作用。

直至20世纪80年代初，人们才发现保持阴茎持续勃起的真正机理。这一机理显示整个勃起过程的原理像是生理学上的一对矛盾：男性勃起是因为阴茎关键部位变软所起的作用。随着动脉血的大量突然涌入，阴茎中三段圆柱体内层的平滑肌肉松弛，其结果是阴茎快速伸长，使得紧贴阴茎外壁的供血液回流到心脏的静脉被挤压变得扁平，像山洪一样暴发的血液在出口处被堵塞。（一个分离的部位阻止尿液而只允许精子通过。）由于循环系统被切断，氧气存储量逐渐下降，阴茎的颜色慢慢变暗，就如同我们在手指上紧紧勒了橡皮筋一样。通常在射精后不久，阴茎的血液回流恢复。但是，如果患了阴茎异常勃起症（priapism），情况就会不一样。阴茎异常勃起症是根据古希腊男性生殖神普里阿普斯（Priapus）命名的。在我们看来，普里阿普斯与众不同的特点可以说是一个传奇：他在寻欢作乐之后，阴茎依然可以持续地保持良好的勃起状态。异常勃起症通常是由一些药物、创伤和镰状细胞血症等疾病造成的。其发病原因令医生也束手无策。异常勃起症让患者感到剧烈疼痛，如果连续勃起时间超过四小时便会危及生命。如果那时不对阴茎实施减压，滞留在阴茎中的血液就会凝固，抽出这些凝块的方法令所有的男性畏缩：用大号针头吸出阴茎中几乎变成黑色的黏稠的积血。

另外一个与异常勃起症相反的生理现象是勃起功能障碍。有数种成熟的方法可以治疗这种疾病。与普遍认识不同的是，伟哥（Viagra）和犀利士（Cialis）这两种治疗勃起功能障碍的药物既不能提升性欲也无法达到让阴茎立刻勃起的效果。这些药物所依靠的是人体自身产生的性唤起，而非药物中的关键成分。一旦人产生性冲动的感觉，类似伟哥的药物就可以刺激人体释放化学物质，以提高通往阴茎的血流量，同时它还可以抑制一种导致阳痿的生化酶。

现在来谈妇女。妇女的阴蒂功能与多功能的阴茎不同，它仅仅是为了产生性快感。很难想象人体的任何一个部位具有阴蒂一样的功能：只需要一点血液便可以使人们获得如此多的享受。阴蒂不充血时，它通常隐藏在阴蒂包皮内。阴茎虽然比阴蒂大得多，但它所有的神经数量却只有阴蒂的二分之一。如同科普作家纳塔利·安吉尔（Natalie Angier）在她的《妇女：秘密的身体地理学》（*Woman: An Intimate Geography*, 1999 年）一书中阐明的，虽然血液也是导致阴蒂兴奋的媒介，但是阴茎的勃起和阴蒂的充血是两个截然不同的过程。因为阴蒂不像阴茎一样在外围具有特别的、丰富的血管丛，它的血管系统更加分散，所以，当阴蒂膨胀时，它的体积一般是不充血时的两倍，血液回流时周围的血管不会被压迫，因此如同安吉尔戏谑地说的，"这个器官不会变硬成为小棒子"。这种自由流动的血液可能会使阴蒂放松并且逐步膨胀，安吉尔补充说，然后形成多次性高潮。

阴蒂一定要被刺激到这种程度，才能达到高潮。为了充分感觉和体会，性高潮的形成依赖温度较高的流经曲折血管的血液。为了形成性高潮，脑垂体激素通过大脑和卵巢或睾丸两条途径向血液中释放。性高潮达到极限时，激素的浓度是平常状态下的5倍。这种脑垂体后叶激素不但使人的心率和血压提高2倍，而且也加快了自身在体内循环的速度。它在妇女经历性高潮时激发骨盆的战栗，使男人的肌肉收缩令他们感到非常快乐。

爱情诗人长期热衷于描述做爱时，两个人的灵魂是如何碰撞的。脑垂体后叶激素或许就是导致这种冲动的生物化学物质吧。研究人员认为这种激素是形成母亲与子女之间牢固纽带的关键因素（或许也是父亲与子女之间的），它在性伙伴之间也起着相同的作用。这种激素可以使你与正在亲热的性伙伴产生一种直接连通的感觉，它或许会是维持长期性伙伴关系的基础，或者如同你已经熟知的，能够加强现有彼此间的关系。按照一种值得注意的说法，脑垂体后叶激素是为没有血缘关系的人建立亲属式关系的一种血液化学分子。

但是，性高潮时的血液并不仅是具有联系的效用。同时，它会使你迟钝。脑垂体激素也会引发其他化学物质大量地产生，例如有强力安眠作用的镇静物质，它的目的是使感觉变得迟钝而不是增加某种快感。这类镇静剂与体育锻炼时释放出的内啡肽同族。它还可以对偏头痛、关节炎和周围神经炎患者发炎的神经末梢起临时麻痹作用。此外，脑垂体激素还会激活身体的一些功能，例如促进伤口的愈合；提升血液中免疫细胞的水平以及对抗微生物的抗体的水平。专家认为，除了提高性欲以外，另外一些对人体有益的作用还可能包括延长寿命。

当然，专家并没有说人生病时要多做爱。情欲的发热和疾病的发热并不是一回事。这其中自有道理，当你患病时，血液会使你感到困乏。古希腊神话中的睡眠之神许普诺斯几乎总是阻挠爱神伊洛斯。你只要感冒一次就能体会到这一点。举个例子可以说明，你患了流行性感冒——不严重，但是足以使你躺在床上。休息时，白细胞会直接向感染源发动攻击，我们的身体也会改变自己的内部环境不利于入侵者而使反击的范围更广泛。被称做热原（pyrogen）——俗称"点火器"的细胞信息使者，通过血液输送到身体中主管调节体温的部位——下丘脑的前部，皮下那些主要用于降温的细血管收缩，减少排汗量。它们产生的热量比失去的热量多，于是体温开始升高，发烧。（附带说一下，多数人认为标准体温是 37 摄氏度，但实际上不然。自 1800 年以来就存在的一个数学错误是这一错误概念的根源。人类的平均标准体温应该是 36.78 摄氏度。）发热可以杀死体内游离的病毒和病菌，借用佩吉·李的一句柔美的歌词就是"用爱的方式燃烧"，但是，事实又说明，这对做爱而言却很糟糕。

即便失去性欲没有从免疫学的角度解释得那么美好，常识也会给你很多忠告：你会因此被感染；你不应该过分消耗自己；你看上去像未得到食物的鬼魅。毫无疑问，你的性欲也会受到影响。但是，当你或你的性伙伴恢复健康以后，他（她）的性要求马上就会随之而来。我相信几乎所有的人在身体康复之后都会恢复性欲——当你度过一年一次的流感之后，我相信你一定体会到重病之后第一次做爱带来的快感，就好像我们的骨折一旦恢复，骨头会比从前更结实一样，康复以后的性欲也与修复后的骨折有异曲同工之效。

我和史蒂夫在一起的日子里，我们的性生活也不得不多次停止，因为他的健康条件不允许。他服用的一种药使皮肤干燥得可怕，嘴唇出血而使我们无法亲吻，其他缓解周身疼痛的药物则使他失去了性生活的好感觉。连续数年，他服用的药物说明都警告说此药物可能损害你操作各种机械设备的能力，但是却没能注意到这些机械设备也包括患者自身能力。

经过一段时间后，我们的身体通常会习惯于药物的副作用——如果有时间的话。就在我和史蒂夫共同生活的第三年和第四年，是他经历的最为困难的时期。在那段被销蚀性疾病折磨的日子里，史蒂夫的体重持续并且惊人地下降，他自己并无懊恼地回顾说，他的性欲也随之消失了。根据医嘱，我开始为他定期注射睾丸激素庚酸酯（testosterone enanthate），这样做不是为了恢复他的雄性激素水平，而是为了维持他的体重。那时，史蒂夫消瘦到几乎无法佩戴我送给他的戒指，那是为了纪念我们一起生活一周年时我送给他的礼物……由于新药物的问世，史蒂夫的整体状况终于有了好转：他的T细胞计数上升，体重逐步恢复，脸色也开始好转，食欲随之增加。但那时我们对这种状况能稳定多久一点儿也没有把握。我现在看当时的情景，觉得性要求是苦中作乐的事，我当时想，这段时间恐怕只是一种暂时的延缓，是云层裂缝中透过的一丝阳光。直到现在，我也从未摆脱过这种想法。

我们第一次恢复性生活时显得略有些笨拙。感觉裸体是不正常的暴露。皮肤作为人身躯的最大器官，蕴含着丰富复杂的神经末梢、汗腺和最细的血管——毛细血管。在任何特定的时间内，大约有人体血液的四分之一会通过全身的皮肤。即便如此，也还要等待片刻进行"预热"，使血液开始流动。我们脱掉衣服，相互拥抱在一起就好像在水中相遇的两个躯体。我们克服着阻力，将腿摆放在正确的位置，屏住呼吸，闭上眼睛。就在我们相互接触的那一刻，我们嘴对嘴涌上浪尖。

第十三章
记忆细胞

从 90 年代初我和史蒂夫一起生活不久，就建立了一个联合账户存放个人存款以巩固我们的关系。这笔钱不是留作度假也不是为了支付房屋贷款用，它是治疗基金，储备它是为了等待治疗魔弹的发明。我们知道，无论治疗艾滋病的药物是多么神奇，健康保险也不可能马上为史蒂夫支付新品牌的药物和新发明的治疗方法的费用。由于一些说不清的原因，我们两人都确信新的治疗方法会在海外首先研制成功。那时我们会登上飞机以最快的速度去发明新药的地方。史蒂夫认为新药可能会在日本首先出现，而我则认为会在法国。我们如饥似渴地找寻那些新信息，出席在卡斯特罗区一座教堂举行的最新项目月度信息发布会。会议在一座旧式的地方政府会议厅举行时，任何人都可以站出来发言，分享成功的治疗经验或者说出悲惨的经历，或者向晚间到会的嘉宾提出问题，这些嘉宾通常是医生。会场上活跃的辩论经常会演变成医学学术之争，坐在听众席上的几乎无人可以听懂他们在说什么。

记得那年 7 月，出席信息发布会的所有人都在谈论一种"不可思议的"而且"大有前途"的、被称为高热或者血液沸腾的实验性治疗方法。虽然这种方法只在两个人身上进行过试验，但是听上去它好像有非常坚实的科学基础。高热法与低温法是两种截然相反的做法，低温法令人有跳进冰水之后那种难受的感觉，而高热法则是模拟人体的发热过程，也就是人抵抗感染的机理。具体的操作步骤是：采用一种设备，就是我们以前介绍过的血库用来分离血液成分的 e 椅的前身设备，一边从艾滋病患者身上缓慢地抽血（每次 1 品脱，即 568 毫升），一边将这些血液在体外加热至 46 摄氏度，以杀灭艾滋病病毒，然后将杀灭病毒后的血液冷却送回病人体内。一名亚特兰大的医生完成这套程序只需要两小时。他治疗的两名患者之一上了国家电视台，当众宣布自己的艾滋病已经痊愈——当然，这是言过其实，但是他的艾滋病病毒活力已经明显地下降，T 细胞数量正在快速地上升。但不久这种血液高热疗法就终止了。第三个病人在治疗过程中死亡。政府的调查人员认为这种方法是危险而毫无价值的，它就此结束了。这一方法提出时，我们所有沉浸在喜悦之中的人轻易地忘记了一个最重要的事实，即艾滋病病毒不仅存在于人的血液之中，而且还存在于器官和淋巴腺体中。清除了病毒的血液不可避免地还会被病毒再度感染，而那仅是时间的问题。

那年春天，史蒂夫开始接受 AZT 治疗。AZT 是当时被美国食品与药品管理局批准的治疗艾滋病的唯一药物。我们在项目信息会上认识的一个朋友为史蒂夫推荐了一位西班牙裔女医生英马卡拉达·马蒂。医生的办公室位于戴维斯医疗中心（Davies Medical Center）内，我们的第一印象是她的办公室竟如此生动：整个办公室就像个水晶世界——书架、窗台和她的办公桌上都被水晶饰品覆盖着，只为安置处方夹留下了一小点空间。史蒂夫经她治疗了大约九个月的时间，其间采用过她推荐的针灸疗法。每次就诊时，她都要花很长时间检查史蒂夫的舌头，这些我都看在眼里。因为史蒂夫的免疫系统情况不稳定，马蒂医生先是不满意他的检验结果，然后是史蒂夫本人，就好像他是一名不愿意配合的患者。在一次就诊时，她愤愤地对史蒂夫说："你正在服抗病毒药物，可为什么你体内还会有病毒呢？"她又为史蒂夫实施另一种替代疗法——用一种从槲寄生①中萃取的名为 Iscador 的药物进行治疗，这种药物是她从瑞士订购的。最终当她建议将史蒂夫的血样标本送到新墨西哥州去时，我们才知道她已经束手无策了。她告诉我们，在新墨西哥州只要花 400 美元现金就可以让她的同事对史蒂夫的病毒和细胞进行"镜下观察"，这种占卜 T 细胞读数的方法又如何为史蒂夫的治疗找到出路呢？马蒂大夫承认她也无法确定。

史蒂夫转而去另外一位杰出的女医生处就医，这位医生完全依靠西医的方法治疗。他坚持数月、数年地服用一些最新的抗病毒药物—— ddC、ddI、d4T 和 3TC。所有这些药物都像阿司匹林类药一样是漂白色药片。它们的外观看上去与史蒂夫首次服用的蛋白酶抑制剂毫不相同。蛋白酶抑制剂——沙奎那韦（Saquinavir）存放在金绿色的胶囊中，那胶囊浑圆闪光，就像我们看电影时吃的糖果。

我曾读过一篇关于制药公司如何为他们的新产品命名的文章。这些命名新产品的专家既需要有商业头脑，又需要有诗人般的天赋。专家们要寻找那些唤起人们情感、情绪、品质和想象的字眼。最好的药名似乎是读出来就能起作用。如果你一遍一遍缓慢地重复安眠药 Ambien 的英文名字，就好像在哼唱摇篮曲。我相信，伟哥（Viagra）与尼亚加拉河（Niagara）在英文读音上如此相似也绝非偶然，"Viagra"可能暗指强劲得如同尼亚加拉河一般的液体流。对我而言，蛋白酶抑制剂的名字似乎使人回想起更早期的神话英雄。这些现代圆桌"骑士"②接二连三地出现：沙奎那韦（Saquinavir），利托那韦（Ritonavir），

---

① 一种常绿小灌木，寄生在槲、柳、榆树的树枝上，叶、茎可入药。——译者注
② 来源于《亚瑟王》的传说，是亚瑟王身边的著名骑士的统称，因他们常在一圆桌边聚会而得名。——译者注

奈非那韦（Nelfinavir），茚地那韦（Indinavir）。

史蒂夫最近告诉我，在亚瑟王（Arthurian）传奇中，大约有一百多位骑士在圆桌上获得了席位，但是有一个席位或称做"宝座"的位子一直空着，它被称为"危险席位"，唯有寻得圣杯的骑士才能坐上这个位子，冒充者将会遭遇灭顶之灾。虽然我感到这种坐错位置就会被杀头的说法很愚蠢，但是我确实喜欢虚位以待这一方式。它的意思是如此简明，只是告诉我们适合那一席位的人还未到达。终有一天，"危险席位"上是会有人的。

在杰伊·利维（Jay Levy）博士与他的合作者发现艾滋病病毒20年后，我和他见了面。当我初次向利维博士提起这一里程碑式的发现时，他似乎对我的时间计算感到一点吃惊，"噢，是吗，"说着他自己也算了一下，"是的，20年了。"作为加利福尼亚大学癌症与艾滋病研究室的负责人，利维博士告诉我说，他确实就是1983年9月在一间实验室完成这一发现的。从我们坐着的小办公室直行穿过大厅就是那间实验室，但他告诉我那间实验室已经不存在了。

我靠在椅背上向走廊里瞥了一眼，受人类奇怪的思维习惯驱使，寻找着那些我们明知已不存在的东西。我们认为自己可以看到什么呢？

"他们强占了那间屋子。"利维博士补充说。

"别人'强占'了那间屋子？"

"是的，史密森学会。"一种无奈的眼神掠过了他灰绿色的眼睛。"他们进入办公室，从我们分离病毒的地方拿走了所有的东西——实验室用的隔离帽、工作服、我的笔记本等等，所有的东西，甚至门上的标志。有一天，这个标志会出现在史密森学会。"

在利维博士继续讲述他的故事时，我意识到，对他而言，家具和仪器并不因为陈旧而具有历史价值，但也不会因为陈旧而阻碍发展。

真正使这位 64 岁的科学家感到欣慰的是，大学重建了实验室，为他正在进行的研究提供了整齐干净的新空间。

发现艾滋病病毒只是一方面，正如利维博士告诉我的，从那以后"征服病毒"占据了他所有的时间。例如，80 年代中期利维博士制备凝血因子时发展了一种阻止艾滋病病毒活动的技术，这种凝血因子是用于治疗血友病的。"这之后，我便成为血液制品方面的专家——如何既不破坏你正在处理的蛋白又摆脱艾滋病病毒呢？"自称所从事的工作为"辅助性的"，表现了利维博士谦虚的美德。利维博士首创的热治疗方法已经被血液制品行业采用，它挽救了许多人的生命。

利维博士是开创性的论文《艾滋病病毒及其致病机理》（*HIV and the Pathogenesis of AIDS*，1994 年）的作者，该论文产生过巨大的影响。他也是第一个宣布艾滋病病毒能够穿越血脑屏障（blood-brain barrier）的科学家。血脑屏障是一种过滤系统，它通常保护大脑不受血液中有害物质的侵害。对我而言，血脑屏障这一术语总是让我觉得它像颅骨内一座单独的大坝结构，但实际上，血脑屏障是一层紧密压缩的细胞层，为大脑中所有的毛细血管构筑了一堵墙。利维博士正确地指出，艾滋病病毒穿越这道屏障的能力导致了一些神经系统的疾病，例如与艾滋病相关的痴呆。由于最早批准使用的抗艾滋病病毒药物不能穿越血脑屏障，利维博士的发现强调了发明穿越血脑屏障的抗艾滋病病毒药物的必要性。

我与利维博士以前曾经见过面，那是 11 年前，也是在这座建筑物内，比现在所在的位置低 12 层的一间教室。利维博士和另外两名优秀的科研工作者向公众论坛发表演讲，我作为旧金山艾滋病基金的员工参与了那次论坛的组织。我们共同站在只有五百个座位但却有大约六百名听众的面前。这一活动使我回想起 1992 年"来这里治疗"的宣传活动。像宣传活动一样，论坛也是一种向前的期待。它的主题是"展望治疗"。在论坛开始之前，我需要做一些准备工作，像调整麦克风的高度等。扫视那拥挤异常的礼堂，多数听众是男同性恋者。站在后排的听众堵塞了通道，还有的人坐在舞台前的地板上，台上就座的人包括治疗艾滋病的先驱马库斯·科南特（Marcus Conant）医生，美国艾滋病研究中心创始人马蒂尔德·克里姆（Mathilde Krim）和利维博士。我找到了在楼梯旁边为我占位子的史蒂夫，走过去坐在他旁边。

与两年前在市政厅举行的那些纷乱的会议相比，这次论坛从会场到演说的嘉宾都给人以不同的感觉。气氛也改变了。好像科学终于让人们的希望变成了现实，并且有了继续发展的可能。科南特医生介绍了新的治疗策略——"联合疗法"（combination therapy），现行的标准治疗方案。他还介绍了如何治疗真菌肺炎以提高平均寿命。克里姆医生的讲话内容则是关于正在研制的有前途的疫苗。利维博士的讲话就像当晚的一颗大炸弹。他对听众说："我不相信每个感染艾滋病病毒的人都会出现艾滋病症状。"然后，他描述了正在研究的"血液因子"，预言会有一天，被破坏的免疫系统能够完全恢复到具有消灭病毒入侵者的能力。

利维博士也清楚地记得那个晚上。他说，他从未真正喜欢过治愈这个词，他强调说："治愈一词不准确，而控制才是准确的。"他比我上一次见他时明显苍老了，但说话仍然带着相同的肯定口气。"你无法杀死体内每一个讨厌的被感染细胞。艾滋病病毒就像疱疹，你永远都会携带它。但是我们将会控制它。"

为了达到此目的，利维博士在过去17年中投入大量精力，研究为数很少的通过技术方法确定携带艾滋病病毒但长期没有发病的人，用更通俗的话说，就是长期存活的病毒携带者。有统计资料显示，只有1%的感染者属于这种人。

"我们首次开始研究这些人是在1986年。我们发现艾滋病病毒在他们体内无法复制。"利维博士回忆说。这些研究对象的白细胞计数也相当正常。在早期没有药物治疗的日子里，多数被诊断患有艾滋病的人健康状况会迅速恶化。"但是这些人没有显露出被病毒感染的症状。我们问自己秘密到底在哪儿？"

为了寻求答案，这位训练有素的病毒学家开始尝试一个新领域的研究：免疫学。"这是一项关于病毒的研究，"他解释说，"病毒的生存问题，它们必须在充满敌意的环境中存活。"这种敌意的攻击力来自体内自然的抗病毒反应。当艾滋病病毒入侵以后，B细胞、一系列T细胞以及血液中的其他免疫细胞会产生出抗体，建立起强大的防卫系统。但是，几乎在所有病例中，免疫系统往往很快就转而成为自身的敌人，这是因为病毒的核糖核酸征服了T辅助淋巴细胞的脱氧核糖核酸，简而言之，T辅助细胞变成了一座大量生产更多艾滋病病毒的工厂。

但对于那些携带病毒却没有发病的人而言，情况则完全不同。

对于这些幸运的个体，利维博士发现，他们体内的环境对艾滋病病毒保持着敌对，那不止是短暂的几周或几年，对有的个体而言是几十年。对于这个问题，我发现自己一直存在误解，我一直认为在这些携带病毒但没有症状的幸存者体内，所有的对抗者都奇迹般地和平相处——那里有一个艾滋病病毒和白细胞共同生存并且相安无事的环境。我不犯你，你也不要犯我。但事实并不如此。携带病毒而没有发病者的免疫系统内实际上有超级卫士，利维博士发现它们的秘密武器是一种被称做CD8抗病毒因子（CD8 Antiviral Factor）的物质，简称CAF。

CAF是名为CD8淋巴细胞的一种T细胞产生的蛋白质，CD8淋巴细胞又被称做抑制细胞。（这些白细胞不"抑制"正在入侵的有机物，而是制约免疫系统内那些同伴细胞的活动。）如同利维博士所说，

血液的故事

当CAF无法制止艾滋病病毒感染T辅助淋巴细胞时，"它会封堵病毒，使病毒无法产生核糖核酸，艾滋病病毒是被这一因子控制的"。

我非常高兴听到利维博士说每个人体内都有CAF，但是他相信，"只有那些长期生存者才有能力维持CAF"。我的理解就是，对于艾滋病病毒正在活动的那些患者而言，希望在于了解如何激起或重新激起CAF的产生并长期拥有它们。

但是，杰伊·利维博士必须首先真正找到这一神秘的蛋白。虽然那些出色的艾滋病研究人员同意利维博士关于抗病毒因子来自CD8细胞的观点，但利维博士还需要将这一蛋白质分离出来。利维博士和他的小组可以从那些携带抗病毒因子而长期生存者的体内提取样品，并且能够在实验室里证明病毒确实被那种因子抑制。但是这种因子到底在什么地方呢？"我到现在还不能告诉你CAF的分子结构。"利维平静地说，一副泰然自若的神情。在那一刻我认识到，正是他的这种品质让人了解了一名真正的科学家与技术人员的区别。利维博士和他的小组成员从1989年就开始搜寻分子清道夫了。他们从2000种候选蛋白质中逐步筛查到200种，最后剩下14种蛋白质，按照利维博士的说法，"虽然还不能确定，但最有可能是在这14种蛋白中发现CAF。一旦我们发现了它，它就可能成为一种极具威力的抗病毒药物，这种非同寻常并且普遍存在的手段能够使感染者的病情重新得到控制"。

我看了利维博士一眼，意思是问成功是否已近在咫尺。而他带着抱歉和无奈的口气回答说："事实上，如果我们是一个（生物技术）公司，我们的研究现在就已经全部完成了。"

谈到这里，我们离开了他的办公室，步入了邻近的实验室，他们的工作区域。正如利维博士所准确描述的，这一区域"远不是一个舒适豪华的地方"。但是他更愿意在那里度过他所有的时间继续研究工作。从政府和基金会获得经费支持变得一年比一年困难。"去年我花费了 50% 的时间四处游说以获得资金支持，"他为那项研究所处的困境感到遗憾，"这样做是不正常的。"

他继续告诉我，为寻找和发现 CAF 所作的基础科学研究不能保证在短期内使投资产生效益，这正是生物技术公司认为"风险过高"的原因。相反，利维博士收到了数个这类生物公司的邀请，聘他担任公司的负责人。对于这些邀请，他的回答总是一致的："那么谁来进行 CAF 研究呢？"

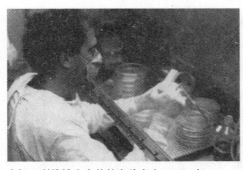

杰伊·利维博士在他的实验室中，1984 年

利维博士同意让我看看其他的工作场所。他带领我穿过那条走廊，它的另一端通往错综复杂的世界中一个扑朔迷离的区域。最后他引导我进入一扇门，用十分幽默的口气告诉我："你需要穿上旱冰鞋从一间实验室到另外一间。"可我必须说，很难想象利维博士是一位能穿旱冰鞋的人，但他有可能驾驶那种聪明滑板车。按照利维博士的指点，我们走向一个带玻璃门的冰箱，我透过玻璃看到那里面一排排的试管。"在那些试管中有生长着病毒的细胞。"利维博士冷冷地补充说，"过去任何外人都不能进入这一房间。"

在另一间与之相连的实验室内，利维博士向我介绍了他的两位研究人员，两位看上去非常年轻的博士后研究生莱拉与希拉里。她们快速地挥挥手向我表示欢迎。"莱拉是参与 14 种蛋白筛选的研究人员之一，"利维博士自豪地告诉我们说，"这项工作花费了她 4 年的时间。"莱拉露出了谦虚的微笑，我当时想，记住她的面容：或许有一天在《时代周刊》的封面上会再看到这张脸。

利维博士和他的研究人员希望在未来的3年中完成从14种蛋白中找到CAF的工作，但他又退一步说："我们可能最终会发现没有找到它。"他全身的动作对我没有说出口的问题作了回答：是的，这种寻找可能还要重新开始。

当我们走出门时，一种强烈的色彩吸引了我的目光，是那幅熟悉的"来这里治疗"的海报。1992年时，我们曾张贴过数以千计这样的海报。我微笑着指着它说："这张海报看上去还挺好的。"利维博士告诉我，自从那次论坛以后，这张海报就一直被保留在这里。我注意到，海报正好挂在电灯开关的正上方，每次开关电灯时都可以看到它。

几天之后，我参观了奇隆公司（Chiron Corporation）并且访问了利维博士研发小组的前主要成员苏珊·巴尼特（Susan Barnett）博士。奇隆公司的美国总部位于埃默里维利（Emeryville）地区，正好从旧金山穿过湾区。奇隆公司是全球性的生物技术公司，它与希腊神话中一个传奇性的人物喀戎（Chiron）同名。喀戎是一个人首马身的怪物，它曾经向古希腊的医药神阿斯克勒庇俄斯传授医技。阿斯克勒庇俄斯是古希腊的医神，还是包治百病的女神潘娜茜的父亲。

48岁的巴尼特博士很活泼，是奇隆公司艾滋病病毒疫苗项目的负责人。她在生命科学中心高层的大厅中迎接我，然后带领我通过宽敞的楼梯来到她豪华整洁的办公室。我与巴尼特见面的日子正是她研究生涯的重要转折时刻。美国食品与药品监督管理局来电祝贺他们的新艾滋病病毒疫苗第一期临床初期阶段试验的结果。这是奇隆公司研发了近十年的产品。我确信如果巴尼特能得到一尊撒五彩纸屑的大炮，她一定会立刻开炮。巴尼特说，"我像每一个科学家所能够感受到的一样激动，"她露出了热情洋溢的微笑并继续接着说，"我们如同站在悬崖边上。"她的神态清楚地显示出在实现人体试验这一跨越时所包含的风险。那会是一个飞跃呢还是失败？

根据巴尼特的回忆，奇隆公司也曾面临过类似的绝境：那是第一代艾滋病疫苗即将进入第二试验阶段的1994年，她刚刚从利维博士的实验室来到奇隆公司，正在对疫苗进行功效试验。当时不只是奇隆公司的疫苗正在进行试验，其他制药公司也在开发疫苗，所有公司的设计大体相同——都是使用病毒"包膜"中的一小部分。

"但是他们没有着手进行。"巴尼特回忆说。实际上，由于令人失望的第一阶段试验结果，政府不再支持对当时存在的疫苗研发工作了，认为它们根本不可能有效果。"那时可是关键时刻，"巴尼特告诉我，"经费减少了，并开始从事更多的基础研究。"回想到这里，巴尼特的声音开始变得更冷静了。对像奇隆这样的公司而言，阻碍其发展的主要因素也是对受疾病影响的社区和个人的沉重打击。所以，我同意苏珊的说法，1994年不是一个成功年。

就像美国的混合燃料汽车与70年代的大耗油量的汽车不同一样，奇隆公司最新研发的有希望的疫苗和既往的疫苗也大不相同。"我们整合了所有的资源，我们有最先进的技术：脱氧核糖核酸技术加蛋白技术。"巴尼特解释说，她又恢复了以往的热情。疫苗是按照两个步骤设计来保护未感染人群的：第一步是系列的"初始"免疫：在0、4、8周时由疫苗的脱氧核糖核酸部分完成；第二步是蛋白的"加强"作用：在24周和36周时完成。这两个步骤的有效结合只是一种好疫苗配方的第一步。我逐渐明白了，疫苗真正起作用还要依赖注射周期和剂量。听着巴尼特讲述疫苗的设计方案，我不禁想起利维博士的说法："疫苗疗法是一种艺术。"因此，现在站在我面前的巴尼特是一位手握彩笔的艺术家。

就在这时，巴尼特开始更深入细致地讲解相关的机制，她每讲完一段，都要看看我，似乎在问：怎么样啊？怎么样啊？听得懂吗？尽管有些像三聚蛋白、聚合超细粒子、吸附环这样的专业术语就像约塞米蒂·塞姆卡通中的子弹从我耳边呼啸而过，但我仍然能够毫不费劲地理解其中的主要内容，而这些内容正是疫苗潜在的成功的基础，免疫的和生物的真理：血液成分能够记忆疾病。

我们的血液中存在一种白细胞的精英分子——它们可能是 B 细胞，也可能是 T 细胞，它们的主要功能是保留对身体以前遭遇过的微生物感染的"记忆"。如果这种微生物再一次入侵，这种被称做记忆细胞的细胞会识别它们，然后集结 B 细胞和 T 细胞向这些入侵者展开攻击。这就是我们不会再次感染猩红热的原因。

记忆细胞是疫苗学家的同盟，因为它们可能被欺骗。换言之，疫苗会向记忆细胞输入虚假的记忆。如果说奇隆公司的艾滋病疫苗是成功的，那么即使身体还没有遭遇过艾滋病病毒时，它们也会使记忆细胞确信它们已经遭遇过艾滋病病毒。（奇隆公司的产品包含一定比例的转基因艾滋病病毒。这种病毒不会造成人体的感染，但它会在真正的感染即将发生时，刺激人体产生强大的免疫反应防止感染。）当接种过疫苗的人接触真正的艾滋病病毒时，记忆细胞从理论上讲可以引起大规模的免疫反应杀死病毒。这种期望是完全有根据的。免疫系统的"第二次反应"通常比第一次或者原始的免疫反应更快，规模更大，更具有针对性。根据理论，保护作用应该是持续的。与其他抑制物、白细胞和充当杀手的细胞不同的是，记忆细胞可以存活几十年。

我不得不告诉自己，这可是件不容易的事情。特别是因为艾滋病病毒变异的速度是如此之快，它在我们体内隐藏的又是那么好。艾滋病病毒只需要一个，仅仅是一个已经感染的 T 细胞，就可以重新开始大规模的瀑布般的病毒复制。我问巴尼特："你内心是怎么想的？"

"我认为我们将获得高质量的免疫反应，这是我的心里话。"她又继续补充说:"我会一直研究到获得人体测试的数据。"即使一切进展顺利,巴尼特强调说,在颁发许可证之前,也需要6年至10年的时间。

我记得10年或12年前,研究者们经常阐述过预防性疫苗与"治疗"之间的联系,基本的意思是,疫苗不但防止健康人感染疾病,同时也会对已经感染的人有所帮助。他们的这种观点还适用于今天的形势吗?我向巴尼特提起史蒂夫的状况,问道:"这种疫苗也能够在已经感染艾滋病病毒的人身上使用吗?"

她放下手中的记号笔,默不作声地回到办公桌前坐下,然后接着说:"这是一个复杂的问题。"

也就是说,没有什么可能性。她告诉我,奇隆公司没有治疗疫苗的计划。当然,也有一种情况可能使疫苗应用于已经感染艾滋病病毒的病人身上,那就是参试的疫苗使人感染了艾滋病病毒。正如我了解的,在最终确定艾滋病疫苗是否成功的过程中,失误也是难免的,但这是一个难以面对的现实,巴尼特和我并没有讨论下去。

巴尼特与杰伊·利维博士一起工作了4年,她认为利维博士是一位有能力的同事,而她现在是旁观者,是一位适合回答我以下问题的人,所以我问她如何看待CD8抗病毒因子。

"这个嘛……"巴尼特将这个字拖得很长几乎要断了,"杰伊正在继续前进,他所研究的那些东西是个崇高的探求。"她靠在椅背上继续说:"利维博士对于CD8抗病毒因子的研究是具有开创性的,他已经向人们展示了这种因子抑制艾滋病病毒的特异作用。"此外,其他跟随利维博士的科学家已经开始寻找CAF,并且有了意想不到的发现,其他的一些趋化因子、化学底物也可以抑制艾滋病病毒。巴尼特强调,更重要的是他们发现了这类物质抑制艾滋病病毒的机理:它们像艾滋病病毒一样与T细胞的相同受体结合,这样,病毒与T细胞就不能够"结合"了。

"现在我们知道艾滋病病毒在哪里和细胞结合了，"巴尼特说，她的声音和眼神都充满着同样的热情，"我们现在也知道艾滋病病毒是如何进入细胞的。"她停顿了片刻，概括地说："所以，我们从他最初的发现出发去寻找 β 化学因子，以便找到它们的受体，然后进一步发现病毒是如何进入细胞的。"

"对我而言，就是研制疫苗，"她补充说，"如果我能够了解病毒是如何与细胞结合的，我就可以想出阻断它们的方法。"她向后靠了靠身子，微笑着迷惑不解地摇了摇头。"令人惊异的是，利维博士没有找到那个因子，但他看到了那个因子引发的所有研究。"

我喜欢她使用崇高的探求这样的字眼，但不知道利维博士是否喜欢这种赞扬。这一评价的内涵表明这是一个永远无法达到的终极目标，而为达到目标所作的努力就是一切。三天前在与利维博士会面时，我从未产生过这种怀疑。"当我们发现这种因子时，"利维博士说，"我们即将到达发明的极致。"阿门，我当时想，"人们会说：'上帝，他们为这件事花费了 20 年时间。'是的，这并不罕见——发现Ⅷ凝血因子也用了这么长时间，还有青霉素！干扰素也是一个例子。而这里正在进行的发现 CAF 是同类的事情。"

利维博士继续说："正是这个想法一直鼓励着我前行。"

"使你继续这种冒险旅行吗？"我问他。

"是的，"利维博士回答说，"我到现在还没有见到缪斯女神呢。"

对我来说，那既不是缪斯巧妙地编造的时间交错的故事，也不是奥德修斯这位英雄机智地摆脱独眼人库克罗普斯，甚至也不是出走 20 年后与妻子的甜蜜相会，都不是。使我一次次重读《奥德塞》（*Odyssey*）的是故事中间的一个段落，其中讲述奥德修斯和他生还的部下完全迷失了方向，他们要找到回家的路的最后希望就是到地狱里向一位死去的盲人先知打听方向。依靠盲人指路，这听起来不像有什么希望。

　　想想他们自从离开特洛伊城后所经历过的一切，即使是通往地狱的路也不再有特别的危险。奥德修斯站在岩石的顶端，那里是燃烧着的火河和悲哀河交汇的地方。他在脚边的地上凿了一条狭窄的水沟。按照详细的规程，他举行了一个长时间的宗教仪式，仪式是以他的鲜血流入那个水沟作为结束的。幽灵们马上聚集起来贪婪地渴望喝他的鲜血，那是一群可怕的老年人、单身的年轻人和一群"曾经幸福过但所经历的痛苦仍然刻骨铭心的女孩子"和一大批"在战场上被杀死的勇士"。他们的脸已经扭曲，脸上充满绝望的神情。虽然眼前的景象使奥德修斯的心抽搐了起来，但为了让先知泰瑞萨成为第一个饮血的人，他挥舞着剑逼退那些幽灵们。

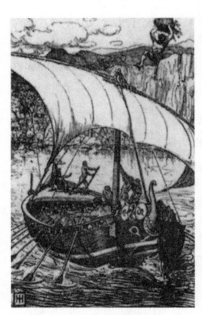

奥德修斯和他的队伍摆脱独眼巨人

　　吃饱之后，泰瑞萨真的预测了他们返回伊萨卡的安全之路，并展示了英雄的前程。他说："死亡会从遥远的海那边来到这里，那是一种安详的死亡，当它到来时，你会寿终正寝。"说完先知就离开了，奥德修斯也自由地离开了那肮脏的地方，返回船上向着回家的路进发，爱人一直在等待着他。我一直认为先知流连徘徊，允许其他幽灵品尝剩下的鲜血是伟大而仁慈的行动。尽管至关重要的液体使先知的先知先觉能力复活了，但是鲜血对这些幽灵却产生了相反的作用：鲜血使记忆复活了。它们一个接一个如饥似渴地吸吮着鲜血，分享它们对地球生活的记忆。

奥德修斯果真及时回到了生命的土地上，他的返回并没有受到欢迎。"好大的胆子，"女神克尔克向他吼道，"到冥王哈德斯那里去活着吧，其他人死一次，你要死两次。"她说这些话时就像诅咒，那声音总是让我感到奇怪。但我又提醒自己，克尔克的血管中流淌着什么呢？脓水——神的血液，那血液使她不朽。对她而言，死亡只是一种抽象概念。而对人类，死亡两次就等于两次复生。

不久前，史蒂夫和我与一位居住在东海岸的好友就与此相同的主题进行过一系列的谈话。在一个下午，71 岁的好友莫里斯告诉我们，他不期盼活到下一个生日的来临。他的健康状况的确不太好——几年前患过严重的心脏病；最近一直因为危及生命的血栓住在医院里。但他对自己的这种预言并非出于某种诊断，而更多的是他自己的直觉。他的父亲和哥哥都没能活到 72 岁，他为什么会有别于他们呢？在他一天天临近下一个生日时，他本来不佳的健康状况似乎预示着他的生命真的会按照自己规定的时间表结束。但命运女神们却决定不剪断他的生命之线。星期一，星期二，不可思议的星期三也到来了，莫里斯早晨醒来之后发现自己仍在极乐世界的蓝天之下。

"我再生了，"莫里斯数天后告诉我们，他的声音听上去比前几年更健康、更快乐，"我将以最崇敬的态度对待重生。"史蒂夫的状况和他惊人地一致：他也从未期盼到达 40 岁这一里程碑，但去年 4 月他以非常好的健康状况庆祝了自己的 40 岁生日。我只是静静地听着这两位幸存者的谈话——年轻的正在度过他认为无法超越的年龄，年老的业已超过了他为自己界定的生命终点——他们都笑着面对自己生命期限以外的收获。这时有个奇妙的想法出现在我的脑海里：作为一对相爱的人，史蒂夫和我才刚刚开始再生以后的生活。不能让我们的故事半途而废。

作为一名失眠者，当死神召唤我时，极有可能我会醒着，我会对这一召唤感觉良好。我更愿意清醒地到达生命的终点，体验生命的每个脚步声。

如果我是由于自然原因死亡，我已经明白，实际上是要经历两次死亡：当临床死亡临近时，呼吸会越来越弱，然后慢慢进入昏迷，最后，心脏、血液和呼吸会逐渐停止。当你的内心活动变缓时，你最后清晰的想法是感到恐怖吗？或者达到宁静的顶点，感觉平静，让灵魂从此冲破约束而自由吗？

尽管用语言描述表面上是明确的，但临床死亡却是一种可逆的状态，一种在生命和死亡之间的转换。如果循环系统和呼吸不能尽快恢复，临床死亡就会逐步变为脑死亡，那时就失去了恢复的可能性。此时，由于重力的作用，血液循环已经停止。

我攥紧两个拳头，阻止血液流入它们。我的指关节开始发白，皮肤实际上已经变冷了，数分钟挤压后，我松开了拳头。血液开始涌入我的双手，红色的潮汐使我的掌心呈现粉色。手上的纹路开始变暗，两块隆起的老茧也充了血。最后，我产生了麻刺的感觉，手指又恢复了循环。血液伴随着我的心跳，每个手指里都有了跳动的感觉。

血液的故事

鸣谢

在许多人的帮助下，这本书才得以问世。我首先感谢那些愿意与我分享他们的专业知识和经验的医生及专家：苏珊·巴尼特博士、罗斯玛丽·科佐、杰伊·格拉德斯坦博士、玛丽·凯·格罗斯曼、理查德·哈维斯通、肖恩·哈斯勒博士、杰伊·利维博士、马丁·皮尤、爱德华·温格。特别感谢唐纳德·艾布拉姆斯核对了终稿中所有的医学内容。

我还要感谢辛迪·尼夫、杰里·奥尔克夫、克里斯廷·普鲁姆和奥·希恩允许我分享他们个人的故事；此外感激史蒂文·巴克利和莫利斯·森达克的支持、关爱和他们提供给我的实用知识；我还要向我的草稿的第一批勇敢的读者表达谢意，他们是杰米·英曼、利萨·迈克尔；另外衷心感谢凯斯林和丹·迈耶达对我的信任与鼓励；感谢巴拉坦出版社主要编辑达纳·伊萨克松、编辑助理迪尔德丽·兰宁出色地完成了他们的工作；我为自己得到两位优秀妇女的指导感到幸运，她们是我的代理人温迪·韦尔和巴拉坦出版社的主编南希·米勒，她们周到细致的建议和编辑使这本手稿最终得以成书。

　　如果没有我终生的伴侣和写作伙伴史蒂夫·伯恩，我就不可能开始和完成这部书。他将自己的血液奉献给了我的《血液的故事》，从文学和修辞的角度，仔细地推敲了每一个我最终使用的词，确保它们忠实于我的原意，并且是真实的和发自内心的。

参考文献

一般参考读物

Blood: Art, Power, Politics, and Pathology, Edited by James Bradburne. Munich, London, and New York: Prestei Verlag, 2001.

Bulfinch, Thomas, Bulfinch's Mythology. New York: Modern Library, 1998.

Encarta Encyclopedia, Standard Edition. Microsoft. 2002.

Friedman, Meyer, and Gerald W. Friedland, Medicine's 10 Greatest Discoveries. New Haven, Conn.: Yale University Press, 1998.

Graves, Robert, The Greek Myths: Volumes Land 2. Revised Edition. New York: Penguin Books, 1960.

Miller, Jonathan, The Body in Question. New York: Random House, 1978.

Nuland, Sherwin B., The Wisdom of the Body. New York: Alfred A. Knopf, 1997.

Starr, Douglas, Blood: An Epic History of Medicine and Commerce. New York: Quill/HarperCollins

Publishers, 2000.

Wintrobe, Maxwell M., *Blood, Pure and Eloquent*. New York: McGraw-Hill Book Co., 1980.

——,*Hematology: The Blossoming of a Science*. Philadelphia: Lea & Febiger, 1985.

Wintrobe's Clinical Hematology, Tenth Edition, Edited by G. Richard Lee, M.D., et al. Baltimore: Williams & Wilkins, 1999.

第一章

Aristotle, *Parts of Animals (De Partibus Animalium)*, Translated by A. L. Peck. Cambridge, Mass.: Harvard University Press, 1955.

Encyclopedia Mythica Web site, September 2001 and May 2002. www.pantheon. org.

Gods and Heroes of the Greeks: The Library of Apollodorus, Translated by Michael Simpson. Amherst: University of Massachusetts Press,1976.

Hornik, Susan, "For Some, Pain Is Orange". *Smithsonian* (February 2001): 48-56.

第二章

Brain, Peter, *Galen on Bloodletting*. Cambridge: Cambridge University Press, 1986.

Cozzo, Rosemary, Interview with author. San Francisco, Calif., April 19, 2002.

Davis, Audrey, and Toby Appel, *Bloodletting Instruments in the National Museum of History and Technology*. Washington, D.C.: Smithsonian Institution Press, 1979.

Doby, Tibor, *Discoverers of Blood Circulation: From Aristotle to the Times of Da Vinci and Harvey*. New York: Abelard-Schuman Ltd., 1963.

Hall, Marshall, *Researches Principally Relative to the Morbid and Curative Effects of Loss of Blood*. Philadelphia: E.L. Carey and A. Hart, Publishers, 1830.

Mathé, Jean, *Leonardo da Vinci: Anatomical Drawings*. New York: Crown Publishers, 1978.

Morens, David M., "Death of a President", *New England Journal of Medicine* 341, no. 24 (December 9, 1999) :1845-1849.

Morgan, John, "Was Washington's Death Malpractice?", *USA Today on the Web*, February 22, 2000, and May 31, 2002. www.usatoday.com.

Siegel, Rudolph E., "Galen's Concept of Bloodletting in Relation to His Ideas on

Pulmonary and Peripheral Blood Flow and Blood Formation", *Science Medicine and Society in the Renaissance: Essays to Honor Walter Pagel*, Volume One, Edited by Allen G. Debus. New York: Science History Publications, 1972.

第三章

Amber, R. B. and A. M. Babey-Brooke, *The Pulse in Occident and Orient*. New York: Santa Barbara Press, 1966.

Broadbent, William Henry, *The Pulse*. Oceanside, N. Y.: Dabor Science Publications, 1977. Reprint of the 1890 edition published by Cassell & Company, Ltd., London.

Huang Ti Nei Ching Su Wen (The Yellow Emperor's Classic of Internal Medicine), New Edition, Translated by Ilza Veith. Berkeley: University of California Press, 1966.

The Life of Sir William Broadbent, Edited by M. E. Broadbent. London: John Murray, 1909.

McCloud, Scott, *Understanding Comics: The Invisible Art*. Northampton, Mass.: Kitchen Sink Press, 1993.

Naqvi, N. H. and M. D. Blaufox, *Blood Pressure Measurement: An Illustrated History*. New York: Parthenon Publishing Group,1998.

Nuland, Sherwin B., *The Mysteries Within: A Surgeon Reflects on Medical Myths*. New York: Simon & Schuster, 2000.

Seidel, Henry M. et al., *Mosby's Guide to Physical Examination*, Third Edition, St. Louis: Mosby, 1995.

Zimmerman Leo M. and Katharine M. Howell, "History of Blood Transfusion", *Annals of Medical History* IV, no. 5 (September 1932) : 415-433.

第四章

Angier, Natalie, *Woman: An Intimate Geography*. New York: Houghton Mifflin Co., 1999.

Butler's Lives of the Saints, New Concise Edition,Edited by Michael J. Walsh. Great Britain: Burns & Oates Ltd., 1991.

Dean-Jones, Lesley, *Women's Bodies in Classical Greek Science*. Oxford: Oxford

University Press, 1994.

Delaney, Janice, Mary Jane Lupton, and Emily Toth, *The Curse: A Cultural History of Menstruation*. Revised Edition, Urbana and Chicago: University of Illinois Press, 1988.

Frazer, James, *The Golden Bough*. Abridged Edition, New York: Penguin Books, 1996.

The Holy Bible, Revised Standard Version. New York: Meridian, 1974.

Museum of Menstruation Web site, February-April 2002. www.mum.org. Pinkson, Thomas, "Sacred Feminine", Nierica-The Sacred Doorway Web site, March 30, 2002. www.nierica.com.

Raymond of Capua, *The Life of St. Catherine of Siena,* Translated by George Lamb. London: Harvill Press, 1960.

Ross, John Alan, "Plateau", *Handbook of North American Indians,* Volume12, Edited by Deward E. Walker Jr Washington. D. C.: Smithsonian Institution Press, 1998.

Teit, james A. and Franz Boas. *The Salishan Tribes of the Western Plateaus*. Extract from 45th B. A. E. Annual Report, 1927—1928.

Teresa of Avila, *The Life of Saint Teresa of Avila by Herself*, Translated by J. M. Cohen. New York: Penguin Books, 1957

——, *The Life of Saint Teresa of Avila,* Translated and edited by E. Allison Peers. Catholic First Web site, February 28, 2002. www.catholicfirst.com.

"Women Were Considered Ritually Unclean", Women Priests Web site, April 10, 2002. www.womenpriests.org.

第五章

"Antony van Leeuwenhoek", UC Berkeley Museum of Paleontology Web site, August 22, 2002. www.ucmp.berkeley.edu/history/leeuwenhoek.

Dobell, Clifford, *Antony van Leeuwenhoek and His" Little Animals"*, NewYork: Harcourt, Brace and Co., 1932.

Jones, Thomas E. History of the Light Microscope Web site, © 1997, April 15, 2002. www.utmem.edu/~thjones/.

Schierbeek, Abraham, *Measuring the Invisible World*. London and New York:

Abelard-Schuman, 1959.

Shinn, AI. Interview with author. Berkeley, Calif., August 28, 2002.

Turner, Gerard L'E., *Collecting Microscopes*. New York: Mayflower Books, 1981.

Verrier, Nancy Newton, *The Primal Wound: Understanding the Adopted Child.* Baltimore: Gateway Press, 1993.

第六章

Bäumler, Ernst, *Paul Ehrlich: Scientist for Life,* Translated by Grant Edwards. New York: Holmes & Meier, 1984.

Dr. Ehrlich's Magic Bullet, 1940,103 minutes. Warner Bros, Pictures Video, Directed by William Dieterle.

Hirsch, James G.and Beate I. Hirsch, "Paul Ehrlich and the Discovery of the Eosinophil", *The Eosinophil in Health and Disease,* Edited by Adel A. F. Mahmoud, et al.. New York: Grune & Stratton, 1980.

Marquardt, Martha, *Paul Ehrlich: Als Mensch und Arbeiter.* Berlin: Deutsche Verlags-Anstalt, Stuttgart, 1924.

——, *Paul Ehrlich.* New York: Henry Schuman, 1951.

Paul Ehrlich Institute Web site, January 9, 2002. www.pei.de.htm.

Pavao, Joyce Maguire, *The Family of Adoption.* Boston: Beacon Press, 1998.

Rhoads, Cornelius P., "Paul Ehrlich in Contemporary Science", *Bulletin of the New York Academy of Medicine* 30, no. 12 (December 1954): 976-987.

Silverstein, Arthur M., *Paul Ehrlich's Receptor Immunology: The Magnificent Obsession.* San Diego: Academic Press, 2002.

第七章

Bäumler, Ernst, *Paul Ehrlich: Scientist for Life,* Translated by Grant Edwards. New York: Holmes & Meier, 1984.

Doyle, Sir Arthur Conan, *Sherlock Holmes: The Complete Novels and Stories,* Volume One. New York: Bantam Books, 1986.

Ehrlich, Paul, "On Immunity with Special Reference to Cell Life", Croonian Lecture, Royal Society of London, March 22, 1900. Theoretical Immunology Web site, January 11, 2003. www.crystal.biochem.queensu.ca/forsdyke/theorimm.htm.

Hoffmann, Georg and Brendt Birkner, *The Blood Handbook*. Point Roberts, Wash.: Hartley & Marks, Publishers, 1991.

Silverstein, Arthur M., *Paul Ehrlich's Receptor Immunology: The Magnificent Obsession*. San Diego: Academic Press, 2002.

Steranko, James, *The Steranko History of Comics,* Volume One. Reading, Penn.: Supergraphics, 1970.

Winger, Edward, Interviews with author. San Leandro, Calif., October 9, 2001, and February 7, 2003.

第八章

Abate, Tom, "Hidden Epidemic: Researchers, Policymakers Debate Tactics in Battle Against Hepatitis C", *San Francisco Chronicle* Web site, August 2, 2001. www. sfgate.com.

Armstrong, Walter, "The Untouchables", *Poz* (July 2001): 40.

California Health and Safety Code, Section 118340. California Department of Health Services Web site. March 18, 2002. www.dhs.cahwnet.gov.

Carroll, Chuck. "Jail Term Ordered for Reusing Needles", *Mercury News* Web site. August 16, 2002. www.bayarea.com.

Kennedy, Lisa. "The Miseducation of Nushawn Williams." *Poz* (August 2000).

Orcoff, Jerry. Interviews with author. San Jose, Calif., July 18, 2002, and February 17, 2003.

Rohde, David. "A Health Danger from a Needle....", *New York Times* (August, 6, 2001): 1.

Sanderson, Dale. Interview with author. San Jose, Calif., February 26, 2003. Seyfer, Jessie. "Former Clinic Worker Facing 5-Year Sentence", *Mercury News* Web site. June 5, 2002. www.bayarea.com.

第九章

American Porphyria Foundation Web site. April 2003. www.Porphyriafoundation. com.

Bankard, Bob. "The Dracula Guide", Philly Burbs Web site. March 2003. www. phillyburbs.com/halloween 2001/dracula.

血液的故事

Baring-Gould, Sabine. *The Book of Were-Wolves*. New York: Causeway Books, 1973.

Belford, Barbara. *Bram Stoker*. New York: Alfred A. Knopf, 1996.

Eckstein, Gustav. *The Body Has a Head*. New York: Harper & Row, 1970.

Florescu, Radu R., and Raymond T. McNally. *Dracula: Prince of Many Faces*. Boston: Back Bay Books, 1989.

Grossman, Mary Kay. Interview with author. Spokane, Wash., August 20, 2003.

Lane, Nick. "Born to the Purple: The Story of Porphyria", *Scientific American* Web site. December 16, 2002. www.sciam.com.

———. "New Light on Medicine", *Scientific American* (January 2003): 38-45.

Lassek, A. M. *Human Dissection: Its Drama and Struggle*. Springfield, Ill.: Charles C. Thomas Publisher, 1958.

MacMillan Illustrated Animal Encyclopedia. Edited by Dr. Philip Whitfield. New York: MacMillan Publishing Co., 1984.

McNally, Raymond T., *Dracula Was a Woman: In Search of the Blood Countess of Transylvania*. New York: McGraw-Hill Book Co., 1983.

Persaud, T. V N., *A History of Anatomy: The Post-Vesalian Era*. Springfield, Ill.: Charles C. Thomas Publisher, 1997.

Porphyria: A Royal Malady. London: British Medical Association, 1968.

Shelley, Mary, *Frankenstein,* Author's introduction, 1831 edition. Oxford: Oxford University Press, 1969.

Stoker, Bram, *Dracula*, Introduction by Leonard Wolf. New York: Signet Classic, 1965 and 1992.

第十章

Aronson, Theo, *Grandmamma of Europe: The Crowned Descendants of Queen Victoria*. Indianapolis and New York: Bobbs-Merrill Co., 1973.

Ingram, G. I. C., "The History of Haemophilia", *Journal of Clinical Pathology* 29 (1976): 469-479.

Mannucci, Pier M. and Edward G. D. Tuddenham, "The Hemophilias—From Royal Genes to Gene Therapy", *New England Journal of Medicine* 344, no. 23 (June 7, 2001): 1773-1779.

National Hemophilia Foundation Web site, June 2003. www.hemophilia.org. Neveu, Cindy, Interviews with author. Berkeley, Calif., June 23 and 26, 2003.

Pope-Hennessy James, *Queen Mary.* New York: Alfred A. Knopf, 1960.

Potts, D. M. and W. T. W. Potts, *Queen Victoria's Gene,* Great, Britain: Sutton Publishing Ltd., 1995.

Pullum, Christine, Telephone interview with author. June 10, 2003.

Resnik, Susan, *Blood Saga: Hemophilia, AIDS, and the Survival of a Community.* Berkeley: University of California Press, 1999.

Shemophilia Web site, June 2003. www.shemophilia.org.

Zeepvat, Charlotte, *Prince Leopold: The Untold Story of Queen Victoria's Youngest Son.* Great Britain: Sutton Publishing Ltd., 1998.

第十一章

Action Comics #403, "Attack of the Micro-Murderer" (August 1971), Cary Bates (writer) and Swan & Anderson (artists). New York: DC Comics.

"Blood: Frequently Asked Questions" , U. S. Food and Drug Administration Web site, July 29, 2003. www.fda.gov/cber/faq/bldfaq.

Dayton, Andrew, Telephone interview with author. October 24, 2000.

Harveston, Richard, Interviews with author. Blood Centers of the Pacific, Irwin Center, San Francisco, Calif., June 12 and July 30, 2003.

Leno, Mark, Interviews with author. San Francisco, Calif., September 25, 2000, and September 14, 2001.

第十二章

Angier, Natalie, *Woman: An Intimate Geography.* New York: Houghton Mifflin CO., 1999.

"The Complete Book of Men's Health-Priapism" , Tiscali Web site, December 2003. www.tiscali.co.uk.

Cox, Paul, *Glossary of Mathematical Mistakes.* New York: Wiley, 1993.

Friedman, David M., *A Mind of Its Own: A Cultural History of the Penis.* New York: The Free Press, 2001.

Lemonick, Michael D., "The Chemistry of Desire" , *Time* (January 19, 2004). *Time* magazine Web site, January 2004. www.time.com.

Park, Alice, "Sexual Healing", *Time* (January 19, 2004). *Time* magazine Web site, January 2004. www.time.com.

Rice, Anne, *Interview with the Vampire*. New York: Ballantine Books, 1976.

Silverton, Peter, "The Secret Life of Your Body", *The Observer* (November 25, 2001). *The Observer* Web site, January 21, 2004. www.observer.guardian. co. uk.

第十三章

Barnett, Susan, Interview with author. Emeryville, Calif., September 3, 2003.

"Care for a Cure?", *Poz* (January 2001): 38-43.

Cimons, Marlene, "U. S. Officials Criticize Hyperthermia AIDS Treatment", *Los Angeles Times* (September 5, 1990): 13.

Homer, *The Odyssey*, Translated by E. V. Rieu. London: Penguin Books, 1991.

James, John S., "Hyperthermia Report: Only One Patient", *AIDS Treatment News* (June 1, 1990).

Levy, Jay, Interview with author. San Francisco, Calif., August 25, 2003.

Wilson, Keith D., *Cause of Death: A Writer's Guide to Death, Murder & Forensic Medicine*. Cincinnati: Writer's Digest Books, 1992.